老年运动与健康

主　编　李春梅

西南交通大学出版社
·成　都·

图书在版编目（CIP）数据

老年运动与健康 / 李春梅主编. —成都：西南交
通大学出版社，2021.10（2025.1 重印）
　ISBN 978-7-5643-8274-2

　Ⅰ. ①老… Ⅱ. ①李… Ⅲ. ①老年人 – 健身运动
Ⅳ. ①R161.7

　中国版本图书馆 CIP 数据核字（2021）第 198052 号

Laonian Yundong yu Jiankang

老年运动与健康

主编　　李春梅

责 任 编 辑	何明飞
封 面 设 计	阎冰洁
出 版 发 行	西南交通大学出版社
	（四川省成都市金牛区二环路北一段 111 号
	西南交通大学创新大厦 21 楼）
发行部电话	028-87600564　　028-87600533
邮 政 编 码	610031
网 址	http://www.xnjdcbs.com
印 刷	四川煤田地质制图印务有限责任公司
成 品 尺 寸	185 mm × 260 mm
印 张	12.75
字 数	286 千
版 次	2021 年 10 月第 1 版
印 次	2025 年 1 月第 4 次
书 号	ISBN 978-7-5643-8274-2
定 价	38.00 元

课件咨询电话：028-81435775
图书如有印装质量问题　本社负责退换
版权所有　盗版必究　举报电话：028-87600562

大 健 康 系 列 教 材
建设委员会

《老年运动与健康》

视频录制组

母安丽（四川中医药高等专科学校）

马海俊（四川中医药高等专科学校）

王治安（四川中医药高等专科学校）

唐英健（四川中医药高等专科学校）

任　凯（四川卫生康复职业学院附属自贡市第一人民医院）

龚晓明（四川轻化工大学）

田怡然（四川轻化工大学）

周　秀（四川卫生康复职业学院附属自贡市第一人民医院）

吕泽伟（四川卫生康复职业学院）

李　沙（中国邮政集团湘西土家族苗族自治州分公司）

田　云（云顶健身会所）

王凤莲（张家界市人民医院营养科）

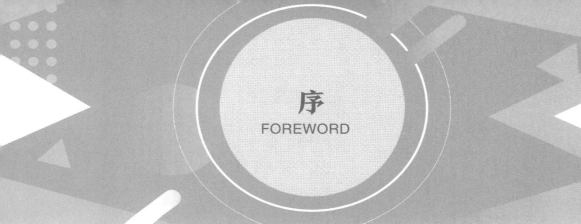

序
FOREWORD

  党的十八大以来，以习近平同志为核心的党中央把维护人民健康摆在更加突出的位置。为推进健康中国建设，提高人民健康水平，2016 年，中共中央、国务院印发并实施《"健康中国 2030"规划纲要》。2017 年，党的十九大作出实施健康中国战略的重大决策部署。2019 年 6 月，国务院相继印发《国务院关于实施健康中国行动的意见》及《关于促进健康服务业发展的若干意见》，指出人民健康是民族昌盛和国家富强的重要标志，为健康中国行动明确了具体目标，也为全民的健康服务事业发展提供了行动指南。

  健康中国的内涵，不仅是确保人民身体健康，更涵盖全体人民健康环境、健康经济、健康社会在内的"大健康"。习近平总书记强调，"要倡导健康文明的生活方式，树立大卫生、大健康的观念，把以治病为中心转变为以人民健康为中心"。所谓大健康，就是围绕人的衣食住行、生老病死，对生命实施全程、全面、全要素呵护，不仅追求个体身体健康，也追求心理健康、精神健康。构建大健康体系、推进健康中国建设，需要在各个领域深化改革、守正创新。

  2020 年上半年，新冠肺炎疫情在全球范围暴发，使"健康"成为全球性议题，也使人们的健康理念发生深刻变化。这场疫情对健康管理服务体系和健康管理学科提出更多、更深层次的要求，也暴露出我们在很多问题上认识的不足，以及相关领域人才的匮乏。

  面对疫情提出的新挑战、实施"健康中国"战略的新任务、世界医学发展的新要求，我国医学人才培养结构亟须优化，人才培养质量亟待提高。因此，高校医学类专业如何加快专业教育变革，立足学科体系建设，形成更高水平的人才培养体系，推动后疫情时代相关专业规范化、高质量发展，提升专业人才培养和精准服务能力，成为一个突出的、紧迫的课题。这也对健康教育教材的编写理念，内容的更新速度、全面性和生活性等方面提出了新的更高要求。

在此背景下，西南交通大学出版社立足西南高校，重点针对应用型本科高校学生的特点，以培养应用型、技术技能型人才为目标，适时组织策划了这套"大健康"系列教材。本套教材的编写适应时代要求，以推进"健康中国"建设为使命，符合我国高等医学教育改革和健康服务业发展趋势，突出内容上的两个特点：一是坚持"三基五性三特定"的基本原则，力求体现专业学科特点和"以学生为中心"的编撰理念。二是展现大健康体系建设的开创性与实用性，并按照"课程思政"教学体系改革的要求，体现了教材的"思政内涵"；丰富了教材的呈现方式，实现了数字技术与教材的深度融合，也体现了本套教材侧重应用型的编写初衷。

无论是常态化疫情防控，还是推进"健康中国"建设，都需要党和政府强力推进，更需要全社会普遍参与。把健康融入所有政策之中，将卫生健康事业从少数部门的业务工作变成全党全社会的大事，才能为提高人民健康奠定更广泛的社会基础。本套教材的出版，对推动建设具有中国特色的健康管理学科，培养复合应用型公共卫生与健康人才，构建大健康体系，助力"健康中国"战略实施，具有一定的推动作用。同时，本套教材可作为各地培养大健康产业发展急需专业人才的通用性系列教学用书，还可以满足广大读者对大健康产业发展知识与技能的自学之需，填补了目前国内这方面教材的短板与不足，实现了编写者们辛勤努力的共同愿景。

为此，特以作序。

海南医学院管理学院
海南南海健康产业研究院　　曾　渝
2021 年 5 月于海口

前言
PREFACE

随着医疗卫生事业的快速发展和人们生活水平的提高，人类平均寿命普遍延长，老龄化成为许多国家人口发展的共同趋势，我国也面临着人口老龄化"银色浪潮"的冲击。研究老年人的健康问题，提高老年人的生活质量和生活满意度，满足老年人的健康需要和心理需求，提供优质的老年护理服务，已成为护理领域的重要课题。而如何全方位地护理老年人，提高其生活质量亦成为老年护理人员面临的极大挑战。

60岁是很多人退休的年龄，是健康生活的新开始，是人生的一个新驿站。生命的帆船在这儿停泊，又将在这儿重新鸣笛起航。正如大文豪萧伯纳的一句名言"60岁以后才是真正的人生"。因为0~60岁是第一个春天，60岁以后是第二个春天。第一春是播种和耕耘、辛勤劳作的春天，很辛苦；第二春是收获硕果、享受人生的春天，离开了工作岗位，时间宽裕了，空间广阔了，阅历丰富了，经验成熟了，生命得到了全面、自由的发展，在一定意义上来说，是从"必然王国"进入"自由王国"。因此，在新的时代，人生健康的里程碑应该是60岁以前没病，80岁以前不衰老，轻轻松松100岁，高高兴兴一辈子。

本书正是立足于构筑老年人的第二个春天，围绕《高等学校课程思政建设指导纲要》编写的，以"老年运动与健康知多少——莫道桑榆晚，为霞尚满天"为切入点，以"老年科学运动方法——岁老根弥壮，阳骄叶更阴"为着力点，以"老年运动损伤的防治与康复——欲知除老病，妙手再回春"为关键点，以"运动与合理饮食的配合——看双剑合璧，喜乐尽天真"为护航点，全面系统地介绍60岁以上老人的各种运动保健知识、科学运动方法、运动损伤的防治与康复、运动与合理饮食等。本书内容丰富，个案生动，贴近生活，贴近现实，具有很强的现场感和感染力；说理言简意赅，深入浅出，具有很强的说服力；方法通俗易懂，简便易行，既可满足老年服务教学需要，又易被老年服务从业人员理解运用。"专业"与"通俗"兼顾，具有较强的实践性和可操作性。

本书提供在线教学课件，并以融媒体嵌入技术拓展知识，呈现图片、背景知识、教学视频等，并附有运动操作演示视频，用手机扫二维码便可观看并对照练习，有助于教师的教学和学生的学习。本书融知识性、可读性、实用性和趣味性于一体，是护理专业学生学习老年运动保健的教材，也可作为老年人健康运动保健的参考读物。

本书的编者均为来自护理教学和实践一线的工作者，他们结合护理教学和临床护理工作的实际需要，借鉴汲取了国内外有关同行专家、学者的研究成果和学术观点，使本书兼具理论性与实践性。具体分工如下：第一章王美玉、李春梅；第二章任凯、周宏宇、吕泽伟；第三章文芳；第四章李春梅、王凤莲。第二章视频拍摄者母安丽、任凯、龚晓明、周秀、吕泽伟，演示者马海俊、王治安、唐英健、田怡然、吕泽伟、周秀；第三章的视频拍摄者李沙，演示者田云；第四章的视频拍摄者王凤莲。在编写过程中，承蒙护理界同仁和编者单位的大力支持，在此一并表示诚挚的谢意。

本书编写有相当的难度，它既不同于医院临床护理技术，又不同于一般的家庭照料，而是一项富有探索性的实践工作。在编写中编者虽然很努力，但由于可借鉴的资料较少，本书仍存在疏漏之处，恳请使用本书的师生、同仁和读者能提出宝贵的意见和建议，以便修订时一并完善，在此我们表示衷心的感谢。

李春梅

2021 年 6 月

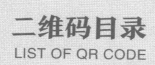

二维码目录
LIST OF QR CODE

序号	章	二维码名称	资源类型	页码
1	第一章 老年运动与健康知多少——莫道桑榆晚，为霞尚满天	国家将出台措施推进健康老龄化	视频	002
2		"十四五"期间我国将迈入中度老龄化	视频	002
3		第七次全国人口普查主要数据公布（人口老龄化是趋势 挑战机遇并存据公布）	视频	005
4		积极应对人口老龄化	视频	005
5		《国家积极应对人口老龄化中长期规划》发布 构建全社会应对人口老龄化政策体系	视频	007
6		关注老年人心理健康	视频	011
7		中国数字科技馆——从"心"出发 关注老年人心理健康	视频	013
8		老人们的运动，把身体和心态都留在年轻时	视频	015
9		中老年人如何科学运动？	视频	018
10		第一章课后练习答案	文档	021
11	第二章 老年群体科学运动方法——岁老根弥壮，阳骄叶更阴	肺活量测量	视频	054
12		血压测试	视频	055
13		安静脉搏测试	视频	055
14		2 min 原地踏步测试	视频	055
15		6 min 快走测试	视频	056
16		身高测试	视频	058
17		体重测试	视频	058
18		腰围测试	视频	059
19		臀围测试	视频	059
20		30 s 手臂弯举测试	视频	061
21		背抓测试	视频	063
22		座椅体前屈测试	视频	064
23		8 ft 起立行走测试	视频	066
24		太极拳	视频	075
25		五禽戏	视频	077

序号	章	二维码名称	资源类型	页码
26		易筋经	视频	077
27		八段锦	视频	078
28		肩部主动运动	视频	085
29		Codman 医疗体操	视频	085
30		肩部助力运动	视频	086
31	第二章 老年群体科学运动方法——岁老根弥壮，阳骄叶更阴	手指爬墙运动	视频	086
32		肩部弹力带抗阻练习	视频	086
33		肩部利用健侧手抗阻练习	视频	086
34		含胸扩胸运动	视频	087
35		弹力带含胸扩胸运动	视频	087
36		肩部体操棍练习	视频	087
37		肩部滑车练习	视频	087
38		徒手颈肩运动	视频	089
39		垫上运动	视频	090
40		第二章课后练习答案	文档	105
41		健康中国行动宣传片	视频	107
42		居家老年人运动功能评估与专家共识	视频	112
43		肩关节活动范围训练	视频	139
44	第三章 老年人运动损伤的防治与康复——欲知除老病，唯有学无生	肩关节力量训练	视频	139
45		上肢骨折术后早期康复训练	视频	142
46		肩关节抗阻训练	视频	143
47		下肢骨折术后早期康复训练	视频	146
48		下肢骨折术后晚期康复训练	视频	148
49		腰椎间盘突出康复训练	视频	154
50		第三章课后练习答案	文档	162
51		钟南山院士的健身"配方"	视频	164
52		中老年的生活如何更加健康？饮食第一，运动第二！	视频	164
53		生活中如何合理膳食	视频	165
54	第四章 老年运动与合理饮食的配合——看双剑合璧，喜乐尽天真	合理膳食，健康生活	视频	168
55		老人健康是吃出来的？6个饮食习惯你就知道了	视频	171
56		维生素的重要性	视频	173
57		老年人饮食原则	视频	174
58		中老年人如何通过饮食和运动保护关节	视频	183
59		老年人运动注意事项	视频	184
60		第四章课后练习答案	文档	187

目 录
CONTENTS

第一章 老年运动健康知多少——莫道桑榆晚，为霞尚满天 ················ 001

第一节 我国人口老龄化现状 ······················ 002

第二节 老年运动养生的重要性 ···················· 008

第二章 老年科学运动方法——岁老根弥壮，阳骄叶更阴 ············· 022

第一节 老年运动与生理 ························· 023

第二节 老年运动与健康体适能 ···················· 046

第三节 老年运动的种类 ························· 069

第三章 老年运动损伤的防治与康复——欲知除老病，妙手再回春 ····· 106

第一节 运动损伤概论 ·························· 108

第二节 如何有效预防运动损伤 ···················· 110

第三节 急性运动损伤的处理与注意事项 ················ 118

第四节 常见老年人运动损伤疾病物理治疗及康复训练 ········ 126

第四章 老年运动与合理膳食的配合——看双剑合璧，喜乐尽天真 ······· 163

第一节 什么是合理膳食 ························· 165

第二节 老年营养与合理膳食 ······················ 170

第三节 老年运动与饮食的配合 ···················· 178

参考文献 ································ 188

第一章

老年运动健康知多少

——莫道桑榆晚，为霞尚满天

第一节　我国人口老龄化现状

学习目标

1. 掌握世界卫生组织人口老龄化的划分标准；能够说出老年人的不同分期。
2. 熟悉人口老龄化给我国带来的问题。
3. 了解对于老年人年龄的不同划分标准。

预习案例

随着国家统计局在国新办发布会上发布了第七次全国人口普查关键数据，显示与2010年第六次全国人口普查相比，60岁及以上人口的比重上升5.44个百分点，15～59岁人口的比重下降6.79个百分点。

请思考：

1. 我国对于老年人的年龄划分标准是什么？
2. 人口的进一步老龄化会给我国带来什么样的问题？

健康是促进人的全面发展的必然要求，是经济社会发展的基础条件。实现国民健康长寿，是国家富强、民族振兴的重要标志，也是全国各族人民的共同愿望。党和国家历来高度重视人民健康，2016年10月，《"健康中国2030"规划纲要》提出要促进健康老龄化，强化老年人的健康管理；2017年3月，国务院印发《"十三五"国家老龄事业发展和养老体系建设规划》；2017年10月，党的十九大报告提出，积极应对人口老龄化，构建养老、孝老、敬老政策体系和社会环境，推进医养结合，加快老龄事业和产业发展。

国家将出台措施推进健康老龄化

"十四五"期间我国将迈入中度老龄化

一、老年人的年龄划分标准

我国关于年龄的划分界限自古以来说法不一，民间多用三十而立，四十而不惑，五十而知天命，六十花甲，七十古稀，八十为耋，九十为耄。1982年4月，中华医学会老年医学学会建议，把60岁作为我国划分老年的标准。然而现阶段我国老年人按时序年龄的划分标准为：45～59岁为老年前期，即中老年人；60～89岁为老年期，即老年人；90～99岁为长寿期；100岁及其以上为寿星，即长寿老人。

从人的一生发展的角度来看，每一段人生都会有相似的特征及相对应的任务和发展规律，通常用年龄将这些阶段进行划分。在 1994 年以前，国际上通常将人口分为 3 个年龄阶段：0 ~ 14 岁为少儿人口，15 ~ 64 岁为劳动年龄人口，65 岁以上的则为老年人口。根据世界卫生组织（WHO）老年期的年龄划分标准，依据现代人生理、心理结构上的变化，WHO 将人的年龄界限又做了新的划分：44 岁以下为青年人；45 ~ 59 岁为中年人；60 ~ 74 岁为年轻老人；75 ~ 89 岁为老老年人；90 岁以上为非常老的老年人或长寿老年人。

随着经济的发展和人们生活水平的变化，又由于各个国家的国情不同，各国对年龄的划分会有一些细微的差异，特别是对老年期这一阶段的划分各有不同。例如，很多发展中国家将 55 岁以上的个体划分为老年人，而发达国家则将老年期界定在 65 岁以上，日本则定为 70 岁。

从上述来看，以往的研究总是单纯地从年纪上来对老年人进行年龄的划分，老年群体被称为"第三年龄"。然而，一些老年学专家经过大量研究分析后认为，人类寿命已经得到延长，不同年龄层次老人的身体和精神状况还是有很大差异的，高龄老人和低龄老人在身体健康状况方面存在明显的差异，因此用一个年龄阶段来概括整个老年群体是不科学的。并且，在老年群体内部还可以将老年人分成两个阶段，从而有了"第四年龄"的概念。"第四年龄"的老人是指 85 岁以上的高龄老人，他们经常在户内活动，一般普遍患有三种以上疾病，且自理能力比较差，需要他人照顾。"第三年龄"的老人在 60 ~ 85 岁，他们相对健康，有自理能力，是较活跃的老年群体。这种细致的划分有利于对处于不同阶段的老年人采取不同的措施和对策。例如，对于处在"第三年龄"阶段的老年群体，可以适当鼓励他们多参加户外运动，以更加积极、健康的方式来对待生活。对于"第四年龄"的老年人，应该更加关注如何解决他们的生活照料问题、医疗保健以及精神上的慰藉问题。

除以"第四年龄"这一角度对老年群体进行更细致的划分以外，还有其他一些老年研究者将老年群体划分为初老、中老以及老老三类。初老是指 65 ~ 74 岁的老人，他们的健康状况良好，仍可以在岗位上工作，具有活动能力以及参与社会活动的动机。中老是指 75 ~ 84 岁的老人，他们多患有一种以上的慢性病，并且在心理上可能会有些障碍，社会参与力和社会活动能力比较低。老老期多在 85 岁以上，多数已经瘫痪在床，需要依赖他人的照料，并且可能伴有精神上的疾病和神志不清的现象。

从以上对老年群体的划分中可以看出，不同年龄层次的老年人的身心健康状况及其行为模式还是有很大差异的。因此，"老年人"一词的范围是相当宽泛的，老年人的年龄划分标准也是多种多样的。人到老年，正是进入生活最充实、智慧最成熟、经验最丰富的阶段，是人类精神世界的宝贵财富。因此要改变那种人生七十古来稀的观念，做到年高而不老，寿高而不衰，努力开创人生的第二个春天。

⊞ 思政事迹：年老心不老

姜尚（前 1128—前 1015），字子牙，一名望，尊称太公望，武王尊姜尚之号为"师尚父""姜太公"，汉族（华夏族）。尧舜时期，炎帝后裔伯夷掌四岳，曾帮助大禹治水立过功，被封在吕，子孙从其姓，吕尚乃伯夷后人，姜为尚之族姓。姜子牙出生时，家境已经败落了，所以姜子牙年轻的时候干过宰牛卖肉的屠夫，也开过酒店卖过酒，聊补无米之炊。但姜子牙人穷志不短，无论宰牛也好，还是做生意也好，始终勤奋刻苦地学习天文地理、军事谋略，研究治国安邦之道，期望能有一天为国家施展才华。虽然他满腹经纶、才华出众，但在商朝却怀才不遇。他已年过六十，满头白发，阅历过人，仍在寻机施展才能与抱负。后遇文王，佐周灭商，成就功业。诗人陈志岁《姜牙》诗曰："兵权与奇计，何妨出屠酤。白发感知遇，壮心翻胜初。西伯得所望，君臣比水鱼。人世重功业，贵谋民康如。得道伐失道，顺势但一呼。"（载《江南靖士诗稿》）姜太公是周文王图商、武王克殷的主谋，周朝的开国元勋之一，齐国的创建者，齐文化的奠基者，亦是中国古代一位影响久远的杰出的韬略家、军事家与政治家。历代典籍均尊崇其历史地位，儒、道、法、兵、纵横诸家皆追认他为本家人物，被尊为"百家宗师"。

左宗棠（1812—1885），汉族，字季高，一字朴存，号湘上农人。晚清重臣，军事家、政治家、著名湘军将领、洋务派首领。左宗棠少时屡试不第，转而留意农事，遍读群书，钻研舆地、兵法。后竟因此成为清朝后期著名大臣，官至东阁大学士、军机大臣，封二等恪靖侯。一生经历了洋务运动，收复新疆等重要历史事件。1876年定"缓进急战"方略，后以65岁高龄抬棺出征新疆，次年收复除伊犁地区外的新疆全部领土，并为新疆建省开发等预做规划。1885年病故于福州，卒于任上，谥文襄。

和田一夫曾经是全日本最大的零售集团八佰伴的总裁，当他72岁时，他苦心经营的集团倒闭了，而在此之前，和田一夫从没有想到过要为自己留一条退路，所有的钱都投入集团中。当集团倒闭时，和田一夫从一个国际知名企业家一下子变成一个一文不名的穷光蛋，从豪华住宅搬到一室一厅公寓，告别国际名车，重新挤公交。有人以为他肯定要"自杀"，或者人间蒸发从此清苦一生，因为很多企业界人士都是这样，更何况他已经70多岁了。但是和田一夫没有，他很快调整了心态，和几个年轻人办起了一家网络咨询方面的小公司。和田一夫说，感谢失败，如果不是失败，他就不可能有机会在70多岁的时候体验什么叫东山再起。更没有机会和年轻人一道挑战过去从未接触过的IT领域。

曹操告诉我们"老骥伏枥，志在千里；烈士暮年，壮心不已"。王勃说"老当益壮，宁移白首之心？穷且益坚，不坠青云之志"。张元干道"春来春去催人老，老夫争肯输年少。醉后少年狂，白髭殊未妨。插花还起舞，管领风光处。把酒共留春，莫教花笑人"。陆游写到"壮心未与年俱老，死去犹能作鬼雄"。古今中外无数人告诉我们，年岁虽老而心犹壮，每一个人在不同年龄阶段甚至老年阶段仍然能够发光发热，能够创造出属于自己的价值。

二、人口老龄化带来的问题

随着社会的发展，越来越多的国家逐渐进入老龄化社会，世界卫生组织（WHO）和联合国教育科学及文化组织（UNESCO）将65岁以上的老年人占总人口7%以上的社会，称之为老龄化社会。社会人口的老化，来自医疗卫生和社会生活的进步使得死亡率降低和平均寿命延长。

　　自 20 世纪 90 年代以来，我国的老龄化进程加快，据第七次全国人口普查数据的结果，2020 年末，我国 60 岁及以上人口已超过 2.64 亿人，占比达 18.7%；其中 65 岁及以上人口超过 1.9 亿人，占比 13.5%。

　　与 2010 年相比，60 岁及以上人口的比重上升 5.44%，65 岁以上人口比例上升 4.6%，通过三轮人口普查数据（见表 1.1）的比较来看，老龄人口的增速在加快。这也反映了我国人口老龄化程度进一步加深，未来人口老龄化趋势带来的各种问题将会愈发严重。

表 1.1　近三轮全国人口普查数据的老年人口数据比较

人口普查周期	60 岁以上		65 岁以上	
	人口数/万人	人口比例/%	人口数/万人	人口比例/%
2000 年五普	13 200	10.1	8 800	7.0
2010 年六普	18 000	13.3	12 000	8.9
2020 年七普	26 402	18.7	19 064	13.5

第七次全国人口普查主要数据公布（人口老龄化是趋势 挑战机遇并存）

　　根据 1956 年联合国《人口老龄化及其社会经济后果》确定的划分标准，当一个国家或地区 65 岁及以上老年人口数量占总人口比例超过 7% 时，则意味着这个国家或地区进入老龄化，达到 14% 即可称为深度老龄社会；超过 20% 则可以被称为超老龄社会。1982 年维也纳老龄问题世界大会，确定 60 岁及以上老年人口占总人口比例超过 10%，意味着这个国家或地区进入老龄化。按照上述的划分标准，中国因实施计划生育政策和提倡晚婚晚育政策的影响，人口老龄化速度在不断加快。预计到 2025 年，65 周岁以上人口将占总人口的 15% 左右，中国进入深度老龄化社会；到 2050 年前后，中国老年人口数将达到 4.87 亿的峰值，占总人口的 34.9%。

　　我国人口老龄化将伴随整个 21 世纪。自 1999 年中国进入老龄社会开始，老年人口数量不断增加，老龄化程度持续加深，2030—2050 年是中国人口老龄化最严峻的时期，老年人口数量和老龄化水平都将迅速增长并迎来老年人口规模的高峰。2030 年以后，人口总抚养比将随着老年抚养比的迅速提高而大幅度攀升，并最终超过 50%。2030—2050 年，中国人口总抚养比和老年人口抚养比将分别保持在 60%~70% 和 40%~50%，是人口老龄化形势最严峻的时期。我国老年人口的快速增长，为我国医疗卫生事业和养老服务业带来前所未有的挑战。

积极应对人口老龄化

在严重的老龄化社会的挑战下，我国又具有独特的人口老龄化特点：① 规模巨大：目前我国老龄人口超过了日本总人口，2025 年将相当于美国总人口，2040 年将有超过 4 亿的老年人。② 增长迅速：65 岁以上老年人占总人口的比例从 7%提升到 14%，大多数发达国家至少用了 45 年的时间（法国 130 年、瑞典 85 年、美国 79 年、英国 45 年），而我国只用了 27 年。③ 未富先老：发达国家经济发展与老龄化基本同步（发达国家进入老龄社会时人均 GDP 一般为 5 000 ~ 10 000 美元），而我国是在经济尚不发达的情况下提前进入老龄社会，换句话说可供养老年人的社会财富还没积累完成，那部分庞大的人群就已经老了。人口老龄化的进程对社会经济发展、居民生活方式、健康与疾病流行模式均带来巨大影响。④ 女性多于男性：国家统计局 2015 年发布数据显示，我国 60 岁以上人口男、女性比例为 1∶1.058，而女性老年人口的 60%都在 80 岁以上。⑤ 地区失衡：中国的老年人口在地域上的分布极不平衡，老龄化程度东部地区明显快于西部，长三角、珠三角以及京津冀三大经济发达地区的老龄化程度不尽相同。⑥ 城乡倒置：老龄化发展分布不均衡，发达国家城市老龄化高于农村，而我国农村老龄化发展趋势比城市更迅猛。我国农村老年人口比例高于城镇 1.24%，城乡倒置将持续至 2040 年。

因此，严峻的人口老龄化将对我国从经济到产业到生产都有严重的影响。

(一) 劳动力短缺，在一定程度上制约经济的发展

随着我国人口老龄化的不断加深，老年人口占总人口比重大而劳动适龄人口比例相对较小。劳动力是社会生产最主要的因素，劳动力短缺会制约经济发展。首先，人口老龄化导致劳动生产率下降。老年人的体力和精力不如青年人，反应迟缓，劳动能力衰退，无法适应繁重和快节奏的生产，因此劳动生产率下降。其次，老年人容易出现各种状况而不利于企业扩大规模，增加利润。

1. 加大社会经济负担

2013 年全国公共财政支出 112 亿元用于老年福利，2017 年公共财政用于养老支出的资金规模达到 246 亿元。"十三五"期间公共财政用于养老支出的资金规模年平均增长 13.0%。老龄化发展使用于老年人口的医疗设施费用、养老金费用、社会保险费用和社会服务费用增加，加重了政府的财政负担。

2. 影响技术创新和高新技术产业的发展

与年轻人的冒险创新，不断进取，激情活力不同，老年人对于新知识的接受程度慢，有较强的固化思维，学习能力弱。老龄化程度较深极易在社会上形成保守自封的氛围，不利于国家的高新技术产业等创新型产业的发展。

3. 老龄化进程影响消费结构，进而影响未来的生产方向

随着老龄化的程度加深，一定程度会影响消费和生产。老龄化会影响消费总量：首先，老一辈的人经历过国家物质极度贫困时期，节俭意识强消费欲望比年轻人低；其次，一般来说老年人的退休工资和养老金有限且比青年人的收入低，消费能力低。因此老龄化加深使我国的消费总体逐渐缩减。另一方面，消费结构会发生变化，老年用品消费会增大。截至 2016 年底，我国 60 岁以上的老龄人口高达 2.3 亿，位居世界之首，未来养老需求空间无限。中国养老服务需求的满足率仅为 16%，有近 84%老年需求还没有得

到满足，因此，未来老年服务产业会蓬勃发展。

(二) 人口老龄化对社会发展的影响

1. 家庭伦理道德遭到冲击

老龄人口不断增加反而出现子女忽视老人，不履行赡养父母的义务的现象。长期以来中华民族以传统的大家庭为主，长辈是一家之主，长辈抚养子女，子女赡养长辈是中华民族的优秀传统美德。现代经济的发展，传统大家庭被现代小家庭代替，人们思想观念的转变，大家庭意识逐渐淡漠，传统家庭伦理道德遭到冲击，加之老龄化加深，一个家庭可能要赡养多个老人，家庭赡养经济负担重，出现重小轻老和不赡养老人的现象，对社会造成不良影响。

2. 人口老龄化影响社会稳定

政府需要向巨大的老年群体支付巨额养老金，除此之外，随着老年群体在养老、医疗等方面的需求越来越大，将给家庭、社会、国家带来严重的负担，影响社会稳定。

（1）公共财政压力增大。逐年增大的老年群体对养老、医疗、社会服务等方面需求越来越大。一方面老年人需要发放养老金，另一方面老年人体能下降、容易生病，医疗卫生消费支出的压力越来越大。

（2）为老社会服务的需求强烈。为老服务业发展严重滞后，难以满足庞大的老年人群特别是迅速增长的"空巢"、高龄和带病老年人的服务需求。

（3）老龄伦理问题越来越突出。空巢老人增加以及独生子女增多，传统家庭养老面临挑战，代与代之间的孝道、赡养老人的观念日益淡化，家庭为老人提供最基本生活保障的传统不断削弱。

（4）劳动力短缺。人口老龄化将减少适龄劳动人口规模，使"人口红利"难以持续。

（5）人口老龄化对产业结构调整也有较大影响。老年劳动力因智力衰退，接受新事物的能力下降，创新能力不足，不利于产业结构的调整。

《国家积极应对人口老龄化中长期规划》发布 构建全社会应对人口老龄化政策体系

✚ 思政事迹：中国人的孝

中国有句古语："百善孝为先"；古人说："老吾老，以及人之老；幼吾幼，以及人之幼"。曾子曰：幸有三，大孝尊亲，其次弗辱，其下能养。孔子说"父母之年，不可不知也，一则以喜，一则以惧。"

虽然我国老龄化日益加重，人口老龄化也带来了一系列的社会问题，但是我国对于老年人的身体和心理健康都在做出更大的努力。是几千年来的中国文化告诉我们要尊老爱老，注重老年人的健康，促进健康老龄化，为实现健康中国而继续努力。

第二节　老年运动养生的重要性

学习目标

1. 掌握老年运动怎样促进心理健康及身体健康。
2. 熟悉老年运动不足带来的心理健康疾病及身体健康疾病。
3. 了解老年心理健康的概述。

预习案例

中国有句俗语："流水不腐，户枢不蠹"，运动是强健身体、延年益寿的基本条件。法国哲学家伏尔泰的名言"生命在于运动"，揭示了生命的一条规律——动则不衰。毛泽东主席曾亲自提出，"发展体育运动，增强人民体质"。但是随着人的年龄增长，人体逐渐衰老，人在老年期的运动不同于壮年、青年和少年，在这个年龄段进行运动养生的很大目的是延缓衰老的变化过程，延长寿命，提高健康水平，预防疾病或促进疾病痊愈，加速病后身体机能的恢复，改善精神和心理状态。

请思考：

1. 老年人的运动不足会带来哪些健康问题？
2. 老年人进行运动养生对身体机能来说会有哪些改善？

中华民族养生、健身的传统观点中讲究"动则不衰"，早在几千年前，运动就被看作健身防病的重要手段之一，运动不仅可以填充一个人的内三宝，即精、气、神，而且能够改善一个人的外三宝，即耳、目、口，可以内练精神、脏腑、气血，外练筋骨、肌肉、四肢，这样使得内外和谐，从而使得整个机体处于阴平阳秘的状态，以防治百病，老而不衰。

一、运动不足会带来哪些健康问题

世界卫生组织（WHO）将健康定义为"健康不仅是没有疾病，而且包括躯体健康、心理健康、社会适应良好和道德健康"。随着社会的进步和经济的发展，人们的物质生活水平有了很大提高，人们对健康的关注不再仅仅局限于生理健康，心理健康也越来越引起人们的关注。尤其是在科技飞速发展和信息化速度极高的社会，人们的生活节奏不断加快，越来越多的人承受着生活、工作等多方面的压力，心理健康问题更加成为全社会关注的焦点。伴随人口老龄化的加速，我国老年人口比重不断增加，老年这一特殊群体逐渐引起人们的关注，尤其是老年人的心理健康已日益成为社会的关注焦点。

（一）心理健康问题

我国的老龄化趋势正变得越发明显，根据相关部门的预估，在 2050 年的时候，我国的老年人人口数量将达到 4 亿，占据总体人口的 40%。在这一情形下，老龄化社会带来的老年人心理健康问题也成为一个不可忽视的问题。

1. 老年心理健康概述

我国的老龄化除了老年人数量逐渐增多之外，老年人的高龄化趋势也是十分显著的，半失能及失能的老年人数量快速增加也是我国老龄化问题的主要表现之一。老年人因其自身的生理机能逐渐衰退，再加之心理健康问题的影响，使得老年人的生活质量有所下降。就目前的情况看来，绝大多数的老年人对于心理健康问题都没有给予应有的关注。

根据相关研究发现，老年人普遍存在如下几个方面的心理健康问题。第一，无价值心理。部分老年人在退休之后，因为没有找到全新的精神寄托，而无法适应在家无所事事的生活状态，再加之自己没有工作，觉得自己的存在只是为家庭和社会带来负担，对于自己存在的价值做出过低的评价。第二，自卑心理。在老年人退休之后，经济收入有所下滑，导致社会地位出现相应的下降，容易被周边的人员忽视，而产生较为严重的失落感及自卑感。第三，黄昏心理。部分老人往往会因为配偶的去世、儿女的离家工作等因素，从而对未来的生活抱有灰色的悲观心理。第四，安全感不足。部分的老年人口会因为自身的心理原因，而封闭自己和外界隔绝，在自己长期独处之后，会产生相应的孤独感及对外界的恐惧感。

老年人的心理健康问题往往不是由单一的原因引起的，它掺杂着老年人自己与自己的冲突、自己与他人的冲突以及与社会的冲突。

第一，老有所为与身心衰老的冲突。具有较高的价值观念和理想追求的老年人，通常在他们离开工作岗位之后，都不甘于清闲。他们渴望在有生之年，能够再为社会多做一些工作。然而，很多年高志不减的老年人，身心健康状况并不理想，他们或者机体衰老严重，或者身患多种疾病，甚至有些老人的感知、记忆、思维等心理能力也迅速衰退。因此，这些老年人在志向与衰老之间形成了矛盾，甚至有可能为此而陷入深深的苦恼和焦虑之中。

第二，角色转变与社会适应的冲突。退休、离休虽然是一种正常的角色变迁，但不同职业群体的人，对离退休的心理感受是大不一样的。对北京市离退休干部和退休工人的对比调查发现：工人退休前后的心理感受变化不大。他们退休后有更充裕的时间料理家务、消遣娱乐和结交朋友，并且有足够的退休金和医疗保障，所以内心比较满足，情绪较为稳定，能良好地适应社会；但离退休干部的情况就大不相同，这些老干部在离退休之前，有较高的社会地位和广泛的社会联系，其生活的重心是机关和事业，在离退休之后变成了家庭琐事，广泛的社会联系骤然减少，这使他们很难适。

第三，安度晚年与意外刺激的冲突。老年人都希望安度晚年，但这种美好愿望与实际生活中的意外打击、重大刺激往往形成强烈的对比和深刻的矛盾。假如一位老人突然遭遇丧偶的打击，若是缺乏足够的社会支持，会很快垮掉，甚至导致早亡。据统计，居丧老年人的死亡率，是一般老年人死亡率的 7 倍。除丧偶之外，夫妻争吵、亲友亡故、婆媳不和、突患重病等意外刺激也会对老年人的心理造成严重创伤。

第四，老有所养与经济保障不充分的冲突。缺乏独立的经济来源或可靠的经济保障，是老年人心理困扰的重要原因。一般来说，由于缺乏经济收入、社会地位不高，这类老年人容易产生自卑心理，他们心情郁闷、处事小心、易伤感。如果受到子女的歧视或抱怨，性格倔强的老年人甚至会滋生一死了之的念头。

2. 老年人运动不足引起的心理健康疾病

运动不仅能够延缓中老年人的生理衰老，还能够延缓心理衰老，但是个体进入老年后，生理上发生很多正常变化，长期的运动不足，导致机体、各脏器（包括大脑）都开始进一步老化，如行动不便、视力听力下降、免疫力下降、皮肤起褶皱等。生理上的老化会进一步刺激着心理上的老化过程，导致在心理上也发生着一系列变化，引起一系列老年心理健康疾病。

（1）健忘。

进入老年期后智力逐渐减退，但其程度有很大的个体差异，并且与心理因素有密切联系。有的因为本人的自信心不足，自惭形秽，自认为智力减退，而实际上并非如想象的那么严重。有学者认为人类在 18 岁时智力达到最高水平，以后逐渐下降，85 岁时大约相当于儿童 5 岁 10 个月的智力水平，由于个体的差异，所以可有 10% ~ 25% 的人并不显示智力减退。由于老年人的智力下降，会出现健忘等现象。

（2）焦虑。

焦虑最常见的表现为失落感、孤独感、恐惧感，往往杞人忧天，或是抑郁苦闷，遇到问题时缺少进取态度，或是出现"与世隔绝""孤立无援"的心境。曾有调查表明，经济条件拮据的老年门诊患者中 48% 有抑郁情绪，而身体健康、经济条件较好的老年人有抑郁症状者也占 44%。有不少人每月发作一次，持续数小时或数天之久，表现为意志消沉、烦恼、抑郁焦虑等，并对往事回忆多有自责感。

（3）情绪多变。

当脑组织老化或伴有某些脑部疾病时，常有明显的情绪变化，往往失去自我控制，容易勃然大怒，难以平静下来，其情绪激动程度和所遭遇不顺心事情的程度并不相对应。有时为周围环境及影视中有关人物的命运而悲伤或不平，迅速出现情绪高涨、低落、激动等不同程度的情绪变化，表现为时而天真单纯，时而又激动万分等多变的特征。

（4）疑病。

60 岁以上的老年人，有半数会出现疑病症状。这是由于老年人的心理特点已从对外界事物的关心转向自己的躯体，加上这些关心可因某些主观感觉而加强，常出现头部不适、耳鸣、胃肠道功能异常以及失眠等。即使稍有不适，也要向周围人去诉述。有时会过分注意报刊书籍上的一些医学常识而对照自己的不适感，常为此而心神不定、惶惶不安，甚至常常"对号入座"而屡屡求医问诊。

（5）猜疑和嫉妒。

一般认为，人进入老年期后，对周围人的不信任感和自尊心增强，常计较别人的言谈举止，严重者认为别人居心叵测，常为之而猜疑重重。并且由于判断力和理解力减退，常使这些想法变得更为顽固，甚至发展成为妄想。

关注老年人心理健康

（二）身体健康问题

随着年龄的增长，人体衰老是生命过程的自然规律。根据老年学理论，人体生长发育到 30 岁到达顶峰，一旦过了 30 岁，人体的组织结构和生理功能将会逐渐出现退行性变化。

老年人，特别是离退休老干部，他们的主要疾病依次为冠心病、高血压、肺气肿、慢性支气管炎、腰腿痛、颈椎病、糖尿病等，这些疾病的发生、发展有些主要归因于老化，而有些疾病主要是长期缺乏运动的结果。

衰老本就是人体生命中一个普遍的、逐渐积累的、不断进展的过程，老年人长期不运动会导致老人机体全身性进一步衰退，包含全身各系统，各部位结构及机能的衰退，包括神经系统、心血管系统、消化系统、运动系统等均出现衰退。

1. 精力明显减退

中医里提到，"肾气"自然衰退是衰老的重要原因，由于肾的"主骨、藏精、生髓"的生理功能降低，可直接导致老年人耳鸣、反应迟钝及精力减退。生理的衰老不可避免，长时间的运动不足会进一步导致衰老的进程。

在生活中，我们常常听到老人说："我每天都干很多活，要工作，还要做家务，这就不等于运动了吗？"其实，这种看法是不对的。体力劳动作为一种身体活动，对增强体力有一定的效果，但是体力劳动和我们所说的运动养生是两回事。

长年累月的体力劳动，加之很少进行运动养生，那么随着年龄的增长，会明显感到体力明显不足，疲劳增加，精力明显减退，健康状况下降。同时，年迈体弱、四肢无力是老年人肌肉力量减退的一种正常生理变化。肌肉力量下降是引起老年人精力减退、疲劳的常见原因。运动缺乏还会使脑细胞的新陈代谢减慢，使人记忆力与大脑工作的耐久力都比较差，大脑皮质分析、综合和判断能力减弱，反应慢、不敏锐，精力下降，使大脑工作效率降低。

2. 睡眠质量差

当人步入老年以后，体内各种器官的生理机能都在衰退，异化作用大于同化作用，体内物质的消耗增多，合成减少，体力和免疫力都大大下降。生理学认为，人到老年大脑皮质的神经细胞抑制过程减弱，而且兴奋和抑制不像年轻人那样敏感，老年人睡眠的特点是早睡、早醒且中途觉醒较多，与年龄增长睡眠深度逐渐降低有关，睡眠质量差。

一般情况下，成年人每天应保证 7~8 h 的睡眠，老年人睡眠质量越差，体能下降就越多，身心的老化现象就越严重。如果老年人不能保证睡眠质量出现失眠等症状，会影响老年人的身体健康。活动不足也是造成睡眠质量差的原因之一，经常参加体育锻炼的人群睡眠优于非经常参加体育锻炼的人群。专家建议，在保证睡眠质量的同时让身体多活动，积极参加锻炼。

3. 代谢性疾病

步入老年后，运动缺乏可使体内储存过多的脂肪，导致肥胖或体重超出正常；缺乏运动还可发生高胰岛素血症、胰岛素抵抗、高血压、高甘油三酯、低高密度脂蛋白胆固醇及糖耐量降低等症状，引起代谢紊乱综合征。

4. 体内环境"酸碱平衡"紊乱

人体在正常生理活动和摄取食物在体内分解代谢的过程中，均会产生很多酸性物质和碱性物质，这些不断变化的酸性和碱性物质必须依靠机体的调节功能保持相对平衡，这个平衡就是酸碱平衡，平衡范围为 pH 值 7.35～7.45。长时间缺乏运动，运动不足、压力过大等，会造成人体内酸性物质偏多，超过了人体自身调节能力，久而久之，就会形成酸性体质。

5. 胃肠功能紊乱

久坐不动者的胃肠蠕动慢，正常摄入的食物聚积于胃肠，使胃肠负荷加重，长此以往可导致胃及十二指肠溃疡、穿孔或出血等。

6. 其他问题

运动缺乏可导致氧运输能力低下，血管弹力减弱、心脏收缩力不足，心功能降低，易引发心血管疾病。血液黏度易增高，血流缓慢，容易形成血栓。

运动缺乏可使肺通气和换气功能下降，肺血流量减少，气体交换效率下降。呼吸表浅，每分钟呼吸次数增加，呼吸肌的调节能力减弱，进而导致呼吸功能降低。

对运动系统功能的影响：易导致骨质疏松，使骨重量降低、活动功能下降、骨周围肌肉组织肌力减弱、姿势不稳、容易跌倒，从而引发骨折。运动缺乏还可使关节灵活性和稳定性减低，肌纤维变细、无力，肌肉收缩能力减退。

✚ 思政事迹：中医中的老年人运动

老年人的运动养生理念不是当代提出的，也不是现代医学的特色。在中国传统养生学中，就提到一个基本点叫"形神兼备"，养神如果说注重的是"静"，那么养形的要务则是"动"。东汉著名医家华佗说："动摇则谷气得消，血脉流通，病不得生。"中医学认为，衰老主要是由于年事已高，元气与精气的自然衰减，运动则可以对延缓人体衰老产生一定的调节作用。

不管是现代医学、还是传统医学，都告诉我们要注重运动养生，延缓衰老，我国医学对于人的健康保证有着几千年的历史，因此，加强现代医学与传统医学的共同学习，是促进健康中国全面实现的重要方法。

二、运动促进心理健康

老年人心理健康的决定因素包括环境因素、身体因素与生活规律因素。我们知道，人到老年，大脑和其他身体机能开始退化，如果此时能够通过运动延缓衰老，保持良好的心理状态，将在很大程度上促进老年人的心理健康。

心理健康指的是一种持续的心理状态。在这种状态下，个人具有生命的活力、积极的内心体验、良好的社会适应，能够有效地发挥个人的身心潜力与积极的社会功能。心理健康是人的良好心理素质的表现，是人的整体健康状态的必要组成部分。它不仅指没有心理疾病，更重要的是指一种积极的、适应良好的、能充分发展其身心潜能的丰富状态。

（一）关注老年人心理健康

人过中年，衰老即始，这是一个不可抗拒的自然规律。古往今来，人们都在为长寿寻求各种方法。随着科学技术的发展，人们发现生活水平提高了，医疗设备先进了，但医疗的开支不但没有减少，反而增加了。这是为什么呢？其中一个原因就是心理因素对健康造成的影响。

许多疾病，特别是老年常见病的发生与心理因素有密切的关系。心理健康对老年人的健康长寿有重要的影响，我们千万不能忽视老年人的心理问题，从心理学相关研究成果与生活实践结果来看，健康乐观的心理态度对老年人的身体健康非常有帮助，而消极悲观的心理情绪则往往会对老年人的健康带来不良的影响。消极情绪主要是指恐惧、忧虑、焦虑、抑郁、悲伤等负面情绪。负性情绪持续过长或过于激烈，在一定的条件下能够引起人体各个系统功能的失调。在心血管系统可能引起心慌、心动过速、血压升高；在呼吸系统可能引起气短、哮喘；在泌尿系统可能出现尿急、尿频；在神经系统可能出现头痛、失眠等。心理问题对老年朋友身体的危害性并不亚于身体功能的衰退。甚至，心理问题常常成为脑出血、脑血栓、心肌梗死等老年性身体疾病的诱发因素，也很容易导致老年性精神疾病的产生。

根据生理心理学的相关研究，人在发怒时，心跳会明显加快，常常达到 80～200 次/分钟；血压也将会上升，收缩压从正常的 130 mmHg（17.3 kPa）急剧上升到 230 mmHg（30.7 kPa）以上；呼吸更是显著加快，达 40～50 次/分钟。而当人处于恐惧或者突然震惊状态的时候，呼吸将会显得非常短促，甚至会经常出现中断；心跳加速，增加 20 次/分钟；血压也会随之明显增加。当人处于忧郁、焦虑状态的时候，往往会抑制胃肠蠕动和消化液的分泌。过分抑郁常常会导致心肌梗死、脑出血等疾病。临床实践证明，持续的悲观消极心理情绪，以及遭遇过重大的心理情绪挫折，往往成为许多癌症患者的共同点。而健康乐观的心理情绪，则往往能够促进老年朋友的身体健康，实现其延年益寿的追求。我们常说的"笑一笑，十年少"就属于一个非常典型的例子，这句话其实并非无稽之谈，它是有着一定的科学根据的。有研究表明，笑可以促进人身体内部的激活水平。人每大笑一次，身体内横膜大约可以蠕动 18 次，而小笑一次所产生的蠕动程度将略小些。临床观察发现，笑还可以促使人体肌肉放松，通过大笑能够有效地降低或缓和肌肉的紧张程度，从而在一定程度上减轻甚至消除身体肌肉的疼痛。

预防、疏导老年人的心理障碍，同时切实加强老年人心理健康教育，从而使他们真正拥有生理和心理都健康的美好生活。

中国数字科技馆——从"心"出发 关注老年人心理健康

(二)运动健身可预防老年人心理健康疾病

老年运动可使一个人精神面貌有较大的改观，精力旺盛，身体、精神的自我控制能力加强。老年人脑组织的水分、蛋白质、脂肪等的含量及其转换率逐渐降低，神经细胞数目减少，脑萎缩等都可引起大脑机能的改变，精神活动亦随之发生变化。这些变化主要表现在心理情绪的改变，60 岁以后易出现忧虑情绪，对外界刺激易发生过强的情感反应。老年人的心理情绪倾向于焦虑、抑郁、自卑、无用感。从性格方面许多老年人兴趣狭窄、爱好减少、生活单调、刻板、枯燥。为了预防和治疗老年人心理情绪疾病，除保持一般精神卫生外，积极参加运动是不可缺少的。

经常参加运动健身可以培养良好的心理素质（情绪乐观、意志坚强、有较强的抗干扰、抗刺激的能力），减轻或消除紧张、焦虑和抑郁。

1. 运动使你快乐

世界卫生组织有关专家明确指出，缺乏运动是导致疾病与死亡的主要原因，是当今最不合理的生活方式之一。健康的生活方式就是要在个人的生活中建立促进健康的行为，运动在形成健康生活方式方面发挥着重要作用。世界卫生组织将 2002 年 4 月 7 日定为世界卫生日，主题为"体育锻炼"，口号为"运动有益"。适量运动对人体心理功能的影响如下：通过提高本体运动感知觉，使人对自身更加了解；通过运动表象，提高认知和记忆能力；适量运动对思维的发展有良好的促进作用；适量运动对人的情绪有良好的影响；适量运动可使运动者产生特殊的体验；适量运动可促进心理健康；体育活动的积极心理健康效应。

老年抑郁症就是因血液中的儿茶酚胺含量明显下降造成的，而运动可以提高血液中儿茶酚胺的含量，调节情绪。所以，用运动治疗抑郁症可取得较好的效果。另外，合适的运动，能使身体产生适当的疲劳和气顺心畅的良性反应，会使人忘却忧愁和烦恼。

2. 运动健身是一种心理减压的手段

目前的研究指出，锻炼是传统治疗抑郁症的一种有效的辅助手段。许多学者的研究指出，有氧运动或不剧烈的运动有助于轻、中度抑郁症状的改善；有的研究表明，无氧运动同样有降低抑郁的作用。

长期的体育活动或其他干预策略（包括使其心境发生重要变化的策略）会以多种方式对人的乐观主义倾向的形成产生影响。乐观与焦虑、抑郁有高度的负相关。长期的体育活动与锻炼能够对人的特质焦虑、A 型行为的改变具有作用。

运动愉快感作为一种积极的情绪体验，它是使体育活动的心理健康效应达到最大值的一个重要的中间变量。运动愉快感是个体能坚持参加体育活动的一个重要因素。它使个体从活动中获得乐趣，增进了社会交往，改善了人际关系，接受更多的挑战，提高了自我有效感。

积极地参加运动健身，有利于个体增强体质、使自己的体型更健美，从而有助于个体形成良好的身体自我概念。身体的自我概念是形成一般自我概念的重要组成部分之一。一旦积极的自我概念形成，将有利于提高个体的自信心和自尊心，最终将提高个体的心理健康水平。

从推迟衰老角度讲，运动不但使人外表上年轻，而且最重要的是使人对生活建立了信心，经常参加运动的老年人，不管是从哪个方面去看，均显示出要比不运动的老年人、同龄人年轻许多，一般讲坚持有规律运动的老年人外表可年轻 5～10 岁，器官功能方面可年轻 3～10 年，甚至 10～20 年。运动可使人的生活充满生机。

（三）运动健身可治疗老年人心理健康疾病

老年人最怕一日三餐，无所事事。这样的生活方式最易引起老年人的空虚感、孤独感，这对于老年人的心理健康十分有害。因此，采取积极的生活方式，对于老年人保持心理健康具有莫大的作用。

运动健身可增强消化吸收，增加全身各个器官的血液供应，促进新陈代谢。有助于缓解脑力劳动带来的疲劳，能锻炼神经系统对疲劳的耐受能力，增进大脑兴奋与抑制过程的转化能力，从而加强神经系统的稳定性，提高反应性和灵活性，使人精力充沛，思维敏捷，情绪乐观稳定。从对百岁老人的调查情况来看，他们有一个共同特点，就是勤快爱劳动。从百岁老人的生活经历可以看出，坚持适当运动可以延年益寿，也完全证实了德国著名医生费朗特说的："世界上没有一个懒人可以长寿，凡是长寿的人其一生总是积极活动的。"

运动健身可以有效改善老年人的不良情绪，可使老年人心情愉快，眼界开阔；群体性运动，如扭秧歌、跳健身舞，可以加强与外界的沟通交流，消除孤独感，减轻抑郁情绪，所以运动也是临床上治疗抑郁症、焦虑症和某些心理疾病的方法。

老人们的运动，把身体和心态都留在年轻时

⊞ 思政事例：忘不了的餐厅

前段时间，"忘不了的餐厅"综艺开播，通过真实记录患认知障碍的老人与明星互动、与餐厅中的食客互动，让观众关注到老年人群、关注到认知障碍，也让老人能够走进人群、积极参加社会活动，在收获积极乐观的心态的同时也能延缓病情。

面对老龄化加速进程的中国，当代年轻人在回家照顾父母和留在大城市打拼之间难以抉择，"子欲养而亲不在"成为他们的一块心病；亲人间缺少陪伴和沟通所引发的误会与矛盾也使得他们常常苦恼心烦。

老龄化日益严重的中国，每个家庭都有老年人，更需要我们抽出时间去陪伴，去减轻老年人的孤单、寂寞，让他们能够有一个更加健康的晚年。

三、运动促进身体健康

生命在于运动，进入老年后，科学有效、规律持久的健身运动可以有效调节身体各脏器的功能，增强机体的免疫机制，促进新陈代谢，预防各种疾病的发生，有助于某些疾病的康复，是老年保健的重要手段。

(一) 治疗"疲劳综合征"

老年人运动可通过肌肉的活动刺激促进老人细胞的供氧能力，缓和大脑的紧张状况，解除大脑疲劳。体育锻炼，可以给予中枢神经系统以良好的刺激，神经细胞受到经常的刺激和兴奋，可以减慢退化和萎缩的过程。经常不运动锻炼的老年人其动脉口径往往会更小，内径相对运动的老年人狭窄，输送血液的毛细血管也较少，所以容易疲劳。

经常参加体育锻炼，能改善中枢神经系统的机能，预防大脑衰老，表现为大脑皮质神经过程的兴奋性、均衡性和灵活性提高，反应的潜伏期缩短，各种分析器官的机能改善，从而保持老年人精力充沛，动作敏捷，有较高的工作效率。体育活动还能解除疲劳和精神紧张，改善睡眠。此外，体育锻炼还可推迟全身衰老，防止老年性疾病，尤其能防止脑动脉硬化，维持大脑良好的血液供应。脑动脉硬化症是由于血液内胆固醇含量过高所致。研究证明，体育活动可使血液总胆固醇含量降低，特别是能降低低密度脂蛋白性胆固醇含量，提高高密度脂蛋白胆固醇含量，从而清除沉积在血管壁上的胆固醇，防止动脉血管硬化。老年人坚持体育锻炼能延缓脑动脉硬化过程，使脑动脉血中氧含量升高，改善脑细胞的氧供应，从而减轻萎缩，通过肌肉活动可以刺激和调整大脑皮质神经活动过程的强度性、均衡性和灵活性，缩短反应潜伏期，提高机体对外界环境的适应能力，保持旺盛精力，精明果断，动作迅速、准确、有力，并能有效地提高工作能力，使人精神愉快。

(二) 改善睡眠

老年人经常性运动可以缓解脑血管硬化，改善脑部的供血，助于休息和睡眠。大多数老年人通过经常参加体育锻炼能有效改善老年人易出现的眩晕症状，缓解失眠情况，保证睡眠质量。

经常参加体育锻炼的老年人都能保持正常的睡眠时间，减少大脑细胞的损耗，保证充足的睡眠，延缓各种器官的衰老过程，使体内物质得到最大限度积累和能力不同程度的重新积累，增强体力和抗病能力。

(三) 预防代谢性疾病

随着年龄的增加，体内代谢活力也开始发生变化，25岁以后每10年可递减7.8%；进入老年之后，新陈代谢更是明显降低。然而经常运动锻炼能使代谢更旺。

运动可提高氧的代谢能力。据观察，运动可提高机体吸氧能力10%～20%，这样有利于机体的代谢和解毒过程。中等强度以上的运动可提高肌肉的有氧代谢能力。体育运动的作用可改善体内水、氧和热的平衡，激活各种激素和酶，并使其分泌增加，以满足人体新陈代谢的需要。

(四) 促进胃肠功能恢复

人体的能源主要由摄取的食物经胃肠道消化道吸收后供给，运动能增强消化系统功能。运动可以促进肠胃道的蠕动和消化液的分泌，使消化和吸收的功能加强，并可防止老年人胃肠道功能紊乱，保持大便通畅。

老年人的腹壁肌肉松弛无力，有的老年人腹围增大，形成"鼓腹"的肥胖现象，影响腰腹部运动。老年人肠胃蠕动减弱，随着年龄的增长而各种消化酶的分泌能力降低，消化功能减退。但是，经常坚持运动锻炼，膈肌和腹肌活动增强，对胃肠道具有良好的按摩作用，使胃肠的蠕动加快，胃的排空时间缩短。运动还可以改善胃肠道的血液循环，使胃、肠、肝、胰等器官的消化液和消化酶分泌增加，活性增强，营养物质的转化吸收加速。

(五) 改善心肺功能

1. 运动改善心功能

心脏是主司人体生命的重要器官。心功能的好坏直接影响着生命质量的高低和人体寿命的长短。运动对心脏血管系统尤其重要，因为肌肉的运动，必然要消耗大量的氧气和能源物质，这就需要心脏血管系统迅速提高工作效率，以满足供应。

受过良好运动锻炼的心脏，其神经系统就能很好地进行调节。既能命令心脏努力地工作，又能控制心脏不致过度疲劳，使心脏能有限而完全地工作。

运动锻炼对调节心脏功能起着举足轻重的作用，只要平时注意锻炼，心脏就能变得年轻而有活力，遇到意外刺激时，就能应付自如。

2. 运动改善肺功能

运动对肺功能的作用如同运动对心脏功能的作用一样重要。运动可以反射性地引起呼吸加深、加快，促使呼吸肌活动增强，使更多的肺泡参与气体交换，肺通气量和摄氧量也会增加。经常从事体育锻炼的人，呼吸次数少而呼吸深度加大，提高呼吸功能。呼吸功能的改善对治疗老年慢性支气管炎和肺气肿都是很有益的。摄氧量的增大，人体供氧充足，就会精神饱满，记忆力增强，工作效率提高。

老年人由于呼吸肌力量减弱，肋软骨骨化，胸廓的活动幅度减少，加上老年人肺内纤维结缔组织增多，使得肺组织纤维化，弹性减退，故肺活量和通气量减少，残气量增多。虽然肺功能随着人的年龄增长而逐渐减退的趋势是不可逆转的，但如果能够延缓这种减退的趋势，保持良好的功能状态，那是十分幸运的事，要想获得这种机会的唯一途径就是运动锻炼。

运动锻炼时，消耗的氧增多，呼吸运动增强，长期坚持就可以使呼吸肌的肌纤维强壮有力，改善肺组织的弹性，提高胸廓的活动度，从而使得呼吸频率加快，呼吸幅度加深、加大，氧气吸入和二氧化碳排出量增加，呼吸功能增强。

(六) 增强肌肉力量

骨骼是人体的支架，是运动的杠杆。人的各种姿势、体位和运动是骨骼、关节、肌肉和神经共同协调完成的。没有骨骼、肌肉，人就不成形态，也就不会有运动功能。

人到中年以后，有的人因脑力劳动繁重而活动减少，有的人则喜欢安静卧床，有的人室内活动多而接受充足的阳光（紫外线）照射少，等等，使体内维生素 D 合成不足，导致脱钙，密质骨变薄，松质骨小梁也变细变小，骨的弹性、韧性减弱，骨骼结构发生退行性变化和营养不良，出现骨萎缩和骨质疏松。同时，随着年龄的增长，肌肉工作能力逐渐降低，人的肌力从 30 岁开始减弱，并出现质和量的变化，非体力劳动者比体力劳动者更为明显。随着老化进程的推进，肌纤维变细，肌肉逐渐萎缩，其力量、弹性、兴奋性和传导性减弱，并易出现疲劳。肌肉工作能力的降低将影响人的总工作能力、活动能力以及对环境的适应能力。

坚持运动锻炼的中老年人，其骨的血液循环得到改善，促进了骨骼的物质代谢，防止了无机成分的丢失，改善其有机成分的比例，使骨的弹性、韧性增加，从而预防老年性骨折，延缓骨骼老化的进程。坚持运动锻炼，还可以提高关节的坚韧性和灵活性，对防治老年性关节炎，防止因老化影响关节附近肌肉萎缩、韧带硬化、滑液分泌减少及关节强直等，都具有良好的效果。运动也可改善和增加对肌肉的血液供应，为肌肉的活动提供能量，从而使肌肉纤维变粗，体积增大，使肌肉发达而坚韧有力。

中老年人如何科学运动？

思政事例：钟南山：运动，治愈一切的良药

钟南山出生于医学世家，毕业于北京医学院（今北京大学医学部），中国工程院院士，著名呼吸病学专家，抗击非典型性肺炎的领军人物。如今再次出现在人们视野中的钟南山院士，腰杆笔直，精神矍铄，回答主持人提问时思维敏捷，声如洪钟，完全看不出已经 84 岁高龄了。

钟南山曾在一个健康座谈会上说："在影响健康的决定性因素中，遗传、社会环境、自然环境等因素都不是我们能够左右的，唯有生活方式，我们可以自己选择。因此，我们应该记住：最好的医生是你自己。"

钟南山建议大家根据自身情况，选择合适的运动，并坚持不懈。他说"人体除了水分，80% 都是肌肉，通过运动，可以增加肌肉的机能，改善新陈代谢，保持身体健康。但是也有不少人存在一个误区，以为打打羽毛球、打打篮球，出身汗，就达到运动的目的了。其实不然，我们还应关注体质锻炼和功能锻炼。因为人体在 30 岁后体质开始下降，50 岁后会进入衰老期，需要功能锻炼来使人体系统发生功能性的改变。"就这样，钟南山练就了好体格，为他成为一代著名的医学专家奠定了基础。

运动能够强身健体，运动能够提高我们的身体素质。喜欢运动的人，抵抗力也比不喜欢运动的人要强很多。84 岁的钟南山就是一个喜爱运动的人，几十年来，从没停止锻炼。他说："锻炼对身体健康有很关键的作用，能让人保持年轻的心态。"

几十年如一日的锻炼，让钟南山看上去年轻很多。运动让他的身体素质一直保持着很好的状态，没有出现老年人常有的腰酸腿疼、视觉障碍等身体机能下滑的表现。他说过类似这样的话，年龄对他的影响不大，他现在还可以正常工作，这和锻

炼身体息息相关。长久的寿命，较强的抵抗力，豁达的心情，这都是长期运动之后岁月的馈赠。

钟南山院士告诉我们：运动它能培养人的三种精神，一是竞争的精神，一定要力争上游；二是团队精神；三是如何在一个单位时间里高效率地完成任务，就像跑 400 米栏，练了一年，成绩才提高 3 s，每 1 s 都那么宝贵。把体育的这种竞技精神拿到工作、学习上来，是极为可贵的。

坚持锻炼，从年轻到老年，是我们一生都需要追求并且一直实施的重要事情。

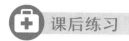

课后练习

一、单选题

1. 据了解，目前中国农村人口老龄化程度已达 15.4%，比全国 13.26% 的平均水平高出 2.14 个百分点，高于城市老龄化程度。导致我国人口农村老龄问题更加突出的主要原因是（　　　）。

    A. 生育观念的差异　　　　　　　　　　B. 人口寿命长短差异

    C. 庞大的人口流动　　　　　　　　　　D. 人口自然增长率差异

2. 以下（　　　）不是世界卫生组织对老年期的年龄划分标准。

    A. 44 岁以下为青年人　　　　　　　　　B. 45 ~ 50 岁为中年人

    C. 60 ~ 74 岁为年轻老人　　　　　　　　D. 75 ~ 89 岁为老老年人

3. 1956 年联合国《人口老龄化及其社会经济后果》确定的划分标准，当一个国家或地区 65 岁及以上老年人口数量占总人口比例超过（　　　）时，则意味着这个国家或地区进入老龄化。

    A. 6%　　　　　　　　　　　　　　　　B. 7%

    C. 8%　　　　　　　　　　　　　　　　D. 9%

4. 衡量人口老龄化的指标是 60 岁以上老人占总人口的比重是（　　　）。

    A. 5%　　　　　　　　　　　　　　　　B. 7%

    C. 15%　　　　　　　　　　　　　　　D. 10%

5. 我国开始进入的人口老龄化社会是（　　　）。

    A. 1998 年　　　　　　　　　　　　　　B. 1999 年

    C. 2000 年　　　　　　　　　　　　　　D. 2001 年

6. 我国人口老龄化对社会发展的影响，哪一项不正确（　　　）。

    A. 家庭伦理道德遭到冲击　　　　　　　B. 公共财政压力增大

    C. 劳动力增加　　　　　　　　　　　　D. 为老社会服务的需求强烈

7. 加强老年人自身的心理健康维护措施中，不正确的是（　　　）。

    A. 指导老人树立正确的健康观

    B. 指导老人做好社会角色转换时的心理调适

    C. 指导老人做好日常生活保健

    D. 鼓励老人尽量减少脑力劳动

8. 下列哪项不是运动的作用（　　　）。

A. 运动容易使人失眠　　　　　　　　　B. 运动让人精力充沛

C. 运动让人积极乐观　　　　　　　　　D. 运动让人胃肠道功能增强

9. 下列哪种说法是错误的（　　　　）。

   A. 健康就是身体没有疾病

   B. 健康是指生理、心理及社会适应三个方面全部良好的一种状态

   C. 经常运动，对身体有不可忽视的保健作用

   D. 影响健康的主要原因并不完全在于疾病本身

10. 下列哪项不是运动对身体健康的作用（　　　　）。

   A. 运动可以加强呼吸功能　　　　　　B. 运动可以促进心肺功能

   C. 运动可以增强肌力和体力　　　　　D. 运动让人保持愉悦的心情

11. 运动对老年人肺功能的作用不包括（　　　　）。

   A. 引起呼吸加快、加深　　　　　　　B. 促使呼吸肌活动增强

   C. 使更多肺泡参与气体交换　　　　　D. 使呼吸次数增加

12. 运动是骨关节和肌肉的营养素，是因为运动锻炼（　　　　）。

   A. 不使肌肉纤维粗壮

   B. 肌肉中储备的能量增加，但利用率不得到提高

   C. 能增强肌肉的弹性

   D. 改善骨骼、关节、肌肉的血液供应，减慢物质代谢

13. 老年人经常运动不能（　　　　）。

   A. 促进食欲　　　　　　　　　　　　B. 增强胃肠蠕动和消化液的分泌

   C. 改善胃肠功能　　　　　　　　　　D. 减慢对食物的消化和吸收

14. 人之三宝为（　　　　）。

   A. 精、气、神　　　　　　　　　　　B. 气、血、精

   C. 精、气、液　　　　　　　　　　　D. 气、血、液

15. 经常从事体育锻炼的人身体和很少运动锻炼的人的身体有很大区别，表现在
（　　　　）。

   A. 呼吸次数多，呼吸深度小　　　　　B. 呼吸次数少，呼吸深度小

   C. 呼吸次数多，呼吸深度大　　　　　D. 呼吸次数多，呼吸深度大

16. 运动不仅能增加老年人心肌的应激能力，还能使安静时的心跳（　　　　）。

   A. 增多　　　　　　　　　　　　　　B. 减少

   C. 不变　　　　　　　　　　　　　　D. 科学暂时无法做出解释

17. 老年人由于多器官功能退化，所以运动得目的应是（　　　　）。

   A. 全身性调节　　　　　　　　　　　B. 治病

   C. 陶冶身心　　　　　　　　　　　　D. 提高免疫力

18. 经常参加运动得老年人能（　　　　）。

   A. 精力明显减退　　　　　　　　　　B. 睡眠质量差

   C. 胃肠功能紊乱　　　　　　　　　　D. 有效地预防高血压、冠心病

二、简答题

1. 简述我国人口老龄化的特点。
2. 简述人口老龄化对社会的影响。
3. 简述我国老年人普遍存在的心理健康问题。
4. 简述老年心理健康问题的原因。
5. 简述运动不足会导致哪些身体健康问题。
6. 简述运动能够给老年人带来什么样的身体改变。

第一章
课后练习答案

第二章

老年科学运动方法

——岁老根弥壮，阳骄叶更阴

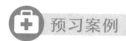 学习目标

1. 掌握运动对老年人群各系统的影响，学会在接诊老年患者的操作过程中关爱病人。
2. 掌握老年人群运动前筛查方法及健康体适能评估方法，能够根据评估结果制定合适的运动处方。
3. 熟悉老年人群各器官、系统的特征。

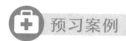 预习案例

患者，女，67 岁，因右肩关节疼痛伴活动障碍，到当地人民医院就诊，经过医生检查，诊断为肩周炎。

请思考：

1. 作为专业人员，你应该如何指导患者实施运动处方？
2. 患者确诊后，你应该进行何种运动前筛查与体适能评估？
3. 通过长期规律运动，患者的身体会产生什么变化？

第一节　老年运动与生理

一、老年运动与运动系统

（一）运动系统概述

1. 运动系统的组成

运动系统由骨、骨连结和骨骼肌三部分组成，它们在神经系统的支配和其他系统的配合下，对人体起着运动、支持和保护的作用。骨与骨之间的连接装置称之为骨连结；骨连结有不活动的、半活动的和活动的三种形式，其中活动的骨连结叫关节。

（1）骨。

骨是一种器官，成人有 206 块骨。骨与骨连结构成骨骼。每一块骨都由骨质、骨膜和骨髓等构成，并有神经和血管分布。骨质中有水分、有机物和无机盐；无机盐的主要成分是钙盐和磷盐，使骨具有硬度和脆性；有机物主要是骨胶蛋白，使骨具有韧性和弹性。

（2）关节。

关节是骨连结的主要形式，一般由关节面、关节囊和关节腔三个关节主要结构以及韧带、关节盘、关节唇等辅助结构组成。

（3）骨骼肌。

骨骼肌包括肌腱和肌腹两部分。肌腱呈白色，由致密结缔组织构成，很坚韧，一般

位于骨骼肌的两端，分别附着在邻近的两块骨上，没有收缩能力；肌腹呈红色，位于骨骼肌的中间，外面包裹着结缔组织膜，里面有丰富的血管和神经，柔软而富有弹性、伸展性和黏性，在受到刺激时能够传导信号引起兴奋产生收缩。当骨骼肌接受神经传来的刺激收缩时，就会牵动骨绕关节活动，于是躯体就会产生运动。

2. 运动系统的功能

（1）运动。

运动系统其首要的功能是运动。人的运动是很复杂的，包括简单的移位和高级活动，如语言、书写等，都是在神经系统支配下，由肌肉收缩而实现的。即使一个简单的运动，往往也由多块肌肉共同参与完成，一些肌肉收缩，承担完成运动预期目的角色，而另一些肌肉则予以协同配合，甚或有些处于对抗地位的肌肉此时则适度放松并保持一定的紧张度，以使动作平滑、准确，起着辅助作用。

（2）支持。

运动系统的第二个功能是支持，包括构成人体体形、支撑体重和内部器官以及维持体姿。人体姿势的维持除了骨和骨连结的支架作用外，主要靠肌肉的紧张度来维持。骨骼肌经常处于不随意的紧张状态中，即通过神经系统反射性地维持一定的紧张度，在静止姿态，需要互相对抗的肌群各自保持一定的紧张度，取得动态的平衡。

（3）保护。

运动系统的第三个功能是保护。众所周知，人的躯干形成了几个体腔，颅腔保护和支持着脑髓和感觉器官；胸腔保护和支持着心、大血管、肺等重要脏器；腹腔和盆腔保护和支持着消化、泌尿、生殖系统的众多脏器。这些体腔由骨和骨连结构成完整的壁或大部分骨性壁；肌肉也构成某些体腔壁的一部分，如腹前、外侧壁、胸廓的肋间隙等，或围在骨性体腔壁的周围，形成颇具弹性和韧度的保护层。当受外力冲击时，肌肉反射性地收缩，起着缓冲打击和振荡的重要作用。

（二）老年人运动系统的特征

俗话说："人老腿先衰。"走在大街上，经常看到很多老年人走路缓慢，步态不灵便。人到老年如果仍然能够步履轻盈，行动自如，这会给老年人生活和精神带来极大的乐趣，也会给全身各个系统带来极大的好处。但是往往事与愿违，老年人骨骼和关节衰退一般比较严重，老化现象较为明显。那么老年人运动系统的老化主要体现在哪些方面？会带来哪些问题呢？

1. 骨质疏松

骨质疏松是一种以低骨量和骨组织微结构破坏为特征，导致骨质脆性增加和易于骨折的全身性骨代谢性疾病，常见于老年人，但各年龄时期均可发病。骨质疏松可分为原发性和继发性两类。原发性骨质疏松不伴有本病的其他疾病；继发性骨质疏松则是由各种全身性或内分泌代谢性疾病引起的骨组织量减少。此外，骨质疏松按发生部位亦可分为局限性或泛发性骨质疏松。

骨的化学成分主要是有机质和无机质，有机质保证骨的弹性和韧性，无机质保证骨的硬度和脆性。随着年龄的增长，骨中的有机质和无机质的比例逐渐失衡，因此老年人极易发生骨折。不同年龄阶段骨质构成比例见表 2.1。

表 2.1　不同年龄阶段骨质构成比例的变化

时期	有机物	无机物	骨特性
儿童青少年期	>1/3	<2/3	弹性大，硬度小，不易骨折,易变形
成年期	约 1/3	约 2/3	既坚硬又有弹性
老年期	<1/3	>2/3	弹性小，易骨折

骨质疏松是由体内钙离子交换不平衡造成的。血浆中的钙离子和体液中、骨骼中的钙不断地进行交换，正常人的交换是平衡的，而中老年人的这种交换会出现负平衡，因此会造成骨质疏松。

2. 肌肉松弛

随着年龄的增长，老年人会逐渐出现肌肉松弛、皮肤褶皱增多、体重下降、活动能力降低和行走缓慢等症状。研究表明，导致老年人肌肉衰减的原因很多，而蛋白质营养不良是其主要的危险因素之一。老年人适当补充蛋白质，有助于预防肌肉松弛。

人体骨骼肌重量在中老年人随年龄增长而逐渐丢失。50 岁以上者，骨骼肌量平均每年减少 10%~20%；60 岁以上者，慢性肌肉丢失约为 30%；80 岁以上者，慢性肌肉丢失约为 50%。肌肉减少 30%将影响肌肉的正常功能，可出现肌肉松弛、皮肤褶皱增多、体重下降、身体虚弱、抵抗力下降等现象。与此同时，老年人的活动能力降低，行走、登高、坐立、举物等各种日常动作完成有困难，并逐步发展到难以站起、下床困难、步履蹒跚、平衡障碍、极易摔倒、骨折等，增加了老年人残疾和丧失生活自理能力的风险。因此，要重视老年人肌肉衰减和体重低下的问题。

进入老年期后，身体合成蛋白质的能力降低，分解代谢增强，加之老年人味觉、嗅觉减退，牙齿松动，抑郁等导致老年性食欲不振、消化功能减退、蛋白质利用率下降。还有部分老年人因为担心发胖和患心脑血管疾病，采用以素食为主的饮食，使摄入的动物蛋白质较少。另外，老年人因行动能力下降户外活动少，接受紫外线照射少，维生素 D 合成明显不足，维生素 D 缺乏也是导致老年人肌肉衰减的重要因素。

3. 关节僵硬

关节僵硬是指正常关节功能（如屈伸、旋转等）发生不同程度的障碍，表现为关节活动范围的减小，与功能完全丧失的关节强直截然不同。

人到老年，各脏器和系统功能都处于衰退之中，运动系统也不例外。老年性退行性骨关节病在老年人中的发病率约占 80%，主要症状为关节疼痛，初为钝痛，后来随着活动和负重的增加而疼痛加重，疼痛遇寒冷、潮湿等天气时加重；若听之任之，不及时医治，会逐渐出现关节功能障碍，关节僵硬，甚至强直。

针对老年性退行性骨关节疾病，可采取局部物理治疗、热敷、功能锻炼、药物治疗等措施控制或延缓病情的发展。由于此病的发生与关节局部的过度负重关系密切，因此控制体重、减轻对关节的负重在预防退行性骨关节疾病的过程中也相当重要；如果有行动不便，可使用手杖、助行器等辅具，以减轻受累关节的负荷。有些老人因关节痛而少动，甚至长期卧床，这种做法会加快关节退变，应当避免。正确的方法是，在疼痛缓解时，可做些增加关节活动度的屈伸运动，增加肌力的锻炼。但要注意避免关节碰撞旋扭，小心身体姿势不正确，重心着力点不均匀而使关节面受力不匀，还要避免突然转动身体而旋转、挤扭关节，而使关节软骨破坏加重，加重关节疼痛程度。

(三) 运动对老年人运动系统的影响

1. 运动对老年人骨的影响

人体骨量是随着年龄增长而变化的。人体骨量在 20 岁以前，随年龄增长，骨量显著增加，骨小梁和骨皮质的骨密度显著增加。男性骨量增加的速率大于女性。30 ~ 40 岁，骨骼生长处于相对平衡状态，骨密度达到峰值，峰值骨量是人体一生中所能达到的最大骨密度值或骨矿物质含量值，其个体差异很大，男性略高于女性。峰值骨量对于预测发生骨质疏松症的可能性起着重要的作用，一般来说峰值骨量越高的成年人随年龄增长发生骨质疏松症的可能性越低。成人的骨密度随年龄的增长而出现与年龄相关的生理性骨量减少。这种骨密度随着年龄的增长而下降的趋势一般将持续终身。由于健康女性绝经后，雌激素水平下降，而雌激素是稳定骨钙的重要因素，所以女性骨质的流失量高于男性。

骨质流失最常见的症状就是骨质疏松症。骨质疏松症是严重威胁老年人的一种全身性疾病。适度的体育运动对防治老年骨质疏松症有一定的作用，运动可以增加老年人骨矿物质的含量，提高骨密度，提高骨的代谢能力，对预防骨质疏松症有一定疗效。有报道，长期坚持游泳运动有助于维持老年人的骨矿含量和骨密度，有效减轻老年人骨矿含量随增龄而下降的幅度，且泳龄越长，效果越明显。

2. 运动对老年人骨骼肌的影响

人到老年由于生理原因以及体力活动减少，身体基本功能随年龄增长而降低。人体进行各种活动、工作、生活都需要以一定的肌肉力量为基础。人体完成各种随意动作都是在神经中枢控制下的肌肉活动。随年龄增长，肌力逐渐减弱、肌肉工作能力降低，这是衰老的重要标志之一。人在 30 岁以后力量开始下降，50 岁后下降幅度进一步增加，从事非体力劳动者比体力劳动者下降明显。

经常进行体育运动能延缓衰老的速度。大量数据显示，适宜的力量训练可以对肌肉生理功能产生良好的影响。老年人几乎可获得与年轻人相同的力量增长，但年轻人主要表现在依靠肌肉的肥大使力量增加，而老年人则主要依靠增加运动单位的募集使力量增加。可见，老年人对力量刺激的适应仍然存在。当然，老年人可训练的能力以及恢复能力在逐渐降低，在训练过程中应延长休息时间。

运动能促进老年人体内蛋白质的合成、保持肌肉体积及力量，改善肌力以及与其相关的平衡能力，延缓衰老过程。

3. 运动对老年人关节的影响

经常运动可加强关节的坚韧性能，提高关节的弹性、灵活性和协调性，对预防老年性关节炎，防止关节附近肌肉萎缩、韧带松弛、滑液分泌减少和关节强直等均有效。实验表明，进行 12 周的牵拉和舞蹈练习，肩关节的柔韧性提高了 8%。

二、老年运动与神经系统

(一) 神经系统概述

1. 神经系统的组成

神经系统由脑和脊髓以及与其相连的脑神经和脊神经组成。神经系统借助感受器接受内外环境中的各种刺激，经传入神经传至脑和脊髓的各级中枢，在此对刺激进行整合后再经传出神经传至各效应器。

神经系统主要由神经组织构成，神经组织包括神经细胞和神经胶质。神经细胞具有感受刺激和传导冲动的功能，是神经组织的结构和功能单位，因此，又称为神经元。神经胶质是神经组织的辅助成分，对神经元起支持、髓鞘形成、修复、代谢物质传递等作用。

2. 神经系统的功能

（1）神经系统的感觉分析功能。

人体对外界事物和机体内环境中的各种各样的刺激，首先是由感受器或感觉器官感受，然后将各种刺激形式的能量转换为感觉传入神经的动作电位，并通过各自的神经通路传向中枢；经过中枢神经系统的分析和综合，从而形成各种各样的感觉体验。

（2）神经系统对姿势和运动的调节功能。

人和动物的各种躯体运动，都是在神经系统的控制下进行的。神经系统对各种姿势和随意运动的调节，都是复杂的反射活动。骨骼肌一旦失去神经系统的调节，就会发生麻痹。

躯体运动最终由脊髓运动神经元和脑干运动神经元所发出的冲动的形式和频率决定。因为这些神经元是运动传出通路上的最后公路。然而这些神经元收到许多来自外周传入的信息和高位中枢的信息调控，许多兴奋性和抑制性信息最终都会聚到这些运动神经元上，并在此发生整合，然后经传出神经纤维支配骨骼肌的运动。汇聚到运动神经元的各种冲动，可能有以下三方面的功能：一是引发随意运动；二是调节姿势，从而为随意运动提供一个稳定的背景和基础；三是协调不同肌群的活动，从而使随意运动能够平稳和精确地进行。

（3）神经系统对内脏活动、本能行为和情绪反应的调节功能。

① 自主神经系统对内脏活动的调节功能。

自主神经系统是指调节内脏功能的神经装置，也可称为植物性神经系统或内脏神经系统。实际上，自主神经系统还是接受中枢神经系统的控制的，并不是完全独立自主的。按照惯例，自主神经系统仅指支配内脏器官的传出神经，而不包括传入神经；并将其分成交感神经和副交感神经两部分。自主神经系统的功能在于调节心肌、平滑肌和腺体（消化腺、汗腺、部分内分泌腺）的活动。除少数器官外，一般组织器官都接受交感和副交感的双重支配。在具有双重支配的器官中，交感和副交感神经的作用往往具有拮抗的性质。例如，对于心脏，迷走神经具有抑制作用，而交感神经具有兴奋作用；对于小肠平滑肌，迷走神经具有增强其运动的作用，而交感神经却具有抑制作用。这种拮抗性使神经系统能够从正反两个方面调节内脏的活动，拮抗作用的对立统一是神经系统对内脏活动调节的特点。

② 自主神经系统对本能行为和情绪反应的调节功能。

本能行为是指动物在进化过程中形成而遗传固定下来的，对个体和种族生存具有重要意义的行为，如摄食行为、性行为等都属于动物的本能行为。情绪反应是指人类和动物的心理活动（如恐惧、发怒等）伴有的生理反应。

本能行为和情绪反应与自主神经系统的活动是分不开的。情绪反应增强时主要表现为交感神经活动相对亢进，常出现血压升高、心率加快、出汗等。人类在发怒时也可以见到类似现象。在某些情况下情绪反应也可表现为副交感神经系统活动的相对亢进，如食物性嗅觉刺激可引起消化液分泌增加和胃肠道运动加强。本能行为和情绪反应主要与下丘脑和边缘系统的活动有关。

（4）神经系统在人体生命活动中起着主导的调节作用。

在人类的长期进化、发展过程中，神经系统特别是大脑皮质得到了高度的发展，产生了语言和思维，人类不仅能被动地适应外界环境的变化，而且能主动地认识客观世界，改造客观世界，使自然界为人类服务，这是人类神经系统最重要的特点。

（二）老年人神经系统的特征

随着年龄的增长，神经系统必然会出现相应的变化，而这些变化会使老年人生出许多疾病或健康问题，那么老年人神经系统的衰退有哪些典型特征？会产生哪些问题呢？

1. 神经细胞减少

中枢神经系统与其他器官的不同之处在于它的细胞不能再生。神经细胞的数目随正常老化而减少。大脑皮质、锥体细胞的树突、棘突以及突触的数目均较年轻时明显减少，突触和相应神经递质的释放亦减少，使神经系统功能受到损害。

2. 细胞形态改变

由于老年人脑合成多种神经递质的能力有所下降、递质间出现的不平衡，细胞膜的组成成分磷脂合成降低，影响膜的通透性，进而影响神经的传导和受体的结合能力，从而引起神经系统的衰老，使老年人对内外环境的适应能力降低，导致老年人动作缓慢、记忆力下降、注意力不易集中、易疲劳、睡眠质量下降等。

3. 脑血管改变

老年人动脉逐渐硬化，脑血液循环阻力增大，脑血流量减少，血流速度减慢，供血减少，葡萄糖利用率降低，能量代谢减少，也会进一步加重神经系统衰老的速率和程度。

4. 脂褐素沉积

脑细胞中的脂质代谢产物脂褐素，被认为是使人衰老的"衰老色素"。它是一种褐色自发荧光的不溶性颗粒，广泛存在于人体组织内，其中神经细胞及心肌细胞尤多。婴儿时期脑细胞中几乎没有脂褐素，但随着年龄的增长，脂褐素逐渐增多，60岁以后，脑细胞中的脂褐素含量大大增加，可占据整个细胞的一半空间。它的出现被看成是一种衰老的象征。据研究，少量脂褐素沉积对细胞本身没有什么大妨碍，但增多到一定水平后，会使胞质RNA含量下降，终至细胞萎缩或死亡，严重影响脑细胞的正常功能，并可加速人的衰老。

中枢神经系统功能减退势必会影响周围神经系统发挥作用，从而使思维变慢、记忆力减退、反应及应变能力减弱。值得注意的是，老年人记忆减退集中体现在近期记忆力减退方面，如刚放下的东西却忘记放哪儿了，刚吃了午饭却忘记吃什么了等。以上表现，都是老年人神经系统衰退、变化的典型标志。

（三）运动对老年人神经系统的影响

年纪大的人由于神经系统老化和脑供血不足而使活动受到影响，70～90岁的老人脑血流减少17%，神经活动灵活性降低，兴奋与抑制过程减弱，因而老年人记忆力减退，对外界反应变得迟钝，动作协调性变差，容易疲惫，精力恢复较慢。

1. 运动可以改善和提高神经系统的反应能力

经常参加运动锻炼可以改善和提高神经系统的反应能力，使人思维敏捷、调控身体运动更准确、协调。神经系统的主导部分——大脑虽然只占人体重的2%，但是所需要的氧气占心脏总血流量的20%，比肌肉工作时的所需血流量还要多。进行体育锻炼，可以改善神经系统，尤其是大脑的供血、供氧情况，从而使中枢神经系统及其主导部分大脑皮层的兴奋性增强、抑制加深，抑制兴奋更加集中，改善神经过程的均衡性和灵活性，提高大脑皮质的分析、综合能力，以保证机体对外界不断变化的环境有更强的适应性。

2. 运动可以改善和提高神经系统的协调能力

运动可以改善和提高中枢神经系统对身体内部各器官、组织的调节能力，使各器官、组织的活动更加灵活，协调机体的工作能力得到提高，提高神经系统对人体活动时错综复杂的变化的判断能力，并及时做出协调、准确、迅速的反应。经常参加体育锻炼能有效地减轻脑细胞的疲劳，提高学习和工作效率。神经系统由神经细胞构成，其活动是依靠神经细胞的兴奋、抑制过程不断相互转化、相互平衡来实现的。

三、老年运动与内分泌系统

（一）内分泌系统概述

1. 内分泌系统的组成

内分泌系统是由内分泌腺和分布于其他组织器官的内分泌细胞组成的一个信息传递系统。内分泌腺是人体内一些无输出导管的腺体。人体主要的内分泌腺有甲状腺、甲状旁腺、肾上腺、垂体、胰岛、胸腺和性腺等；散在于组织器官中的内分泌细胞比较广泛，如消化道黏膜、心、肾、肺、皮肤、胎盘等组织均存在各种各样的内分泌细胞。由内分泌腺或散在的内分泌细胞所分泌的高效能的生物活性物质，经组织液或血液传递而发挥其调节作用，这种化学物质称为激素。激素是细胞与细胞之间传递信息的化学信号物质。大多数内分泌细胞分泌的激素通过血液循环作用于远处的特定细胞而发挥作用，这种方式称为远距分泌；少部分内分泌细胞的分泌物仅由组织液扩散直接作用于邻近的细胞，这种方式称为旁分泌。

2. 内分泌系统的功能

（1）神经系统和内分泌系统的相互调节。

内分泌系统直接由下丘脑所调控，下丘脑是联系神经系统和内分泌系统的枢纽。下丘脑的神经细胞支配和控制垂体，垂体再控制周围靶腺并影响全身。

（2）内分泌系统的反馈调节。

正常情况下，下丘脑-垂体靶腺激素的相互作用处于相对平衡状态。反之，内分泌系统对下丘脑-垂体存在反馈调节作用，当周围靶腺激素分泌增高时，下丘脑-垂体促激素的分泌受到抑制。而靶腺激素水平减退时，下丘脑-垂体促激素的分泌增加。

（3）神经、内分泌系统与免疫系统的相互调节。

神经、内分泌系统与免疫系统之间存在着双向信息传递机制，相互作用，这种功能是通过神经、内分泌系统和免疫系统共有的化学信息分子与受体而实现的，形成一个神经、内分泌、免疫系统的调节网络。

（二）老年人内分泌系统的特征

老年人内分泌系统从腺体组织结构到激素水平、功能活动均发生了一系列的变化，这既是机体老化的过程，更是老年疾病呈现出不同于非老年患者临床表现的重要病理生理基础。那么老年人内分泌系统有哪些变化呢？

1. 组织形态学特征

（1）腺体重量减轻。随着年龄增长，垂体的重量减轻，血液供应减少，结缔组织增加，细胞形态发生改变。老年人垂体重量较中青年减少约20%，细胞有效分裂锐减。

（2）结缔组织增生、纤维化。垂体外形呈现纤维性收缩及皱褶改变，结缔组织增加，嫌色性及嗜碱性细胞相对增多，嗜酸性细胞相对减少，细胞形态与细胞器结构改变、破坏。随着增龄，肾上腺皮质呈现以纤维化为特征的退行性改变和腺体增生，皮质结节多见，皮质和髓质细胞减少；脂褐素沉积，细胞微结构变化。

（3）血液供应减少。

2. 功能减退特征

（1）雌激素缺乏（女性）和雄激素缺乏（男性）。

生育期女性卵巢的类固醇激素的合成依赖促性腺激素的调节。在绝经期，卵巢中的卵泡不再发育，但合成雄性类固醇激素的卵泡膜细胞——间质细胞仍保留着，老年女性卵巢生成的雌激素量很少，雌激素不足是引起衰老、更年期综合征和绝经后骨质疏松的直接原因。老年男性的睾丸萎缩变小，质地变软，精囊腺重量减轻，输精管基底膜增厚，生精上皮减少，管腔硬化变窄，毛细血管减少，雄激素不足是导致老年男性衰老、肌力下降和骨质疏松的重要原因。

（2）去氢异雄酮（DHEA）及硫酸去氢异雄酮（DHEAS）分泌减少。

老年人的肾上腺皮质网状带明显萎缩甚至消失，生成性激素的功能明显低于非老年人，分泌DHEA和DHEAS的功能随着年龄的增高而进行性下降，尤其是后者在20岁后随增龄而直线降低。老年人抗利尿激素（ADH）的血浓度低于非老年人，且老年人肾小管对ADH的敏感性下降，尿浓缩功能降低，这是老年人夜尿增多的原因之一。以上垂体功能改变，既是垂体本身功能减弱的表现，也反映下丘脑对垂体调节功能的减弱，有时是靶腺对垂体激素敏感性变化所致。

（3）生长激素（GH）及胰岛素样生长因子-1（IGF-1）缺乏。

老年人胰腺功能逐渐降低，抗胰岛素的激素增高，周围组织对糖的利用水平也逐渐减少，因此老年人糖尿病的发生率也随着年龄的增长逐渐提高。另外，内分泌腺的退化，会使老年人的应激反应能力减退。

(三) 运动对老年人内分泌系统的影响

运动可引起激素分泌改变。由于激素是由内分泌腺和具有内分泌功能的组织所产生的微量化学信息分子，它们被释放进入体液，或被扩散至靶细胞、靶器官，从而调节细胞或器官的代谢，并通过反馈性调节机制维持内、外环境的适应和平衡。运动所引起的激素分泌改变，均有利于物质和能量代谢，以适应运动的需要，这可因激素的分泌量增多，也可因清除率改变所致。

自由基的作用在生物学和医学领域受到广泛的关注。许多遗传性疾病、代谢性疾病、冠心病、肾病、肿瘤、肝损伤和再生、药理、毒理及人体衰老等都已被认为与自由基损伤有关。已知自由基可造成细胞，特别是膜结构和遗传物质的损伤。运动训练使机体对自由基损伤产生适应的机制，一方面，可能是因为长期训练提高了器官、组织的血供调节能力，组织相对缺氧较不训练者轻；另一方面，抗氧化系统得到加强，以致能更迅速、有效地清除产生的自由基。

四、老年运动与循环系统

(一) 循环系统概述

人类血液循环是封闭式的，由体循环和肺循环两条途径构成的双循环。血液由左心室射出，经主动脉及其各级分支动脉再流到全身的毛细血管，在此与组织液进行物质交换，供给组织细胞氧和营养物质，运走二氧化碳和代谢产物；经毛细血管后，动脉血变为静脉血；再经各级静脉血管汇合成上、下腔静脉流回右心房，这一循环为体循环。血液由右心室射出经肺动脉流到肺毛细血管，在此与肺泡进行气体交换，吸收氧并排出二氧化碳，静脉血变为动脉血；然后经肺静脉流回左心房，这一循环为肺循环。

1. 循环系统的组成

（1）心血管系统。

① 心脏。心脏是人体中最重要的一个器官，主要功能是提供压力，把血液运送至身体各个部位。人的心脏外形像桃子，位于横膈之上、两肺间而偏左，体积相当于一个拳头大小，质量约 350 g。女性的心脏通常要比男性的体积小且质量小。

② 动脉血管。动脉是运送血液离开心脏的血管，从心室发出后，反复分支，越分越细，最后移行于毛细血管。

③ 静脉血管。静脉是导血回心的血管，起于毛细血管，止于心房。

④ 毛细血管。毛细血管是极细微的血管，管径平均为 6～9 μm，连于动、静脉之间，互相连接呈网状。

（2）淋巴系统。淋巴系统是循环系统的一部分，由淋巴、淋巴管、淋巴结与淋巴组织等组成；扁桃体、脾、胸腺等器官所有的淋巴管最后汇集成两条主要的大淋巴管，包括胸导管与右淋巴管，再注入静脉而重新进入血液循环中。

2. 循环系统的功能

（1）物质运输。

循环系统将消化系统吸收的营养物质和肺吸收的氧运送到全身器官的组织和细胞，同时将组织和细胞的代谢产物及二氧化碳运送到肾、肺和皮肤，排出体外，以保证机体新陈代谢的不断进行；输送内分泌器官和分散在体内各处的内分泌细胞所分泌的激素以及生物活性物质，作用于相应的靶器官，以实现机体的体液调节；维持机体内环境理化特性的相对稳定以及机体防卫功能等。

（2）内分泌功能。

心肌细胞、血管平滑肌和内皮细胞可分别分泌心钠素、内皮素和血管紧张素等多种生物活性物质，参与机体多种调节功能。

(二) 老年人循环系统的特征

1. 心脏结构改变

（1）心肌纤维发生脂褐素沉积，心肌萎缩。

（2）室壁肌肉老化程度不一或结节性收缩，使心脏顺应性下降，心功能受影响。

（3）心肌间质容易发生结缔组织增生、脂肪浸润及淀粉样变等改变，心包膜下脂肪沉积增加。

（4）瓣膜口狭窄或关闭不全。

（5）细胞成分减少，纤维组织增多，脂肪浸润。

2. 心脏功能改变

（1）心肌收缩力减弱，心排血量减少。

（2）心率减慢。

3. 血管结构改变

（1）血管壁硬化越来越明显，毛细血管内皮细胞减少，同时许多老年人伴有血管壁脂质沉积，基底膜增厚，弹性降低，脆性和通透性增加。

（2）血管内膜也可能出现动脉粥样硬化斑块，血管壁中层有钙质逐渐沉着，外壁就会变硬，血管因此减少弹性。硬化斑块会破坏动脉血管壁，使管壁变薄，极易形成动脉瘤。

4. 血管功能改变

（1）冠状动脉供应心肌血液和营养，老年人冠状动脉硬化以后，冠状动脉狭窄或者梗死容易导致心肌缺血。不管是心肌病还是冠状动脉疾病，都可能引起心排血量下降，心功能减退。

（2）65岁的老年人比25岁的青年人心排血量减少了30%～40%。老年人肌肉松弛，心排血量减少，心外周阻力加大，循环的时间延长，一旦发生急、重病就容易出现心功能不全。

（3）中枢神经功能减退，自主神经反应性降低；血管硬化，血管舒缩的反应性降低，心功能储备降低等因素的影响，使老年人心血管调节能力降低，容易发生直立性低血压，尤其是老年高血压患者在服用降血压药物时更易发生此类情况。同时，老年人的血压易波动，气候变化、疲劳、焦虑、激动、紧张，甚至体力和精神上的微小刺激都会因血压的升高而导致脑出血、心肌梗死等并发症。

（三）运动对老年人循环系统的影响

老年人心肌纤维老化，心肌收缩力下降，心排血量减少，代偿和储备功能下降，容易出现心慌、胸闷等症状。心传导功能变差，容易出现心律失常。肥胖、吸烟和缺乏运动加速心的老化。如果老年人能坚持适当的、长期有规律的体育运动，使心功能得到合适的锻炼，可以限制舒张末期回心血量，减缓由于衰老导致的心功能下降的情况，心脏的一系列变化则可以得到延缓和改善。

1. 运动可以改善冠心病症状

运动可以使冠状动脉口径和侧支循环增多，收缩力增强，每搏输出量增加，静脉回流加速；使血液中胆固醇含量降低，HDL-c（高密度脂蛋白胆固醇）增加、LDL-c（低密度脂蛋白胆固醇）降低；使体重稳定甚至降低，从而相对减少心脏负荷，有助于防止病变加重。

2. 运动改善高血压病症状

国内外的治疗经验都肯定，运动是高血压病的有效辅助疗法，具有降压、改善自觉症状、减少降压用药量和巩固疗效的作用。

目前，运动使高血压患者血压降低的机制仍不清楚。但至少有一点可以确定，运动引起的降压效果独立于体重和体脂的减少。研究者们观察到运动使高血压患者的血浆去甲肾上腺素（使血管收缩—外周阻力增加—血压升高）的改变与血压的下降显著相关，而交感神经系统又在原发性高血压的行程中扮演着重要角色，因此认为由运动引起的交感神经系统活性（交感神经节后纤维释放的是去甲肾上腺素）的下降是运动降血压的机制之一。

五、老年运动与呼吸系统

（一）呼吸系统概述

呼吸系统是机体和外界进行气体交换的器官的总称。呼吸系统的机能主要是与外界进行气体交换，呼出二氧化碳，吸进新鲜氧气，完成气体吐故纳新。呼吸系统包括呼吸道（鼻腔、咽、喉、气管、支气管）和肺。机体与外界环境之间的气体交换过程，称为呼吸。通过呼吸，机体从大气摄取新陈代谢所需要的氧气，排出体内所产生的二氧化碳。因此，呼吸是维持机体新陈代谢和其他功能活动所必需的基本生理过程之一，一旦呼吸停止，生命也将终止。

1. 呼吸系统的组成

（1）肺。肺是人体的呼吸器官，位于胸腔，左右各一，覆盖于心之上。肺有分叶，左二右三，共五叶。肺经肺系（指气管、支气管等）与喉、咽、鼻相连，故称喉为肺之门户，鼻为肺之外窍。

（2）呼吸道。

① 鼻：鼻是呼吸道的起始部分，能净化吸入的空气并调节其温度和湿度。它是最重要的嗅觉器官，还可辅助发音。鼻包括外鼻、鼻腔和鼻旁窦（鼻窦）三部分。

② 咽：咽是一前后略扁的漏斗形肌性管道，位于第1～6颈椎前方，上端附于颅底，向下于第6颈椎下缘或环状软骨的高度续于食管。咽具有吞咽功能、呼吸功能、保护和防御功能以及共鸣作用。此外，咽也是一个重要的发声共振器，对发声起辅助作用。

③ 喉：甲状软骨是喉支架中最大的一块软骨，形状如同竖立的向后半开的书。两侧由左右对称的甲状软骨翼板在颈前正中线汇合形成一定的角度，男性夹角较小且上端向前凸出，称为喉结，女性近似钝角，喉结不明显。

④ 气管：气管以软骨、肌肉、结缔组织和黏膜构成。软骨为"C"字形的软骨环，缺口向后，各软骨环以韧带连接起来，环后方缺口处由平滑肌和致密结缔组织连接，保持了持续张开状态。

⑤ 支气管：支气管是指由气管分出的各级分支，由气管分出的一级支气管，即左、右主支气管。

2. 呼吸系统的功能

（1）呼吸功能。

呼吸系统完成外呼吸的功能，即肺通气和肺换气。肺通气是肺与外界环境之间的气体交换过程，肺换气是肺泡与肺毛细血管之间的气体交换过程。呼吸生理十分复杂，包括通气、换气、呼吸动力、血液运输和呼吸调节等过程。

（2）防御功能。

呼吸系统的防御功能通过物理机制（包括鼻部加温过滤、咳嗽、喷嚏、支气管收缩、纤毛运动等）、化学机制（如溶菌酶、乳铁蛋白、蛋白酶抑制剂、抗氧自由基的谷胱甘肽和超氧化物歧化酶等）、细胞吞噬（如肺泡巨噬细胞及多形核粒细胞等）和免疫机制（B细胞分泌抗体，介导迟发型变态反应，从而杀死微生物）等得以实现。

（3）代谢功能。

对于肺内生理活性物质、脂质、蛋白、结缔组织及活性氧等物质，肺具有代谢功能。某些病理情况能导致肺循环的代谢异常，可能因此导致肺部疾病的恶化，或导致全身性疾病的发生。

（4）神经内分泌功能。

肺组织内存在一种具有神经内分泌功能的细胞，称为神经内分泌细胞或K细胞，与肠道的嗜银细胞相似。因此，起源于该细胞的良性或恶性肿瘤临床上常表现出异常的神经内分泌功能，如皮质醇增多症、肥大性骨病、ADH分泌过多症和成年男性乳腺增生等。

(二) 老年人呼吸系统的特征

人的肺脏于25岁时发育成熟，肺泡数明显增加，呼吸功能达到峰值，此后呼吸系统开始老化，结构出现退行性变，功能随着年龄的增长而逐渐衰退。60 岁以后老化现象更加明显，同时也伴随其他脏器的功能减退，容易患有多种其他疾病，直接或间接地影响呼吸功能。

1. 呼吸系统结构的改变

（1）鼻、鼻窦：鼻黏膜萎缩变薄，腺体萎缩，分泌减少。

（2）咽、喉：咽黏膜和咽部淋巴组织发生退行性萎缩，以腭扁桃体最显著。喉软骨钙化，黏膜变薄，声带弹性减弱。

（3）气管、支气管和小气道：气管及支气管黏膜上皮和黏液腺发生退行性改变，鳞状上皮化生，分泌功能减退，软骨钙化变硬，黏膜纤毛运动减弱，局部防御功能降低，支气管内分泌型 IgA（SIgA）产生减少，细菌容易在呼吸道内黏附、定植和侵入，而发生呼吸道感染。

（4）肺：呼吸性细支气管、肺泡管和肺泡扩张，肺组织弹力纤维断裂、减少，使肺弹性回缩力减低，而肺内胶原纤维交联增多，使肺的硬度加大，弹性降低。肺泡数目减少，剩余肺泡代偿性扩大，肺泡壁变薄，肺泡毛细血管床数目减少，使肺的有效气体交换面积减少。

（5）胸廓：随年龄的增长，骨质会出现脱钙疏松，椎体下陷，脊柱弯曲后凸，肋软骨钙化，活动度降低，肋间肌和辅助呼吸肌萎缩，收缩力减弱，胸廓活动受限制现象，导致胸廓前后径增加，常易形成桶状胸。这些改变除导致通气功能降低外，也使咳嗽的力量减弱，加上黏膜纤毛运动能力减低，均可使老年人易患呼吸道感染疾病。

2. 呼吸系统功能的改变

（1）肺容积：随着年龄的增长，肺活量（VC）降低，45 岁以后下降速度加快，70 岁时 VC 约减少 40%。

（2）通气功能：出生后随机体生长，潮气容积（TV）和每分通气量（VE）逐渐增加，而呼吸频率降低。由于 VC 减少、胸廓顺应性降低、气道阻力（Raw）增加和呼吸肌收缩力量减退等，老年人最大通气量（MVV）降低。

（3）换气功能：随着年龄的增长，肺组织弹性减退，Raw 增加，引起吸入气体分布不均，导致通气/血流比例失调。由于老年人肺泡扩大，数目减少，毛细血管床数目减少，使气体弥散功能减低。老年人在应激状态下，耗氧量增加，更易发生缺氧。

3. 呼吸力学的改变

（1）肺、胸廓顺应性：顺应性是单位压力改变时所引起的容积变化，是弹性阻力的倒数。顺应性小，意味着弹性阻力大。肺顺应性受到肺组织弹性阻力和气道阻力的影响。随着年龄的增加，肺弹性回缩力降低、小气道阻力增加，使静态肺顺应性增加，动态肺顺应性减低，胸廓顺应性降低，胸廓移动度减少。

（2）气道阻力：气道阻力占非弹性阻力的 80% ~ 90%。随着年龄的增加，小气道阻力增加。由于小气道分支众多，横截面积大，仅占总气道阻力的 10% ~ 20%。因此，总气道阻力增加可以不明显。

老年人胸肺弹性减退，静息时通气量已减少，当运动时潮气容积的增加受到限制，并且呼吸肌的收缩力量和耐力减弱也影响肺的通气功能。因此，老年人在运动时，易感到呼吸困难，使无氧代谢提前出现，在负荷运动的情况下，达到稳态运动的时间和运动后恢复到静息水平所需的时间均延长。

(三) 运动对老年人呼吸系统的影响

人到老年，随年龄增长呼吸系统发生三个最主要的变化：肺泡体积逐渐增大、肺的弹性支持结构退变和呼吸肌力量减弱。鉴于此，肺的通气、换气功能都会下降，进而影响氧的运输能力。而经常参加锻炼可以改善老年人的呼吸功能或者延缓其退变。

1. 体育锻炼可增加呼吸肌的力量和耐力

体育锻炼可增加肺通气量，提高肺泡张开率，保持肺组织的弹性、胸廓的活动度（预防肋软骨骨化），延缓因肺泡活动不足而加厚的老化进程。

2. 体育锻炼可使安静时的呼吸频率减少

体育锻炼可使安静时的呼吸频率减少到 8～12 次/分钟，潮气量增加而出现呼吸机能"节省化"的现象。

3. 体育锻炼可以增强肺活量

经常参加体育锻炼者肺活量均比一般老年人大，改善了肺的通气和换气功能，增加了吸氧能力，从而提高全身各内脏器官的新陈代谢速度。此外，经常在室外锻炼对防治老年性支气管炎及哮喘也有一定作用。

六、老年运动与消化系统

(一) 消化系统概述

1. 消化系统的组成

消化系统由消化道和消化腺两大部分组成。消化道包括口腔、咽、食管、胃、小肠（十二指肠、空肠、回肠）和大肠（盲肠、结肠、直肠、肛管）等部分。临床上常把口腔到十二指肠的这一段称为上消化道，空肠以下的部分称为下消化道。消化腺有小消化腺和大消化腺两种。小消化腺散在于消化管各部的管壁内，大消化腺有三对唾液腺（腮腺、下颌下腺、舌下腺）、肝脏和胰脏。

2. 消化系统的功能

消化系统的基本功能是消化从外界摄取的食物和吸收各种营养物质，供机体新陈代谢所需的物质和能量，并将未被消化和吸收的食物残渣经肛门送出体外。食物中的营养物质包括蛋白质、脂肪、糖类、维生素、水和无机盐。除维生素、水和无机盐可以被人体直接吸收利用外，蛋白质、脂肪和糖类等物质均属分子结构复杂的有机物，不能被机体直接吸收利用，需在消化管内被分解为结构简单的小分子物质，才能被吸收利用。食物在消化管内被分解成结构简单、可被吸收的小分子物质的过程，称为消化。这种小分子物质透过消化管黏膜上皮细胞进入血液和淋巴液的过程，称为吸收。消化和吸收是两个紧密联系的过程。

食物在消化管内被消化的方式有两种：一是通过消化管肌肉的运动来完成的机械性

消化，其作用是磨碎食物，使食物与消化液充分混合，以及推送食物到消化管的远端；二是通过消化腺细胞分泌的消化液来完成的化学性消化。消化液由水、无机盐和有机物组成。有机物中最重要的成分是各种消化酶，它们能分别将蛋白质、脂肪和糖类等物质分解为小分子物质。这两种消化方式是同时进行，互相配合的。

消化系统除具有消化和吸收功能外，还有内分泌功能和免疫功能。

(二) 老年人消化系统的特征

1. 牙齿萎缩、磨损、松动、脱落

老年人由于牙周组织退行性改变、牙龈萎缩、牙根外露、齿槽骨被吸收以及牙齿咬合面的牙釉质和牙本质逐渐磨损，牙本质向髓腔内增厚，髓腔缩小，引起牙齿萎缩、磨损、松动、脱落；舌头的味蕾逐渐变性、萎缩，数量减少，使老年人味觉减退；唾液腺细胞不断萎缩，分泌唾液减少，使老年人嗅觉减退。这些都不利于老人感受食物中的味道。老年人由于牙齿磨损松动、脱落，加上咀嚼肌退化，故老年人的咀嚼力也减弱。

2. 胃肠蠕动减慢

因为老年人胃黏膜变薄，平滑肌萎缩，弹性降低，胃腔扩大；肠黏膜和肌层萎缩，肠上皮细胞减少，小肠绒毛膜增宽、变短，结缔组织增多，纤毛活动减弱，腺体萎缩、肠液分泌减少，肠壁血管硬化，从而引起胃肠蠕动减慢，排便过程延缓，因而容易产生便秘。

3. 消化酶分泌减少

老年人随着机体衰老，唾液淀粉酶、胃酸、胃蛋白酶、胰蛋白酶、胰脂肪酶、胰淀粉酶分泌减少，活性下降，因此老年人对食物的消化吸收能力减退。

4. 肝脏功能减退

老年人肝脏萎缩，肝内结缔组织增生，肝细胞中的细胞色素 P450 系列等有关药物代谢酶减少，导致肝功能减退，肝合成代谢、解毒能力下降，药物及毒素的排泄减慢；胆囊不易排空，胆汁黏稠。

5. 胆囊运动不良

胆囊排空能力下降，胆汁黏稠，容易形成胆石症。

此外，老年人消化系统的改变还有，胰腺体积变小，胰腺内分泌和外分泌减退，腹壁肌肉减弱、腹腔内韧带松弛，肛门松弛等。这些改变对消化系统功能的影响也不容忽视。

(三) 运动对老年人消化系统的影响

经常参加体育锻炼，由于肌肉活动的需要，可以加强消化系统的功能，使胃肠道蠕动加强，改善血液循环，增加消化液的分泌，加速营养物质的吸收。体育锻炼还能改善和提高肝功能，经常、适度的运动可以保持身体有良好的功能状态，延年益寿。

1. 体育锻炼可降低发生消化道肿瘤的危险

体育锻炼加速肠道运动，减少肠黏膜与致癌物的接触。如果肠道运送时间延长，由

于二次胆酸分泌降低或粪中短链脂肪酸增加，致大肠癌的发病率增加。另外，体育锻炼可影响其他诱发大肠癌的因素，如免疫功能和胰岛素、前列腺素、三酰甘油水平，以及自由基清除酶的活性。

2. 体育锻炼可以抑制胆石症的发生

体育锻炼影响胆石症发生的机制，可以减少胆固醇分泌，促进胆囊和肠管运动等。此外，体育锻炼还可影响与胆固醇性胆石症形成有关的因素，如葡萄糖耐量、血清胰岛素和三酰甘油水平、缩胆囊素分泌。

3. 体育锻炼可减少便秘发生

体育锻炼结合粗纤维摄入可改善排便形式，减少泻药用量。体育锻炼时结肠动力增加，胃肠道机械撞击增多，腹肌收缩致结肠压力增加，增加能量消耗后纤维摄入增多，这些均可减少便秘的发生。

七、老年运动与泌尿系统

(一) 泌尿系统概述

泌尿系统是排泄系统的一部分，负责尿液的产生、运送、储存与排泄。泌尿系统包括左右两肾、左右两条输尿管、膀胱、内外两道括约肌以及尿道。

1. 泌尿系统的组成

（1）肾。肾是人体的重要排泄器官，其主要功能是过滤形成尿并排出代谢废物，调节体内的电解质和酸碱平衡。肾具有内分泌功能，通过产生肾素、促红细胞生成素、前列腺素、1，25-（OH）$_2D_3$等，参与调节血压、红细胞生成和钙的代谢。

（2）输尿管。输尿管上接肾盂、下连膀胱，是一条细长的管道，呈扁圆柱状，管径平均为 0.5～0.7 cm。成人输尿管全长 25～35 cm，位于腹膜后，沿腰大肌内侧的前方垂直下降进入骨盆。

（3）膀胱。膀胱位于下腹前部中央，呈囊状。其主要功能是储存和排泄尿液。

（4）尿道。尿道是体内泌尿系统的器官之一。它从膀胱连通到体外，作用是将尿排出体外。

2. 泌尿系统的功能

泌尿系统的主要功能为排泄。排泄是指机体代谢过程中所产生的各种不为机体所利用或者有害的物质向体外输送的生理过程。被排出的物质一部分是营养物质的代谢产物，另一部分是衰老的细胞破坏时所形成的产物。此外，排泄物中还包括一些随食物摄入的多余物质，如多余的水和无机盐类。机体排泄的途径有如下几种。

（1）由呼吸器官排出。主要是二氧化碳和一定量的水，水以水蒸气形式随呼出气体排出。

（2）从皮肤排出。主要是以汗的形式由汗腺分泌排出体外，其中除水外，还含有氯化钠和尿素等。

（3）以尿的形式从肾排出。尿中所含的排泄物为水溶性并具有非挥发性的物质和异物，种类最多，量也很大，因而肾是排泄的主要器官。此外，肾通过调节细胞外液量和渗透压，保留体液中的重要电解质，排出氢，维持酸碱平衡，从而保持内环境的相对稳定。因此肾又是一个维持内环境稳定的重要器官；肾还可生成某些激素，如肾素、促红细胞生成素等，所以肾还具有内分泌功能。

每个肾是由 120 万个肾单位组成的，人体一共有 240 万个肾单位。肾单位由肾小体和肾小管组成：肾小体又包括肾小球、肾小囊。其中，肾小球只能滤过除血细胞和大分子的蛋白质外，血浆中的一部分水、无机盐、葡萄糖和尿素等物质，这种在肾小囊中的液体被称为原尿。人体每天形成的原尿大约有 150 L。而每天排出的尿液一般为 1.5 L。尿的生成是在肾单位中完成的，由肾小球和肾小囊内壁的滤过、肾小管的重吸收和排泄分泌等过程完成的，它是持续不断的，而排尿是间断的。将尿生成的持续性转变为间断性排尿，这是由膀胱的机能完成的。尿由肾生成后经输尿管流入膀胱，在膀胱中储存，当储积到一定量之后，就会产生尿意，在神经系统的支配下，由尿道排出体外。

（二）老年人泌尿系统的特征

老年人的泌尿系统包括肾、输尿管、膀胱和尿道，不论在形态结构上还是在生理功能上都会发生变化，并随着年龄的增长而加重。

1. 形态结构改变

（1）肾体积缩小、重量减轻。

（2）肾小管长度、容积及肾小球表面积均有减少或变短。

（3）肾内脂肪增加与间质内纤维增生，替代了部分肾实质。

（4）肾小球硬化或形成瘢痕组织，肾小管细胞脂肪变性，肾小球被透明物质代替，进而萎缩，同时有入球小动脉的萎缩。

（5）肾中与肾小球无关的小动脉（废弃血管丛）数目增多。

（6）膀胱逼尿肌肥大，弹性支持组织丧失。

（7）膀胱壁呈慢陛炎症性改变，少数有纤维化病变。

（8）膀胱容量减少，出现失抑制性膀胱收缩。

（9）老年人尿道的改变，男性多因前列腺病变（炎症、良性增大或新生物）而致压迫梗阻；女性则因长期缺乏雌性激素、外阴萎缩、黏膜变薄、出现裂纹，尿道口充血肥大，尿道黏膜出现褶皱或狭窄等而致梗阻。

2. 生理功能的改变

（1）肾小球滤过率下降，即肾排泄代谢废物的能力下降。

（2）肾小管排泄及再吸收功能减退。肾的尿浓缩能力减弱，肾生成的尿液中水分量增加，肾调节人体水代谢平衡的功能下降。

（3）肾血流量减少，也表明肾功能减退。

（4）肾的酸碱调节作用减低。

（5）膀胱容量减少，不能正常充盈。

（6）膀胱不能正常排空，残余尿增多。

（7）膀胱有失抑制性收缩，出现尿失禁，但表现程度因人而异。

（8）因尿道梗阻而排尿困难致尿潴留。

（9）因脑的退变而使反射受到影响。

（10）其他原因所致不同程度的尿失禁。

(三) 运动对老年人泌尿系统的影响

体育运动对泌尿系统的影响主要表现在对肾的影响上。人体活动是一个全身各系统综合活动的结果。身体非气体性新陈代谢产物主要通过泌尿系统排出体外。体育活动时，全身各器官的活动都加强了，由于新陈代谢旺盛，产生大量的废物，通过血液循环，经肾过滤，随尿排出体外。如乳酸（疲劳产物）、尿素、尿肌酐以及脂肪的代谢产物——酮体等。在中枢神经的支配下，全身各系统保持一个恒定的动态平衡。运动时，从皮肤、呼吸道丢失大量的水分，汗液中亦排出大量的盐分，此时排尿量就减少。肾具有调节功能，当体内某些物质（如水）过多时，尿量就增加；但不足时肾会重新吸收，减少排出。肾的这种自动调节功能，是根据体内的需要和酸碱平衡而增多或减少排泄，以保持体液浓度正常的比例关系。正是这种过滤、重吸收、排泄活动，增强了肾功能。所以体育锻炼增强了肾对维持体内的酸碱平衡、体液平衡的功能，对排出新陈代谢时产生的大量废物都具有极重要的意义。

老年人由于膀胱肌肉开始萎缩、膀胱括约肌功能逐渐衰退和前列腺增生等原因，所以常有尿频现象发生。随着年龄的增长，老年人肾功能逐渐减退，活动效率逐渐降低。这种衰退现象是由肾功能单位（由肾小球和肾小管组成）的数目减少引起的。老年人由于肾功能逐渐衰退，肾小球滤过率、血流量减少，再吸收能力约下降 $40\% \sim 50\%$。尿浓缩能力降低了，因此水及电解质的排出量增多了。如饮水不足，会发生脱水现象。此外，老年人由于肾动脉硬化引起血流量减少，影响肾功能，亦是主要原因。所以体育锻炼对心血管系统的良好作用，其中也包括对肾血管的影响。

八、老年运动与生殖系统

(一) 生殖系统概述

生殖系统，准确地说，是指在复杂生物体上任何与有性繁殖及组成生殖系统有关的组织（严格意义上，不一定都属于器官）。生殖系统的功能是产生生殖细胞，繁殖新个体，分泌性激素和维持副性征。女性生殖系统包括激素腺体、配偶子、卵巢和子宫及阴道。临床上常将卵巢和输卵管称为子宫附件。男性生殖系统由睾丸、附睾、输精管、尿生殖道、副性腺、阴茎和包皮等组成。

1. 生殖系统的组成

（1）男性（雄性）：阴茎、睾丸、附睾、阴囊、前列腺、输精管、尿道球腺等。

（2）女性（雌性）：阴蒂、阴道、阴唇、子宫、输卵管、卵巢、前庭小腺、前庭大腺等。

2. 生殖系统的功能

生殖系统的主要功能为产生生殖细胞，繁殖后代，延续种族和分泌性激素以维持性的特征。生殖系统根据性别分为男性生殖器和女性生殖器。

（1）男性生殖器。内生殖器包括睾丸、输精管道和附属腺。睾丸是产生男性生殖细胞（精子）和分泌男性激素的生殖腺。输精管道包括附睾、输精管、射精管和尿道。由睾丸产生的精子，先储存在附睾内，当射精时经输精管、射精管，最后经尿道排出体外。附属腺包括精囊、前列腺和尿道球腺。它们的分泌物与精子共同组成精液，供给精子营养，并有利于精子的活动。外生殖器包括阴囊和阴茎。

（2）女性生殖器。内生殖器包括卵巢、输送管道和附属腺。卵巢是产生卵子和分泌女性激素的生殖腺。输送管道包括输卵管、子宫和阴道。卵巢内卵泡成熟而破裂，把卵子排出，经腹膜腔进入输卵管，在管内受精后，移至子宫黏膜内发育成长。成熟的胎儿在分娩时由子宫口经阴道娩出。附属腺为前庭大腺。

(二) 老年人生殖系统的特征

性激素的分泌自 40 岁以后逐渐降低，性功能减退。老年男性前列腺多有增生性改变，因前列腺肥大可致排尿发生困难。女性 45～55 岁可出现绝经，卵巢停止排卵。

更年期是妇女由成熟期进入老年期的一个过渡时期，一般发生于 45～55 岁，分绝经前期、绝经期、绝经后期。卵巢功能由活跃转入衰退状态，排卵变得不规律，直到不再排卵。月经渐趋不规律，后完全停止。更年期内少数妇女，由于卵巢功能衰退，自主神经功能调节受到影响，出现阵发性面部潮红，情绪易激动，心悸与失眠等症状，称"更年期综合征"。

老年期一般指妇女 60 岁以后，机体所有内分泌功能普遍低下，卵巢功能进一步衰退的衰老阶段。除整个机体发生衰老改变外，生殖器官亦逐渐萎缩。卵巢缩小变硬，表面光滑；子宫及宫颈萎缩；阴道逐渐缩小，穹隆变窄，黏膜变薄、无弹性；阴唇皮下脂肪减少，阴道上皮萎缩，糖原消失，分泌物减少，呈碱性，易感染而发生老年性阴道炎。

1. 前列腺的改变

前列腺萎缩，良性增生，影响膀胱排空。

2. 睾丸的改变

睾丸萎缩，生精上皮细胞退化，精子形成能力下降，睾酮的分泌量减少。

3. 阴囊的改变

阴囊松弛，平滑肌的舒缩能力下降，影响精子发育。

4. 阴茎的改变

阴茎皮肤松弛，勃起时间延长，坚硬度下降，阳痿。

5. 性功能的改变

性欲下降，个体差异很大。

6. 子宫的改变

宫体缩小，宫体与宫颈比例为 2：1，重量减轻；子宫内膜萎缩变薄，腺体稀少；宫颈变硬变短，腺体黏液分泌减少，宫颈口狭窄；支持子宫的韧带松弛，易发子宫脱垂。

7. 卵巢的改变

卵巢重量减轻，性激素的周期性变化减退，雌激素水平降低，易导致改骨质疏松症及更年期综合征。

8. 输卵管的改变

输卵管黏膜萎缩，宫腔狭窄或闭锁，不易受精。

9. 外生殖器的改变

外生殖器萎缩，大小变薄，阴蒂缩小，敏感性下降。

10. 性功能的改变

性功能的改变下降，雌激素水平下降，第二性征退化，性器官萎缩，集体衰老，身体虚弱，兴奋期分泌物少，润滑能力下降。

(三) 运动对老年人生殖系统的影响

衰老是生物随着时间的推移，自发由平衡转向不平衡状态的必然过程，表现为结构和功能衰退，适应性和抵抗力减退。延缓衰老则是医学研究的终极目标，而生殖系统的衰老直接影响人类种族的延续。

生精细胞的凋亡直接关系睾丸的衰老程度，适当数量的细胞凋亡可以清除衰老细胞，而过度凋亡则直接加剧整个睾丸的衰老。但细胞凋亡及凋亡相关基因表达调控是一系列复杂的过程，而运动通过基因来影响机体衰老或生殖衰老却是多个基因、多种基因产物表达共同作用的结果。综观各类探究运动强度与衰老关联的试验，无论是从形态学特征、SOD（超氧化物歧化酶）活性、性激素还是基因及其表达的方面着手，都不难发现，适量运动可以延缓衰老，具体到生殖系统的衰老同样如此。

九、老年运动与心理

(一) 心理功能概述

心理学是一门研究人类心理现象及其影响下的精神功能和行为活动的科学，兼顾突出的理论性和应用（实践）性。

心理学包括基础心理学与应用心理学，其研究涉及认知、情绪、思维、人格、行为习惯、人际关系、社会关系、人工智能、性格等许多领域，也与日常生活的许多领域——家庭、教育、健康、社会等发生关联。心理学一方面尝试用大脑运作来解释个体基本的行为与心理机能，同时，心理学也尝试解释个体心理机能在社会行为与社会动力中的角色。

1. 认知的基本概念

认知是指人们获得知识、应用知识或信息加工的过程。认知是人最基本的心理过程，包括感觉、知觉、记忆、想象、思维和语言，即个体对感觉信号进行接收、检测、转换、合成、编码、储存、提取、重建、概念形成、判断和问题解决的信息加工处理过程。

2. 情绪的基本概念

情绪是对一系列主观认知经验的通称，是人对客观事物的态度体验以及相应的行为反应，一般认为，情绪是以个体愿望和需要为中介的一种心理活动。情绪由生理唤起、认知解释、主观感觉和行为表达这 4 部分组成。生理唤起是指情绪产生的生理反应，不同情绪的生理反应模式是不一样的，如满意时心跳节律正常，恐惧或愤怒时心跳加速，血压升高，呼吸频率增加甚至出现间歇或停顿；认知解释就是对时间和感觉的解释；主观感觉是个体对不同情绪的自我感受。情绪的行为表达（即情绪的外部表现）通常称为表情，包括面部表情、姿态表情和语调表情。

3. 人格的基本概念

人格一词最早源于古希腊，原指戏剧中的面具，和我国戏剧中的脸谱一样。人格可以指一个人外在的人格品质，还可以指一个人的内在特征。人格是一个复杂的概念，在心理学中人格指构成一个人思想、情感、行为的特有模式，这种特有模式是一个人区别于另一个人的稳定而统一的心理品质。人格具有独特性、稳定性、统和性、功能性 4 个基本特征。

(二) 运动对老年心理功能的影响

1. 运动对老年认知的影响

（1）有氧锻炼对老年认知的影响。

有氧锻炼是指使用身体的大肌肉群持续做长时间、有节奏的一种运动的模式。有氧锻炼也被称为耐力活动，如步行、跑步、游泳、骑自行车和有氧舞蹈等。近年来有氧锻炼逐渐成为提高身体素质和心血管健康等的重要运动形式，尤其是低强度有氧健身舞蹈受到身体素质欠佳者和老年人的喜爱。有氧健身舞蹈在改善老年人情绪和认知功能等方面能产生积极影响。

（2）抗阻运动对老年认知的影响。

抗阻运动能够有效提升老年人群的记忆功能。运动专家考察了不同强度的抗阻运动对老年认知功能的影响，结果发现 6 个月的中等强度与高强度的抗阻运动均对老年人的认知功能有益。为了进一步探讨阻力锻炼对老年人记忆力的影响，有研究者选出那些记忆损伤的老年人，将他们随机分配到运动组与对照组中，运动组在健身教练指导下进行了 9 个月的抗阻运动。两组被测试者均在基线、3 个月、6 个月与 9 个月时进行认知功能评估，结果发现 9 个月的抗阻运动可以提高记忆损伤的老年人的记忆力。另一项研究也发现了相似的结果，即高强度的阻力锻炼可以提高老年人的记忆力。

（3）身心锻炼对老年认知的影响。

身心锻炼是身体活动的一种形式，在进行身体活动的同时伴随着集中注意力、控制呼吸，以此来提高身体的力量、平衡、柔韧性，促进身体的健康。

近年来，有研究者对太极拳、瑜伽等进行了研究。太极拳是中国古老的传统锻炼项目，它的运动强度小，动作轻柔圆活，舒展连贯。练习时要求心静体松，全神贯注，用意不用力，动作、呼吸、意识相结合。有研究发现太极拳对中老年人心肺功能、免疫功能、心理健康水平等均有显著的促进作用。研究者比较了太极拳与西方的锻炼项目（主要包括有氧、阻力、柔韧性等锻炼）对健康老年人身体与认知功能的影响，结果发现太极拳与西方锻炼项目都可以提高健康老年人的身体功能，只有 12 个月的太极拳锻炼提高了老年人的数字倒记测试的成绩。一项针对中国香港老年人的研究发现，有着长时间（多于 5 年）锻炼习惯的有氧锻炼组与身心锻炼组（太极拳）在大部分的认知测验中的得分较高。国内的两项横向研究也发现，长期进行太极拳锻炼可以较为明显地缩短中老年人的反应时间，有利于中老年人的认知功能的维持和提高。

2. 老年运动与情绪

（1）老年运动与抑郁情绪。

抑郁是一种不良的情绪反应，临床特点表现为悲观、悲伤、失助感、低自尊和绝望，以及轻微疲劳、易怒、优柔寡断、交往回避、厌世。许多人认为抑郁是老年人最主要的精神问题。大量研究表明，有规律地参加体育锻炼有助于提升个体心理健康水平，即有助于减少消极反应（如焦虑和抑郁）及增强积极反应（如精力充沛、自我效能、身体健康等）。国外的学者在对经常参加体育锻炼与抑郁的关系问题进行研究时发现，体育锻炼同时对焦虑和缓解抑郁起作用，不同的是无氧练习可有效地降低抑郁，但不能有效缓解焦虑。有研究表明，健身运动比放松训练或从事快乐活动降低抑郁的效果更好，但是与心理疗法、行为干预和社会交往效果相同。对于老年人来说，由于健身运动花费少并能带来身心健康效果，有效降低抑郁水平，因此它可以作为传统抑郁疗法的有效替代或补充。

大众健身广场舞是近年来新兴的一种特殊表演形式，不仅具有健身功效，对于参与人员的情绪和人际关系的改善也有重要作用。广场舞具有健身、健心、降脂减肥、健脑、调节情绪等功能，深受广大人民群众喜爱。有人研究了广场舞对中老年女性抑郁的疗效，发现大众健身广场舞对抑郁症的缓解和治疗表现在以下几个方面：第一，运动本身就可以缓解人的情绪和压力；第二，在广场舞锻炼过程中，大家可能结识很多锻炼伙伴、同龄朋友，彼此可以交流、共吐心声，这样对抑郁症的缓解和治疗也有极大的帮助作用；第三，音乐对于舒缓抑郁症状有着很好的作用，广场舞选用的音乐大都悦耳悠扬，节奏欢快，经常听对放松心情和预防抑郁症有很大益处。患者内部心理有一个由自我封闭到逐步向外界开放的积极转化过程，广场舞健身娱乐无疑提供了一个很好的平台，有助于患者消除孤独、烦恼和消极情绪。

（2）老年运动与焦虑。

焦虑是一种对当前或预计的潜在威胁反映出的恐惧和不安的情绪状态，可分为状态焦虑和特质焦虑两种。有学者对 174 名老年人的研究发现，身体活动可降低状态焦虑。也有人对 36 名老年女性进行 12 周高中等强度的力量练习研究，结果表明：中等强度练习能够显著降低特质性焦虑，并且提出对于久坐的女性，中等强度的练习比高强度的练习更有益于心理健康。他们的研究显示体育锻炼对焦虑的降低作用不依赖于身体功能和体质量的改善。

也有研究者发现太极推手锻炼、健身气功、五禽戏等传统功法练习对降低中老年的焦虑水平有显著效果，尤其对女性中老年人功效更显著。

（3）老年运动与心境。

心境是指具有感染力的微弱而持久的情绪状态，是人在某一段时间内心理活动的基本背景。它具有弥漫性，不是关于某种事物的特定体验，而是以同样的态度体验、对待一切事物。某种心境产生后，就影响着人的全部生活。它使人的言语、行动、思想和所接触的事物都染上了微弱的情绪色调。保持良好的主导心境是心理健康的重要标志之一。心理学家或精神病学家均认为健身运动是改变心境最有效的技巧，因此他们采用健身运动来治疗老年人抑郁的方式比其他治疗方式多。

老年人在参加体育锻炼后其心境都趋于向积极方面转化。在锻炼方式和强度方面，重复性、有节奏的运动有利于改善心境，因为这类锻炼方式不需要参加者投入太多的注意力，参加者常将注意力集中于孤芳自赏和脑力恢复上，而这种注意力的集中对心境的调节有积极意义。

（4）老年运动与主观幸福感。

主观幸福感是人们根据自定的标准对自身在一段时间内情感反应的评估和生活满意感的认知评价后而产生的一种积极心理体验。它由感情成分（正性情感和负性情感）和认知成分（一般生活满意感和特殊生活满意感）组成，既可以反映心理健康水平，也可以衡量生活质量和心理发展的状态。健身运动对主观幸福感存在积极的影响，甚至有调查结果支持健身运动与主观幸福感之间存在因果关系。研究结果表明，参与健身运动与不参与健身运动的老年人的幸福感有显著的差异，参加健身运动的老年人的幸福感明显高于不参与者，而且在幸福的四个维度上，即正性情感、负性情感、正性体验和负性体验上，也出现了相同的结果。同时，这些结果不仅存在项目的差异，而且存在性别的差异。

3. 老年运动与人格

经常参加运动的人和不参加运动的人在人格上是有差异的。有调查结果显示，不运动组老人的人格特征比同龄老年人内向、孤僻、冷漠和具有较强的掩饰性。所以建议老年人多参加运动，选择适合自己的运动项目，通过运动提高老年人的抗病能力、人际关系、心理素质和改善情绪。常年在家的老年人缺乏兴趣爱好和体育锻炼，情绪状态比较差，记忆力较差，生活幸福感指数比较低。人格特征还可以通过锻炼方式对老年人心理健康产生间接的影响作用。老年人只要坚持参加适宜的体育锻炼，无论何种锻炼方式，对于改善老年人的认知功能，调节情绪状态，改善人格和提高生活质量等方面都有着积极的促进作用。

思政事迹：我国名人运动锻炼的事迹

我国是一个有 5000 年悠久历史的文明古国，我们的祖先在漫长的生产生活实践过程中，逐步形成和发展了具有独特风格的运动项目；几千年的历史证明，这些运动项目至今仍为人们所喜爱，并成为健身锻炼、增强体质的良好手段。我国古今名人勤奋学习、刻苦锻炼、不畏寒暑、持之以恒和坚持运动锻炼的故事以及他们所表现出来的可贵精神，是值得我们学习和效仿的。

故事一：中流击水砺身志

毛泽东同志从青少年时期起，就怀着改造旧中国的伟大抱负，并为这一崇高的理想进行了刻苦的学习和顽强的运动锻炼。他于 1917 年在《新青年》上发表的《体育之研究》中，精辟地论述了德、智、体三者之间的关系，指出道德和知识都寄托于身体上，没有身体就没有道德和知识。毛泽东在少年时期，喜欢在家门前的池塘里游泳，就连学校的小河，也曾是他挥臂击水的"乐园"。毛泽东在东山和湖南第一师范学校求学期间，刻苦攻读之余，无论做操、跑步、游泳、爬山和野营，他都积极参加，认真锻炼。寒来暑往、夏去秋来，运动锻炼从未间断，终身的运动锻炼习惯也造就了毛泽东强壮的体魄，以至于在他73岁高龄时还能横渡长江。

故事二：周总理的运动锻炼故事

周恩来总理小的时候身体比较弱。在他上学后认识到身体不好，学习就不能坚持，打仗不能上阵，更谈不上救国救民的雄心大志。一次在体育课上问体育老师："我怎么才能像您这样结实呢？"体育老师看了看这个学习很好、身体挺弱的学生说："铁烧红了再锤才能成钢，人的身体靠锻炼才能强壮……"从此，周恩来就开始了运动锻炼。不管是在求学路上、留学期间、被捕入狱中，还是在共和国成立后的繁忙公务中，总理总是把运动锻炼作为调剂精神、锻炼身体、进行积极休息的一种方法。由于他长期坚持运动锻炼，身体各方面机能都产生了良好的适应性变化，所以在以后繁重的革命活动和工作中，始终都能以旺盛的精力战斗着、工作着，为党和人民立下了丰功伟绩。

第二节　老年运动与健康体适能

经济的快速发展和人们生活水平的不断提高，智能系统及设备的使用和快速普及使人们的闲暇时间变得越来越多。尤其是对老年群体来说，他们绝大多数都进入了颐养天年的退休时光，如何合理安排这些时间成为衡量他们生活质量的重要指标。运动因其在增强老年群体体质、促进老年群体社交、调节老年群体心理等方面独到的效果越来越受到老年群体的青睐。

一、运动对老年群体健康的促进作用

(一) 增强老年群体体质

自从"运动即良药"观念提出来以后，运动对于增强体质的良好作用越来越得到了广泛认同。运动可以明显地增加老年群体的新陈代谢水平，提高心肺功能，维持良好的身体成分，增加瘦体重，增强肌肉力量和改善身体柔韧性。大量的研究已经充分证实，科学合理的运动可以较好地减少老年群体增龄性体质下降的趋势，明显地增强老年群体的体质。

(二) 促进老年群体社交

老年群体由于身体机能和社会角色的改变，使他们的社会活动类型和时间普遍减少，从而导致社会适应能力的不断下降，引发很多严重的社会问题。体育运动，尤其是

团队性运动，需要通过参与者的交流和配合才能顺利完成，为参与者提供了一个互动社交的场景，有利于老年群体更好地融入集体和社会，增强老年群体的社会适应能力。

(三) 调节老年群体心理

现代社会的高楼效应，容易使人们处于焦虑的情绪中，邻里之间普遍缺乏交流。老年群体大多数时间难以找到排解和倾诉不良情绪的对象，加之退休生活与之前的生活相比转变巨大，极易造成老年群体出现抑郁症和焦虑症等心理疾病。户外运动能显著地改善老年群体的心理状态，使他们的心理处在健康水平。

二、老年群体运动前的准备工作

现代运动训练科学特别重视安全和健康，尤其是普通大众在健身中应秉承健康为先，以人为本的理念。运动前参与者的身体健康状态和体适能水平筛查成为所有运动训练执行的起点和必要程序，老年群体因其生理机能的减弱，更应该重视运动前的准备工作。

目前，国际上老年群体常用的运动前准备一般包括基本情况调查、运动前健康筛查两部分。

(一) 老年群体基本情况调查

老年群体基本情况调查主要包括个人信息调查和医学情况调查两部分。

1. 个人信息调查

老年群体参与运动相对中青年面临更多的运动风险，因此需要更加个性化的指导和运动医务监督。个人信息的收集有利于执行对老年群体的运动监督和运动效果评估，满足老年群体运动一人一档的要求。个人信息主要内容包括姓名、性别、年龄、身份证号、血型、药物过敏史、家族遗传史、伤病史、本人联系电话、紧急联系人电话等内容。

2. 医学情况调查

老年群体一般都有定期参加体检的习惯，在基本情况调查时可收集其最近一次的医学体检报告，一般参考 6 个月以内的体检情况，同时结合运动前健康筛查进行综合评价。

(二) 运动前健康筛查

老年群体进行运动前健康筛查能有效地排查出不适合运动的疾病，最大限度地保障老年群体运动的安全性，能准确地评估老年群体当下的健康状况，为运动锻炼计划指明方向，有效地减少不必要的损伤。

目前，老年群体运动前健康筛查一般包括运动与筛查问卷（EASY 问卷）、跌倒风险评估和功能性体适能问卷评估。

1. 运动与筛查问卷（EASY 问卷）

EASY 问卷是专门为筛查任何年龄老年群体运动前风险而发明的，在充分考虑健康的基础上，对不同身体状况的老年群体参与运动给出建议，见表 2.2。

表 2.2 运动与筛查问卷（EASY 问卷）

对于大多数人来说，特别是初始体力活动处于较低水平的人群，随着时间的推移，其运动量需逐渐增加。EASY 问卷可以帮助运动参与者、医护人员、运动专家进行体力活动风险评估。通过 EASY 问卷，可以保证运动参与者目前及未来的运动方案安全有效。

请仔细阅读以下每一个问题，根据自己身体状况，如实回答是与否。完成这个表格，将使您明白在开始新的锻炼计划时您应该怎么做。

以下问题请回答是或否：

1. 您1周有2次及以上心痛或胸痛吗（注：左侧的严重胸痛可能是一个需要立即就医的警告信号）？

2. 您1周有2次及以上感到头晕或严重眩晕吗？

3. 您在过去的 4 周内有被告知血压高吗？存在收缩压大于 180 mmHg 或舒张压大于 100 mmHg 的情况吗？

4. 您最近有骨骼、关节或肌肉的问题引起的（1周至少5～7天）在背部、腿部、手臂、肩部、颈部或其他部位的疼痛吗？

5. 您是否每周至少有2次会感觉非常疼痛，以至于您想采取一些措施来缓解症状吗（服用药物，使用热疗、冰疗或其他治疗）？

6. 您在进行像步行上山、上楼或铺床之类的活动时会感觉气短吗？

7. 您曾1周跌倒过2次及以上吗？

8. 为什么您想要开始运动计划？是否有上述没有被提到的身体病痛？

EASY 问卷主要包括 8 个问题，涉及心血管疾病、疼痛情况、跌倒和骨关节疾患等严重影响人们参与运动和日常活动的身体状况。问题采用"是""否"进行回答，若 8 个问题回答为"否"，则证明身体健康状况较为良好，可以循序渐进地开展运动。与此同时，基于 8 个问题的回答增强老年群体对此类情况的重视程度，提高他们对这些情况的防范力度，有效地起到了警示和教育的作用。

若有任何问题回答为"是"，则需进一步展开疾病筛查。EASY 附加问卷在 EASY 问卷基础上对 8 个问题做进一步筛查，排查参与者患病情况和健康状况，并根据当前身体状况给出运动建议，找到问题所在以便在专业医师和运动专业人士的指导下开展运动锻炼，见表 2.3。

表 2.3 EASY 附加问卷

序号	EASY 问题	附加问题	可选择的运动
1	您1周有2次及以上心痛或胸痛吗？	① 症状是否已经存在了很长时间？ ② 使用药物时症状会缓解吗？ ③ 疼痛与行走、举重或其他任何类型的体育活动有关吗？	医学评估之后可准备开始运动：可承受的渐进活动如下： ① 以一个舒适的节奏行走，距离逐渐增加； ② 在一个轻松的水平举重，逐渐增加能承受的力量； ③ 进行平衡和柔韧性练习

续表

序号	EASY 问题	附加问题	可选择的运动
2	您 1 周有 2 次及以上感到头晕或严重的眩晕吗？	① 症状是否已经存在很长时间？ ② 症状与行走、举重或其他任何类型的体育活动有关吗？	医学评估之后可准备开始运动：可承受的渐进活动如下： ① 以一个舒适的节奏行走，距离逐渐增加； ② 在一个轻松的水平举重，逐渐增加能承受的力量； ③ 进行平衡和柔韧性练习
3	您在过去的 4 周内有被告知有高血压？收缩压大于 180 mmHg 或舒张压大于 100 mmHg 吗？	① 您服用降压药了吗？ ② 自从使用药物后，血压检查是否在正常范围？	一旦您的收缩压小于 180 mmHg，舒张压小于 100 mmHg，您可以开始锻炼计划
4	您目前 1 周有 2 次及以上疼痛严重的骨、关节、肌肉问题吗？以至于您想要做些什么来减轻它（服药或使用热疗、冰疗或其他治疗）	您是否因为这些问题引起疼痛、僵硬或行走困难？	① 如果您没有骨骼关节问题相关的症状，您可以开始锻炼； ② 如果您没有相关疼痛，继续到第 5 项
5	您目前 1 周有 2 次及以上感觉疼痛吗？以至于想做些什么来减轻它（服药，使用热疗、冰疗或其他治疗）	① 不进行缓解会增加其中任何部位的疼痛吗？ ② 举起任何一种重量，会增加在其中任何部位的疼痛吗？	① 避免从事在坚硬地面上行走的运动项目； ② 避免抗阻运动活动（举重或使用弹力带），这会增加疼痛； ③ 与您的医护人员或运动教练讨论运动项目的选择，这些选项可能包括游泳锻炼或使用适当的健身器材； ④ 进行平衡和灵活性的练习
6	您在进行像步行、上山、上楼、铺床之类的活动时会感觉气短吗？	您是否在过去几周刚刚察觉？	经医学确诊并治疗处理后，可准备开始运动： 可承受的渐进活动如下： ① 以一个舒适的节奏行走，距离逐渐增加； ② 在一个轻松的水平举重，逐渐增加能承受的力量； ③ 进行平衡和柔韧性练习
7	您曾 1 周跌倒过 2 次及以上吗？	① 请提供关于何时，什么情况下跌倒的细节； ② 检查跌倒是否造成任何严重的伤害	① 从椅子操开始； ② 进行锻炼活动时，尽量有人在场； ③ 进行平衡和下肢力量练习

续表

序号	EASY 问题	附加问题	可选择的运动
8	为什么您会想要开始运动计划？您是否有上述没有被提到的身体疼痛？	请提供与运动相关的身体或心理健康问题的细节	除非您的医护人员要求，您应该避免任何特定的活动。 可耐受的渐进活动如下： ① 以一个舒适的节奏行走，距离逐渐增加； ② 在一个轻松的水平举重，逐渐增加能承受的力量； ③ 进行平衡和柔韧性练习

资料来源：Chodzko-Zajko.ACSM's Exercise for Older Adults[M].Baltimore（MD）: Lippincott Williams&Wilkins，2014.

2. 跌倒风险评估

随着年龄的增长，人体的心肺功能、肌肉力量和平衡能力等身体机能严重退化，使得老年群体跌倒风险陡增。因此，运动前对老年群体进行跌倒风险排查，可有效指导老年群体选用合理的运动方式，降低老年人跌倒的风险。采用 Hendrich II 跌倒风险评估量表进行老年群体的跌倒风险评估，表2.4。

表 2.4 Hendrich II 跌倒风险评估量表

风险因素	风险值	分数
迷茫/迷失方向/冲动	4	
抑郁症状	2	
改变消除	1	
头晕/眩晕	1	
性别（男性）	1	
服用任何抗癫痫药（抗惊厥药物）：卡马西平、双丙戊酸钠、乙苯妥英、乙琥胺、非尔氨酯、磷苯妥英、加巴喷丁、拉莫三嗪、甲苯妥英、甲琥胺、甲氧嘧啶、苯巴比妥、苯妥英、普里米酮、扑痫酮、托吡酯、丙戊酸	2	
服用任何苯二氮草类药物：阿普唑仑、氯氮草、氯硝西泮、氯草酸钾、地西泮、氟西泮、哈拉西泮、劳拉西泮、咪达唑仑、奥沙西泮、替马西、三唑仑	1	
站立行走测试		
能在单步移动中不失去平衡	0	
起立，一次成功	1	
多次尝试，但成功	3	
在测试期间没有帮助无法起立，如果无法评估，请在患者图表上记录日期和时间	4	
（5分或5分以上＝高风险）	总分	

注：测试如果无法评估，可选择监测活动水平的变化，评估其他风险因素，并在患者图表上记录日期和时间。

3. 功能性体适能问卷评估

功能性体适能是老年群体满足基本生产生活必备的能力。功能性体适能问卷评估主要通过日常和工作中经常出现的活动作为评估手段，能很好地识别出制约老年群体日常活动的生理障碍和功能受限情况，以便专业人士更好地进行干预。

功能性体适能问卷评估包括老年群体日常生活活动能力（Activities of Daily Living，ADL）相关测试、工具性日常生活活动能力（Instrument Activities of Daily Living，IADL）测试（见表 2.5 和表 2.6）。

表 2.5　老年群体日常生活活动能力（ADL）评估表

日常生活活动能力（ADL）		
活动名称	活动描述	分值
洗澡 得分：	能独立洗澡； 仅在搓背、清洗私处需要帮助； 清洗残疾肢体时需要帮助	1
	在进出浴盆、淋浴需要帮助； 身体多处均需要他人帮助清洗； 洗澡时需要全程护理	0
穿衣 得分：	可独立从壁橱和抽屉里拿衣服并穿衣，可能在系鞋带时需要帮助	1
	在穿衣时部分或完全需要他人帮助	0
上厕所 得分：	可独立完成上厕所所有步骤	1
	进出厕所需要他人搀扶； 无法移动，需要使用便盆； 擦拭清理私处需要他人帮助	0
移动能力 得分：	独立完成卧位、立位、坐位的转换	1
	完成卧位、立位、坐位的转换需要他人帮助	0
排尿、排便能力 得分：	可控制排尿和排便	1
	大小便失禁	0
吃饭 得分：	可独立进食	1
	吃饭需要他人帮助或需肠外喂养	0
分值：0~6分（分值越高，独立性越高）。总得分：		

注：每一项选择最接近的活动描述即可。

表 2.6　老年群体工具性日常生活活动能力（IADL）评估表

工具性日常生活活动能力（IADL）		
活动名称	活动描述	分值
使用电话/手机等能力 得分：	独立操作电话/手机，查找并拨打号码等； 记得几个常用的紧急电话（110，120等）； 可以接电话/手机但不会打电话/手机	1
	基本不会用电话/手机	0

工具性日常生活活动能力（IADL）		
活动名称	活动描述	分值
购物 得分：	独立处理购物需求	1
	仅能独立完成在小商店中的购物； 购物时需要他人陪同； 完全不能去购物	0
做饭 得分：	独立准备足够食材、做饭	1
	在提供食材的情况下可做充足的饭菜； 仅能加热饭菜； 需要他人给做饭	0
家务 得分：	独自做家务活或有时需要帮助（沉重的物品）； 仅能进行轻微的家务劳动（洗碗、整理床铺）； 可进行轻量级的家务劳动，但无法保持清洁度； 能做家务劳动，但做家务劳动时均需要他人帮助	1
	不能参加任何的家务劳动	0
洗衣服 得分：	可以独立完成洗衣； 清洗小件物品	1
	衣物完全由他人清洗	0
出行方式 得分：	独立乘坐公共交通或自己开车； 乘坐出租车； 乘坐公共交通需要有人陪同	1
	乘坐出租车时需要有人陪同； 从未出行	0
负责自己的药物 得分：	能够准时正确地服用自己的药物	1
	需要他人帮助提前准备好药物才能正确服用； 不能够自行用药	0
管理财务 得分：	独立管理财务事宜（预算、支票、支付租金、账单、银行）， 并能管理开支； 管理日常采购，但需要银行和采购方面的帮助	1
	不能管理财务	0
总得分： 　　女性：0（独立生活能力差）～8分（独立生活能力强）（分值越高，独立性越高） 　　男性：0（独立生活能力差）～5分（独立生活能力强）（分值越高，独立性越高）		

注：每一项选择最接近的活动描述即可。

三、健康体适能评估

对于功能性体适能正常的老年群体，在开始运动前，为了更好地评估其体质状况，还需对这类参与运动的老年群体进行健康体适能评估，为个性化的运动指导提供参考。

健康的标准和状态，随着人类对于自身和社会的不断研究，其内涵和外延有了本质的不同。世界卫生组织（WHO）对健康的定义是，健康不仅是没有疾病，而且包括身体健康、心理健康、社会适应良好和道德健康。身体健康是人全面健康的前提，而良好的体适能就是身体健康的外在体现。体适能（physical fitness）一词最早源于美国，美国运动医学会（ACSM）将"体适能"定义为"机体在不过度疲劳的状态下，能以最大的精力从事体育休闲活动，以及应付不可预测紧急情况和从事日常工作的能力"。通常体适能因其对象和个人需求的不同，可分为竞技体适能（sport Related physical fitness）和健康体适能（health Related physical fitness）。竞技体适能是运动员为了获取优异比赛成绩而需要通过训练习得的身体能力；而健康体适能则是普通大众为了保持身体健康，同时有精力完成工作学习并且享受余暇时光的身体能力。健康体适能的 5 大要素包括心肺适能、身体成分、肌肉适能、柔韧适能、灵敏性和平衡能力。

在充分进行完运动前健康筛查基础上，排除需要转诊和医生建议不能进行运动锻炼的老人，还需对能够开展运动的老年群体进行进一步的健康体适能测试并在此基础上开展健康教育和健身知识的普及，强化老年群体对健康体适能重要性的认识，鼓励他们全面提高自身的健康体适能水平。

(一) 心肺适能

1. 定 义

心肺适能即维持人体与外界气体交换、组织气体更新、营养及废物代谢的循环系统，是人体其他系统和器官能够正常运行的基础。良好的心肺功能是人们应对基本生活的保障，是人们健康体适能最核心的组成要素。

2. 心肺功能对老年群体的重要意义

经济的飞速发展和科技的不断进步，使人们的生活方式更加舒适，人们越来越处于一种运动缺乏的状态中。这种静态的生活方式给老年群体的健康带来了更大的伤害。当人进入 30 岁以后，有氧代谢能力将以每 10 年 5%～15%的速度开始下降，70 岁时将丧失最多达 50%的有氧代谢能力。大量研究显示，经常进行科学体育锻炼的人，能够持续保持较强的心肺功能，使心肺功能随着年龄的增加降低幅度减小，保障其在老年阶段仍有较强心肺功能储备，能够独立自主地拥有一个较高质量的生活状态。

还有研究显示，人体能完成多少工作，能够胜任多大强度的负荷以及自己感觉精力的多少，都与能够摄入多少氧气和高效利用它有关。一般认为最大摄氧量至少应为 15 ml/（kg·min）才能维持独立自主的生活状态。体力和体育活动的不足，加之常年根深蒂固的坐位生活方式习惯，使很多老年群体在还不足 80 岁时最大摄氧量就跌落到满足最低要求的水平之下，造成失能严重降低了他们的生活质量。

中国自古就有"流水不腐，户枢不蠹"的说法。心肺功能就是人体中最重要的循环系统，只有心肺功能主导的血液和有氧循环川流不息，人体的代谢才能正常有序，良好的心肺功能不仅使人充满耐力和精力，也能对当前代谢性慢性病起到良好的预防和治疗作用。

3. 测试方法

通过查阅大量文献发现心肺适能常用的测试指标包括：12 min 跑测验法、男子 1 000 m 跑和女子 800 m 跑、20 m 往返跑、6 min 行走测验、2 min 原地踏步、血压以及肺活量。早在 2000 年，国家体育总局会同 10 个有关部门对 3 ~ 69 岁的国民进行了首次全国性体质监测，获取了 20 世纪末我国国民体质状况资料。在此基础上制定了《国民体质测定标准》，该标准中的老年群体部分对心肺适能采用肺活量进行测试和评估。

根据老年群体身心特点以及保障运动安全的出发点，目前老年群体心肺适能常采用以下测试评估方法。

（1）肺活量。

测量目的：反映人体肺的容积和扩张能力。

测量方法：使用肺活量计测试。电子式肺活量计精度为 1 mL，翻转式肺活量计精度为 20 mL，桶式肺活量计精度为 50 mL。测试时，受试者深吸气至不能再吸气，然后将嘴对准肺活量计口嘴做深呼气，直至呼尽为止。测试两次，取最大值，记录以毫升为单位。

注意事项：

① 呼气不可过猛，防止仪器漏气。

② 不得二次吸气。

③ 肺活量计口嘴应严格消毒。

肺活量测量

60 ~ 69 岁老年群体肺活量评分标准见表 2.7。

表 2.7　60 ~ 69 岁老年群体肺活量评分表　　单位：mL

年龄/岁	性别	1 分	2 分	3 分	4 分	5 分
60 ~ 64	男	1 400 ~ 1 827	1 828 ~ 2 425	2 426 ~ 2 939	2 940 ~ 3 499	>3 499
60 ~ 64	女	955 ~ 1 219	1 220 ~ 1 684	1 685 ~ 2 069	2 070 ~ 2 552	>2 552
65 ~ 69	男	1 255 ~ 1 660	1 661 ~ 2 229	2 230 ~ 2 749	2 750 ~ 3 334	>3 334
65 ~ 69	女	895 ~ 1 104	1 105 ~ 1 559	1 560 ~ 1 964	1 965 ~ 2 454	>2 454

资料来源：《国民体质测定标准手册（老年群体部分）》（2003）。

（2）血压。

测量目的：通过收缩压（SBP）反映心脏每搏输出量的大小，舒张压（DBP）反映外周阻力的大小，而脉压差反映动脉管壁的弹性。

测量仪器：水银血压计、医用听诊器。

测试方法：测量采用水银柱台式血压计，测量安静坐位右上臂肱动脉血压。受试者坐于测试人员右侧，右臂自然前伸，平放于桌面。要求血压计零位与受试者心脏和右臂袖带处于同一水平。捆扎袖带时，要求平整、松紧适度，肘窝部应充分暴露。摸准桡动脉的位置，使之位于听诊器听头中央，听诊器听筒应与皮肤密切接触，但不能用力紧压或塞在袖带下。然后打气入带，使水银柱急速上升，直到听不到桡动脉搏动声时，再升高 2 ~ 3 kPa。随后缓缓放气，以听到收缩压后每次波动 0.2 ~ 0.3 kPa 为宜。当第一次听到脉跳时，水银柱高度即为收缩压，继续放气，脉跳声经过一系列变化，脉跳声消失瞬间的水银柱高度为舒张压，取后两次读数的均值作为受试者的收缩压和舒张压。

测量要求：测试前 1～2 h 内没有剧烈运动，没有服用降压药，服用过的，通过询问记录未服用药物的血压值，并在测试卡上进行标记，要求受试者要保持情绪安定，测试时上臂不可受到过紧衣袖压迫。

血压测试

（3）安静脉搏。

测量目的：反映心脏、血管功能，静息心率增加是导致男性冠心病发生的独立危险因素，是高血压预后变差的独立危险因素等。

测量工具：秒表。

测量方法：受试者坐在测试者的右侧，右臂掌心向上平放在桌面上。测试者以食指、中指和无名指的指腹触摸受试者腕部桡动脉搏动区，应能明显感觉桡动脉搏动后正式计数。测试前，先连续测量 3 次 10 s 的脉搏数，以判定是否处于安静状态。当 3 次测量值相同或者十分接近时，可以判定是相对安静状态。在安静状态下，正式测量 30 s 的脉搏数，然后换算成 1 min 的脉搏数，记录单位为次/分。

测量要求：因为影响静息心率的因素很多，而且灵敏。为此，在测量前要保持安静、清醒、坐立姿势，心理不能出现很大波动，情绪不能紧张，正式计数之前，一定先确定已经处于安静状态。

安静脉搏测试

（4）2 min 原地踏步。

测量目的：心肺耐力的测量，用于评估平常步行、爬楼梯、逛街等行动能力。

测量仪器：秒表、软尺或长约 76 cm 的线绳、胶带、计次器。

测试准备：为了得到准确的测试结果，应让受试者在测试前一天先原地踏步 2 min，测试当天先为每一位受试者测量踏步时抬膝的高度，也就是膝盖和髂骨棘之间 1/2 处的高度，可以用软尺测量，也可以用一条线绳拉出髌骨中央和髂骨棘之间的长度，对折后在大腿上用胶带标识。

测试方法：当指导者喊出"开始"的口令后，受试者即开始原地踏步（不可跑步），持续 2 min，尽量踏出最多步数，每一步踏步前膝盖都应抬到标识高度，但步数的计算则只计右膝抬到标识高度的次数。假如提醒受试者后仍无法抬到标识高度，则可让其稍微减慢踏步速度或停止练习，直到能够抬到标识高度，但整个过程中不停表。

注意事项：① 平衡较差的受试者应站在靠近墙壁、门框或两根平行把杆之间的位置，万一有需要可随时提供支持，指导者应特别注意安全性；② 注意受试者是否出现过度用力的情况；③ 测试结束后让受试者继续慢走 1 min，逐渐缓和；④ 假如受试者脚步踏得太用力，则提醒其脚步应轻柔，以免膝盖不适；⑤ 确保受试者踏步时抬膝的高度达到标识高度有几种可能的做法，将大腿上的胶带标识高度转贴到一面墙壁、门框或椅背上高度相同的位置，让受试者靠近胶带标识处进行踏步测试。假如受试者身材较高大的话，也可将数本书叠放在一矮桌上，达到目标高度即可。

2 min 原地踏步测试

老年群体 2 min 原地踏步的标准分值范围见表 2.8。

表 2.8 老年群体 2 min 原地踏步标准分值范围

年龄/岁	性别	标准分值/个
60~64	男	14~19
60~64	女	12~17
65~69	男	12~18
65~69	女	11~16
70~74	男	12~17
70~74	女	10~15
75~79	男	11~17
75~79	女	10~15
80~84	男	10~15
80~84	女	9~14
85~89	男	8~14
85~89	女	8~13
90~94	男	7~12
90~94	女	4~11

（5）6 min 步行试验（6MWT）。

测量目的：心肺耐力的测量，用于评估平常步行、爬楼梯、逛街等行动能力。

测量仪器：秒表 1 块、卷尺 1 把、计圈卡片、10 个标志锥。

测试方法：在平整的场地上用 10 个标志锥摆放一个长 20 m，宽 5 m 的长方形，每两个标志锥间隔 5 m，受试者听到测试员发出"开始"指令后，以尽可能快的速度（以身体感到舒适为前提）沿设定好的路程进行走路，每完成一圈，测试员递给受试者一张计圈卡片或测试员计圈数，6 min 结束时，受试者立即停在原地，行走距离为 50 m 乘以圈数，加上额外的距离（用最近的 5 m 标志锥标示）。

注意事项：测试过程中，要求受试者做好充分热身，量力而行，避免在疲劳状态下进行测试。6 min 步行试验的绝对禁忌证，包括 1 个月内有不稳定型心绞痛或心肌梗死。相对禁忌证包括静息状态心率超过 120 次/分，收缩压超过 180 mmHg（24 kPa），舒张压超过 100 mmHg（13 kPa）。具有上述任何情况的患者都应该告知申请或指导检查的医师，以便他们临床评价和决定是否进行该检查。6 个月内的心电图结果也应该在检查前进行回顾。稳定的劳力性心绞痛不是 6MWT 的绝对禁忌证，但患者应在使用治疗心绞痛药物后进行试验，并且应备好急救用硝酸酯类药。老年群体 6 min 快走标准分值范围见表 2.9。

6 min 快走测试

表 2.9　老年群体 6 min 快走标准分值范围

年龄/岁	性别	标准分值/yd
60～64	男	610～735
60～64	女	545～660
65～69	男	560～700
65～69	女	500～635
70～74	男	545～680
70～74	女	480～615
75～79	男	470～640
75～79	女	435～585
80～84	男	445～605
80～84	女	385～545
85～89	男	380～570
85～89	女	340～510
90～94	男	305～500
90～94	女	275～440

注：1 yd = 3 ft = 0.9144 m。

(二) 身体成分

1. 定　义

身体成分即组成人体各种物质的种类及比例,指身体脂肪组织和非脂肪组织的含量在体重中所占的百分比。人的身体是由水分、肌肉、骨骼和脂肪等构成。一般来说,人体的体重由去脂体重和脂肪体重构成。去脂体重又称瘦体重,是由肌肉、骨骼和结缔组织等构成,是人体体重组成中最有利于健康的组成成分,瘦体重所占比例与人们运动能力呈正相关。相同条件下,瘦体重较多的老年群体运动能力和体质比瘦体重较少的老年群体良好。脂肪体重是由体内脂肪组成,脂肪体重比例过大,是各种非传染性慢性病的独立诱发因素。

2. 身体成分对老年群体的重要意义

随着年龄的增长,人体的新陈代谢会逐年下降,直接造成人体消耗降低。同时,老年群体活动能力普遍降低,加之人们的生活水平不断提高,能量摄入过高已成为普遍存在的问题。超重和肥胖已成为严重影响老年群体运动能力和活动能力的因素,体重处在超重范围内能明显增加慢性病的发病风险,同时增大老年群体跌倒的风险。因此,保持体重和身体成分处于合理范围,是预防和治疗慢性病最主要的措施。

3. 测试方法

（1）身高。

身高指人体直立时头顶点至足接触地面之间的垂直距离,测试时主要量取头顶点至脱鞋后脚后跟下缘的距离。

测量目的：身高是人体生长发育过程中一个反映人体骨骼发育状况，身体纵向发育水平的重要指标。

测量仪器：身高测量仪器或皮尺，误差不得超过 0.2 cm。

测量方法：要求受试者取自然立正姿势站在平整地面上（两臂自然下垂，足跟靠拢，足尖分开约 30°~40°），足跟、骶骨、两肩胛与墙壁相接触，保持耳、眼水平位。测试者将水平板轻压到头顶点，两眼与压板呈水平位读数并记录，测量误差不超过 0.5 cm。

测量要求：严格掌握"三点靠立柱""两点呈水平"的测量姿势要求，测试人员读数时两眼一定与压板等高，两眼高于压板时要下蹲，低于压板时应垫高。水平压板与头部接触时，松紧要适度，头发蓬松者要压实，头顶的发辫、发结要放开，饰物要取下。测量身高前，受试者不应进行体育活动和体力劳动。

鉴于身高在一天内会有一定的波动，清晨起床最高，夜晚最低，体重会因饮食和排汗等影响，为减少测量偏倚，多次测量过程中应选取相同时段和状态，以便进行对比评估。

身高测试

（2）体重。

体重是人体的总重量，包括瘦体重和体脂重。

测量目的：体重是描述人体横向发育的指标，是反映人体骨骼、肌肉、皮下脂肪和内脏器官综合发育状况的整体指标。

测量仪器：目前体质测量中一般使用杠杆式体重计。

测量方法：体重计放在平坦的地面上，测量前对体重计进行调试，保证在无测试时体重计读数为"0"，然后让同一人连续 3 次进行测量，3 次测量的读数保持一致，方可进行计数。

测量要求：测量体重前受试者不得进行剧烈体育活动和体力劳动。

受试者站上体重计动作要轻。测量时，受试者脱鞋站立于体重计中央位置，为减少外界因素的干扰，受试者不应佩戴过重物品，应穿着轻便装测量。

体重测试

（3）身体质量指数（BMI）。

BMI 通过测量身高和体重计算而成，BMI = 体重（kg）/身高^2（m^2）。我国成年人 BMI 的评价标准见表 2.10。

表 2.10　中国成年人 BMI 评价标准　　　　　单位：kg/m^2

分类	BMI
肥胖	≥28.0
超重	24.0~<28.0
体重正常	18.5~<24.0
体重过低	<18.5

资料来源：中华人民共和国卫生部疾病控制司.中国成人超重和肥胖症预防控制指南[M].北京：人民卫生出版社，2006.

（4）腰围。

腰围指肋骨与髂嵴之间腰部最细处水平绕行一周的围长。

测量目的：目前，腰围已经成为腹型肥胖的判断标准，主要反映人体腹部脂肪的堆积程度。

测量仪器：软皮尺。

测量方法：受试者自然站立、两臂交叉抱于胸前，身体直立，双足并拢，腹部放松。测试者将皮尺固定于最低肋骨下缘和髂嵴连线中点的水平位置绕腹一周，取呼气结束时的测量值，精确到 0.2 cm。

测量要求：要求受试者脱掉外套，同时尽量掀起内衣进行测量，测量时皮尺的松紧度应适中，不要过紧或过松，使皮尺贴近测量部位即可，测量时不能挺腹，取呼气末测量值。我国成年人腰围的评价标准见表 2.11。

腰围测试

表 2.11　成年人腰围评价标准　　　　　　　　　　单位：cm

性别	WHO	亚洲	中国
男	<94	<90	<85
女	<80	<80	<80

资料来源：中华人民共和国卫生部疾病控制司.中国成人超重和肥胖症预防控制指南[M].北京：人民卫生出版社，2006.

（5）臀围。

测量目的：为计算腰臀比测量提供数据。

测量仪器：软皮尺。

测量方法：受试者自然站立，双肩放松，两臂交叉抱于胸前。测试者立于受试者侧前方，将带尺沿臀大肌最突起处水平围绕一周，带尺上与"0"点相交的数值即为测量值。

测量要求：测量时皮尺的松紧度应适中，不要过紧或过松，使皮尺贴近测量部位即可，由于测量臀围会受到衣物的干扰，测量时要求受试者尽量不要穿着太厚的裤子，同时通过观察方式，适当减去外在衣物的干扰数值。

臀围测试

（6）腰臀比。

腰臀比通过测量腰围和臀围计算而成，腰臀比 = 腰围（cm）/臀围（cm）。成年人民腰臀比评价标准见表 2.12。

表 2.12　成年人腰臀比评价标准　　　　　　　　　　单位：cm

性别	WHO	中国
男	<0.9	<0.9
女	<0.85	<0.85

资料来源：中华人民共和国卫生部疾病控制司.中国成人超重和肥胖症预防控制指南[M].京：人民卫生出版社，2006.

(三) 肌肉适能

1. 定　义

肌肉适能是指肌肉克服人体内外部阻力做功的能力，是人体完成日常工作和生活必备的能力。肌肉适能一般包括肌肉力量和肌肉耐力。肌肉力量一般指肌肉在对抗身体内外部阻力时所能产生的最大力量，是人体绝对力量的直接体现。肌肉耐力是指肌肉克服身体内外部阻力做功所能维持的时间长短和反复次数。

文献资料显示,肌肉适能测试方法包括握力、5 次上臂弯举、30 s 手臂弯举、手臂垂直握哑铃时间、5 次座椅站立、30 s 座椅站立等。《国民体质测试标准》中,对于老年群体的素质模块中的肌肉适能测试指标选择用握力来评定老年群体肌力。

2. 肌肉适能对老年群体的重要意义

人们生活在地球上无时无刻受到重力的影响,人们要完成任何动作都至少需要克服地球引力的影响,如上楼梯和提拉重物等。没有一定的肌肉力量就无法克服自身重力的影响,并顺畅执行日常生活中的任何事情。肌肉力量的缺失,甚至连正常站立都无法完成。生活和工作中的绝大多数事务都需要一定的持续时间才能完成,肌肉耐力使老年群体有更强的能力去执行这一过程,更好地满足日常生活的需求,如手提篮子、较长时间的徒步或者户外旅游等。

3. 测试方法

（1）握力。

测试目的:一般用于测量上臂力量,也有研究认为可以反映全身肌力状况。

测量仪器:可调式电子握力计。

测量方法:根据受试者手掌的大小,调节握力计握把的间距,以感到合适为宜。受试者以有利手持握力计尽力抓握,听到口令后快速用力,等到电子屏数字稳定后,然后松手,测试两次,取最大值。测量时,要求身体保持正直,双臂自然垂于体侧,每次抓握后记录读数（kg）,如考虑体重因素则为相对力量测量,如果不考虑则认为是绝对力量测量。

测量要求:持握力计时要手心向内,用力时禁止摆臂、曲臂或接触身体。

60～69 岁老年群体握力评分见表 2.13。

表 2.13　60～69 岁老年群体握力评分　　　　　　　　单位: kg

年龄/岁	性别	1 分	2 分	3 分	4 分	5 分
60～64	男	21.5～26.9	27.0～34.4	34.5～40.4	40.5～47.5	>47.5
60～64	女	14.9～17.1	17.2～21.4	21.5～25.5	25.6～30.4	>30.4
65～69	男	21.0～24.9	25.0～32.0	32.1～38.1	38.2～44.8	>44.8
65～69	女	13.8～16.2	16.3～20.3	20.4～24.3	24.4～29.7	>29.7

资料来源:《国民体质测定标准手册（老年群体部分)》（2003）。

（2）30 s 手臂弯举

测量目的:用于评价上肢肌耐力。

测量仪器:秒表、2.3 kg 哑铃（女）、3.6 kg 哑铃（男）、43 cm 高的椅子。

测试方法:让受试者坐在椅子上,背部挺直、双脚平踩地板,坐的位置略偏向惯用手侧的椅子边缘,惯用手以手握的方式拿着哑铃下垂于体侧,手臂与地板垂直,当手肘屈曲哑铃上提时逐渐将手掌转向上,接着手肘慢慢伸直时手掌又转回成手握的姿势。整个过程,重手腕保持固定不动,只有手肘屈伸的动作。指导者应先采用较慢的速度示范正确的动作,然后再以较快的速度示范,实际实施前先让受试者徒手练习一两次,以确保动作的正确性。当指导者喊出"开始"口令后,受试者即做出完整的肘部屈曲动作（从完全伸直到完全屈曲），在 30 s 内尽力做出最多次数的手肘屈曲动作，在整个测试过程中上臂必须保持固定不晃动，让受试者手肘紧紧夹在体侧可以保持上臂稳定。

测量要求：完成动作过程中不能通过晃动身体或上臂完成曲臂动作，手臂由伸直位置弯曲到不能弯曲位置为一个标准动作，每个动作均要做完整，动作不规范、借助晃动身体等方式完成的个数不计算在内，整个过程始终要坐在椅子上，在计时结束时没有完成的不记录在内。

30 s 手臂弯举测试

注意事项：① 受试者在测试过程中手腕不可弯曲，应该只有肘部屈伸的动作，手腕不可向前或向后屈曲。② 事先询问受试者是否有手肘、手腕或手掌疼痛的问题，如有必要则应修改测试方式，以减少疼痛的情况，或者根本不实施此项测试。

老年群体 30 s 手臂弯举标准分值范围见表 2.14。

表 2.14 老年群体 30 s 手臂弯举标准分值范围

年龄/岁	性别	标准分值/次
60 ~ 64	男	16 ~ 22
60 ~ 64	女	13 ~ 19
65 ~ 69	男	15 ~ 21
65 ~ 69	女	12 ~ 18
70 ~ 74	男	14 ~ 21
70 ~ 74	女	12 ~ 17
75 ~ 79	男	13 ~ 19
75 ~ 79	女	11 ~ 17
80 ~ 84	男	13 ~ 19
80 ~ 84	女	10 ~ 16
85 ~ 89	男	11 ~ 17
85 ~ 89	女	10 ~ 15
90 ~ 94	男	10 ~ 14
90 ~ 94	女	8 ~ 13

（3）30 s 坐站测试。

测量目的：用于评价下肢肌耐力。

测量仪器：秒表，座位高度约为 43 cm 的直背椅或折叠椅，椅子靠墙放置以免滑动。

测量方法：让受试者坐在椅子中央，背部挺直、双脚平踩于地面，双手手臂于手腕处交叉贴近胸前，当指导者喊出"开始"口令时，受试者即起身站立再坐下。实际测试前先让受试者练习一两次起立、坐下动作。指导者的示范应采取较慢的速度，做出正确的动作，然后再以较快的速度示范，让受试者了解应在安全的范围内尽量以最快速度做出动作，鼓励受试者在 30 s 内尽力做出最多次的起立、坐下动作。

测量要求：① 椅子紧靠墙壁放置，或请人协助扶住椅子以确保其稳定性，最好是放在铺有地毯的地板上，可进一步避免椅子滑动。② 注意受试者坐下时椅子是否确实在身体正下方，尤其是视觉障碍或认知障碍者更应特别注意。③ 注意受试者是否平衡不良，对于感觉神经损伤（如视力或内耳的问题）者来说，快速动作很容易增加不稳定性，须特别小心。④ 此测试可能不适合慢性疼痛患者，身高较高的人工髋关节或膝关节置换术后的人可能也不适合，因为 43 cm 高的椅子可能会让高个子的髋关节或膝关节屈曲超过 90°，造成关节过度的压力。

老年群体 30 s 坐站测试标准分值范围见表 2.15。

表 2.15　老年群体 30 s 坐站测试标准分值范围

年龄/岁	性别	标准分值/次
60～64	男	14～19
60～64	女	12～17
65～69	男	12～18
65～69	女	11～16
70～74	男	12～17
70～74	女	10～15
75～79	男	11～17
75～79	女	10～15
80～84	男	10～15
80～84	女	9～14
85～89	男	8～14
85～89	女	8～13
90～94	男	7～12
90～94	女	4～11

(四) 柔韧适能

1. 定　义

柔韧适能是指以关节为枢纽，涉及肌肉、韧带、肌腱等弹性组织的延展性，主要表现为关节的活动度和动作的完成幅度。

《国民体质测试标准》老年群体部分中，采用的是坐位体前屈来测试柔韧性，这种测试方法对于高血压患者具有一定的危险性，对于行动不便的人缺乏便捷性。目前，国际上主要采用座椅体前屈测试来评价老年群体下肢柔韧性，背抓实验测试老年群体上肢柔韧性。两者综合比较分析来评价老年群体尤其是 70 岁以上老年群体的柔韧适能。

2. 柔韧适能对老年群体的重要意义

柔韧性随着年龄的增长逐渐降低，但其作用却与日俱增。退行性的关节功能丧失和活动度的减少，成为制约老年群体参与运动和日常活动的主要原因。运动和活动的缺失会进一步影响老年群体的身体健康，降低心肺功能和肌肉适能，形成恶性循环，使身体活动的功能受到损害，如弯腰、抬举、上下楼梯等，严重影响下肢柔韧性，造成下背痛、步态异常，增加跌倒的风险。人体上肢完成的很多功能活动都需要一定的关节柔韧性和活动度，如梳头发、挠背、穿衣等。肩关节活动度受限也是导致疼痛和姿势不稳的诱发因素。因此，上下肢的柔韧性是老年群体体适能的重要组成部分，通过一定的锻炼可以得到强化，降低因为年龄增长造成退化的程度。

3. 测试方法

（1）背抓测试。

测量目的：用于评价肩关节灵活性，间接反映全身肌肉、韧带的弹性和上肢关节的活动幅度。

测量仪器：软皮尺。

测量方法：受试者自然站立，两腿自然分开，习惯上肢上举呈旋内位置，肘关节弯曲，前臂稍旋内，手心紧贴背部，从肩上方尽量下伸；非习惯上肢自然下垂，肘关节弯曲，前臂旋内，手背贴紧背部，尽量向上伸。在测试过程中，左右手尽量相互靠近，用带尺测量两手指尖在后背之间的距离。测量两次，以厘米为单位，记录最好成绩，精确到小数点后一位。在记录时如果两手指尖刚好接触记为 0，如果两手指尖有重叠，应用正向距离，若存有一定距离，则应用负向距离。

测量要求：测量时，上面、下面的手不分左右，只分习惯手与非习惯手，习惯手由下向上举，非习惯手由上向下下垂。测量前进行充分的准备，避免动作幅度大造成拉伤，测量时不能穿着厚重的上衣，以免影响测量成绩。

背抓测试

老年群体背抓测试标准分值范围见表 2.16。

表 2.16　老年群体背抓测试标准分值范围

年龄/岁	性别	标准分值/in
60～64	男	−6.5～＋0.0
60～64	女	−3.0～＋1.5
65～69	男	−7.5～−1.0
65～69	女	−3.5～＋1.5
70～74	男	−8.0～−1.0
70～74	女	−4.0～＋1.0
75～79	男	−9.0～−2.0
75～79	女	−5.0～＋0.5
80～84	男	−9.5～−2.0
80～84	女	−5.5～＋0.0
85～89	男	−9.5～−3.0
85～89	女	−7.0～−1.0
90～94	男	−10.5～−4.0
90～94	女	−8.0～−1.0

注：1 in = 0.0254 m = 2.54 cm = 25.4 mm。

（2）座椅体前屈。

测量目的：下半身柔韧性测量，间接反映全身肌肉、韧带的弹性、躯干和下肢关节的活动幅度。

测试工具：软皮尺，43 cm 高的椅子。

测量方法：受试者坐在一把没有扶手的椅子边上，大腿根部与椅子座位前缘对齐，将要被测试的腿伸直，足跟触地，且足背屈（接近 90°），另一条腿自然弯曲，足底放置于身体侧面的地面上。测试时，受试者慢慢向前屈髋关节，并尽可能保持躯干和头部正直位置，不能侧转。在伸直腿侧放一个标尺，以伸直腿的足尖部为"0"点，当躯干和手臂前俯时，测量双手并拢，中指指尖与足尖部的距离，如果没有重叠测量值为"负"值，有重叠，手中指指尖超出足的部分为"正"值，记录以厘米为单位，保留小数点后一位。

测量要求：测量前进行必要的准备活动，防止测量时拉伤，测量时不能穿着厚重衣服，避免影响测量数值，测量腿不能弯曲，双手尽量前伸，等双手处于稳定位置后进行测量。测量过程中椅子两侧安排志愿者进行保护，避免由于身体不稳造成伤害。为了获得较全面的测量数值可以对两条腿分别进行测量，分别记录两条腿的测量数据。

座椅体前屈测试

老年群体座椅体前屈标准分值范围见表 2.17。

表 2.17　老年群体座椅体前屈标准分值范围

年龄/岁	性别	标准分值/in
60~64	男	-2.5~+4.0
60~64	女	-0.5~+5.0
65~69	男	-3.0~+3.0
65~69	女	-0.5~+4.5
70~74	男	-3.0~+3.0
70~74	女	-1.0~+4.0
75~79	男	-4.0~+2.0
75~79	女	-1.5~+3.5
80~84	男	-5.5~+1.5
80~84	女	-2.0~+3.0
85~89	男	-5.5~+1.5
85~89	女	-2.5~+2.5
90~94	男	-6.5~-0.5
90~94	女	-4.5~+1.0

注：1 in = 0.0254 m = 2.54 cm = 25.4 mm。

（五）灵活性和平衡能力

1. 定　义

灵活性即人体对外界刺激快速做出反应，并根据外界环境和自身目的快速移动或改变身体姿态的能力。

平衡能力又分为静态平衡和动态平衡两种。静态平衡主要指人体在完成如站、坐等静态活动时保持某一特定身体姿势的能力。动态平衡主要指人体在完成如走、跑等动态活动时保证身体能够以正确姿态完成动作的能力。

《国民体质测试标准》老年群体部分中，采用的是选择反应时测试灵活性。该测试通过仪器，采用声光刺激后测试者快速按键的时间长短对测试者灵活性进行评估，同时也可在一定程度上体现出受试者的协调能力。

2. 灵活性和平衡能力对老年群体的重要意义

人类在生产生活的过程中难免会遇到这样或那样的突发情况，需要我们迅速应变，在应急的过程中良好的灵活性和平衡能力可以很好地规避意外事故对人身和财产造成的损失。统计显示，我国每年有 4 000 多万老年群体至少发生 1 次跌倒，跌倒已成为 65 岁以上老人伤害死亡的头号原因。因此，增强灵活及平衡能力应该成为老年群体运动的主要内容。

3. 测试方法

（1）选择反应时。

测试目的：反映人体神经与肌肉系统的协调性和快速反应能力。

测试仪器：使用反应时测试仪测试。

测试方法：测试时，受试者中指按住"启动键"，等待信号发出，当任意信号键发出信号时（声、光同时发出），以最快速度去按该键；信号消失后，中指再次按住"启动键"，等待下一个信号发出，共有 5 次信号。受试者完成第 5 次信号应答后，所有信号键都会同时发出光和声，表示测试结束。测试两次，取最好成绩，记录以秒为单位，保留小数点后两位。

测试要求：测试时，受试者不得用力拍击信号键。

60～69 岁老年群体选择反应时评分见表 2.18。

表 2.18　60～69 岁老年群体选择反应时评分　　　　　单位：s

年龄/岁	性别	1 分	2 分	3 分	4 分	5 分
60～64	男	1.40～1.01	1.00～0.77	0.76～0.63	0.62～0.51	<0.51
60～64	女	1.46～1.14	1.13～0.84	0.83～0.67	0.66～0.55	<0.55
65～69	男	1.45～1.11	1.10～0.81	0.80～0.66	0.65～0.54	<0.54
65～69	女	1.63～1.22	1.21～0.89	0.88～0.69	0.68～0.57	<0.57

资料来源：《国民体质测定标准手册（老年群体部分）》（2003）。

（2）8 ft 起立行走测试。

测量目的：平衡能力、灵活性和协调性的测量，这些能力对于走路时躲避障碍物，上下公共汽车，突然站立去洗手间或接听电话等活动起到至关重要的作用。

测量仪器：椅子、秒表、标志物。

测量方法：受试者听到测试员发出"开始"指令后，从椅子上站起，并开始计时，站起行走 8 ft 绕回原来的椅子坐好，停止计时。计算完成这一动作的时间，测量值要求保留小数点后 1 位。

测量要求：测试前做好充分准备，避免在疲劳状态下进行测试，测试过程中至少需要 2 名测试人员或志愿者从旁边进行保护。

老年群体 8 ft 起立行走测试标准分值范围见表 2.19。

8 ft 起立行走测试

表 2.19　老年群体 8 ft 起立行走测试标准分值范围

年龄/岁	性别	标准分值/s
60～64	男	5.6～3.8
60～64	女	6.0～4.4
65～69	男	5.9～4.3
65～69	女	6.4～4.8
70～74	男	6.2～4.4
70～74	女	7.1～4.9
75～79	男	7.6～4.6
75～79	女	7.4～5.2
80～84	男	7.6～5.2
80～84	女	8.7～5.7
85～89	男	8.9～5.5
85～89	女	9.6～6.2
90～94	男	10.0～6.2
90～94	女	11.5～7.3

注：1 ft = 12 in = 0.3048 m = 30.48 cm = 304.8 mm。

四、老年人健康体适能评估案例

(一) 运动前的准备工作

1. 老年人基本情况调查

周某，女，68 岁，汉族，事业单位退休职工，生活条件较为优越，平常喜欢看电视剧，生活方式中处于坐位的情况较多，日常活动能量消耗一般，运动风险较低，但有时会感觉体力水平较差。测试者与该名老人耐心沟通后，了解到其没有药物过敏史、家族遗传史和疾病史，平时没有不良生活嗜好，个人较为爱好乒乓球运动，常年坚持通过打乒乓球锻炼身体，每次 30 min 左右。

2. 医学检查情况

经过了解，该老人有规律体检的习惯，最近一次体检是在 3 个月前，符合 6 个月以内的检查要求，且最近 3 个月自述身体健康状况较好，没有出现有损健康的重大疾病。体检报告显示，血糖和血脂均正常，血脂略高，其他各项器官机能系统均较好，略好于同龄人水平。

3. 运动前健康筛查

测试者进一步用 PAQ-Q 问卷、老年群体日常生活活动能力（ADL）评估表、Hendrich II 跌倒风险评估量表、老年群体工具性日常生活活动能力（IADL）评估表对周某进行了评估。老年群体因为增龄性退化，故各项生理机能有一定退化，所以需要耐心的讲解和充满爱心的解释，测试人员一定要在加强职业道德的前提下，充分发扬中华民族敬老爱老的优良传统，努力营造老有所乐，老有所依的社会生态。以上问卷调查显示，周某日常生活活动能力较好，没有跌倒的情况发生，平衡和柔韧均高于同龄人平均水平，跌倒风险小，没有不适合运动的情况，且其有规律运动的习惯，不需要医疗转诊，可以继续保持之前的运动量和运动习惯，可安全地从事中小强度的运动。

（二）健康体适能评估

老年人运动风险本身就相对壮年人高很多，体适能测试本质上也是运动，所以对测试者提出了更高的要求，测试者除了具备耐心爱心之外，还应该拥有较高的责任心和专业性。

1. 热身运动

经过运动前的准备和健康筛查，周某需进一步进行健康体适能评估，测试前周某需进行 5 ~ 8 min 的热身和伸展运动，以大肌肉群参与的周期性运动为主。

2. 肌肉适能测试

上肢肌肉适能选用 30 s 手臂弯举进行测试，采用正规测试方法，周某完成负重弯举 17 次，上肢力量在同龄人中处于较好水平。下肢肌肉适能选用 30 s 坐站进行测试，采用正规测试方法，周某完成坐站 15 次，下肢力量在同龄人中处于较好水平。

3. 心肺适能测试

采用 2 min 踏步测试，在规定时间内，周某完成 78 次，在同龄人中中等偏低，需要在后续运动锻炼中进行加强。

4. 柔韧适能测试

肢体后侧链柔韧性采用座椅体前屈进行测试，周某测试数据为 3.8 in，在同龄人中较好；上肢柔韧性采用背抓测试，测试结果为 0.8 in，在同龄人中处于较好水平。

5. 灵活性和平衡能力测试

采用 8 ft 起立行走测试，周某用 5 s 完成测试，属于中等水平。

以上测试表明周某健康体适能水平整体较好，但心肺功能需要适当提高，以进一步提高和保持健康水平，健康体适能测试为周某后续运动锻炼提供了很好的参考和借鉴。

✚ 思政事迹：老年人跌倒到底扶不扶？

央视春晚开心麻花团队曾表演过一个有名的小品"扶不扶"，嬉笑怒骂间针砭时弊，将人们面对摔倒的老人"不敢扶""不愿扶"的心态刻画得入木三分。

2019 年 5 月 14 日，在鞍山仁医馆就上演了一幕真实版的"扶不扶"。面对"扶不扶"这道艰难的"考题"，鞍山仁医馆的工作人员用自己的行动交出了满分的答卷，更用自己的博爱温暖着我们的心灵。

5 月 14 日上午 10 时 10 分，76 岁的唐家弟独自来医馆就诊，唐大爷扶着楼梯扶手步履蹒跚地刚上二楼，气儿还没喘匀，就见他脚下一个趔趄，"咣"的一声重重栽倒在地。倒地后，唐大爷本能地伸手做支撑想坐起来，但试了几下整个身子根本动弹不得，眼睛睁不开、嘴角还不停地抽搐。突如其来的这一幕，把在场的许多患者吓了一跳，大伙儿不知道咋回事，想扶又不敢贸然伸手……

此时，在医馆值班的后勤人员刘国旺第一个冲上前，用手托着老大爷的头作"枕头"，在场的护士、医生也纷纷靠上近前救治老大爷。

随后医馆工作人员王宇拿来了硝酸甘油给处于半昏迷状态下唐大爷含在嘴里，几分钟后，唐大爷的眼睛渐渐睁开，虽然嘴角还是有些抽搐，但意识已经清醒。接下来，医馆工作人员又给唐大爷服下几粒降压药。为了帮助杨大爷尽可能地降血压，医馆当天的坐诊中医张浩还为他做了针灸治疗。大约 10 min 后，大爷的情况有所好转，被医护人员扶着坐到了沙发上。

一聊才知道，老大爷的心脏不好，血压也高，最近家里出了点儿事没少上火，老感觉迷糊、上不来气，准备到医馆来看病。老伴儿本打算陪他一起来，可她身体也不好，杨大爷就没让跟着一起来。再加上子女工作都忙，杨大爷这才一个人来到医馆。

医馆护士关诗淇和老大爷交谈几句，隐约听他嘴里说"迷糊"二字。便马上取来血压计，不量不要紧，一量吓一跳。大爷当时高压 240 mmHg（32 kPa），低压 180 mmHg（24 kPa），情况可以说是非常危险，如果不马上做处理的话，轻则可能出现脑梗、脑出血等症状，重则引发脑干大面积出血会有生命危险。

"可多亏了倒在医馆啊，这要是倒在别处，都没人敢管我这老头子啊！"老大爷激动地说。在医馆工作人员的及时救治下，老大爷血压渐渐恢复到了正常值。医馆医护人员随后也耐心地劝大爷，少激动、少生气，另外建议他下次最好和家人一起来。

整个事件中，医馆工作人员刘国旺距离老大爷最近，也是第一个上前扶老人的人。当问及搀扶跌倒老人，不怕被讹？他借用了小品"扶不扶"的一段台词回答记者："小品里不都演了嘛，人倒了不扶，人心不就倒了嘛，人心要是倒了，你想扶都扶不起来了……我觉得说得很对，况且我们每家都有老人，父母患病，为人子女的那份心情都能理解。人又都会有老的那一天，所以碰到这种情况，得扶一把。"

鞍山仁医馆医护人员这一"扶"，见证着好人，更叩问着良知。这一"扶"，扶起的不仅是一位老者、一个家庭，"扶"起的更是日渐淡漠的人心。当天在仁医馆就医的患者也纷纷表示，医馆的医护人员不仅有妙手回春的精湛医术，更有一份浓浓的人情味。

耄耋老人摔倒你会怎么做，扶不扶？面对扶起来之后可能遭受的诬陷和讹诈，"不敢扶""不愿扶"成了很多人无可奈何又不约而同的"共识"。而我们一定要扶！不仅要扶起他们的身体，还要通过运动扶起他们的身体素质，让更多的老人通过我们的爱心、责任心、耐心和细心提高晚年生活质量。

第三节 老年运动的种类

一、传统运动

我国是最早运用运动疗法进行强身健体的国家之一，在传统的医学疗法书籍中有许多记载，其中太极拳、五禽戏、八段锦等传统运动疗法已成为中国灿烂文化的一部分，至今仍有许多学者研究并被老年人群作为常见的运动方式。

先秦时期：《吕氏春秋·古乐》述"昔陶唐氏之始。阴多滞伏而湛积，水道壅塞，不行其原，民气郁阏而滞著，筋骨瑟缩不达，故作为舞以宣导之"。这种活动肢体以减轻病痛的"舞蹈"是传统康复运动疗法的雏形。周秦（约前700—前200）提出导引和按跷。《黄帝内经》中广泛论述了应用调摄情志、针刺、灸、气功、导引、按摩、热熨、饮食、运动等方法来促进功能的康复。

汉晋南北朝时期：马王堆出土的帛画"导引图"记载了运动疗法的积极应用。华佗模仿虎、鹿、熊、猿、鸟等五种禽兽的神态和动作，创编了"五禽戏"，成为世界上第一套医疗体操，一直沿用至今。

隋唐时期：巢元方的《诸病源候论》和孙思邈的《备急千金要方》对导引、气功、按摩、八段锦、易筋经、太极拳等进行了具体的描述。王寿的《外台秘要》对导引方法给予了理论上的说明，对消渴病（糖尿病）主张使用运动疗法。唐朝太医署设有按摩专科，配备专人进行按摩、导引等治疗，以促进患者康复。

宋元时期：官方出版的《圣济总录》充分肯定了气功、导引的康复作用，指出导引有"斡旋气机，周流荣卫，宣摇百关，疏通凝滞"的功用。而气功治病，持之以恒，则可使"久病自除"。

明清时期：清代沈金鳌在《杂病源流犀烛》中将气功、按摩、动功等列为首卷。明代曹士珩《保生秘要》提出使用《黄帝内经》中的导引、针灸诸法，以行一身之气，而不单纯依赖药物。

（一）太极拳

太极拳作为中国传统文化的典型代表，注重形神合一，强调内外并重，能够全面提高人的生理、心理和社会适应能力，已经成为享誉海内外的健身运动方式，尤其受到中老年人的青睐。所谓太极，就是指阴阳互相环抱的太极图，此图表示宇宙以及万物都是由对立而又统一的阴阳两个方面的物质组成。人体也不例外，人体要健康无病，也必须要阴阳和调，处于不断运动的动态平衡之中。太极拳自始至终贯穿着阴阳、动静、虚实的理论，故能达到此目的，所以以"太极"二字命名。太极拳动作缓慢、圆活、柔和、协调，要求意、气、身结合，因其动作平稳、运动强度不大，较适合于中老年人及很多慢性病患者练习。

1. 太极拳的生理作用

在练习太极拳的过程中，要求练习者巧搭鹊桥，叩、漱、吞、咽，目的就是产生唾液，保精益气。传统医学认为"津即咽下，在心化血，在肝明目，在脾养神，在肾益精，自然百骸调畅，诸病不生"。

（1）对神经系统的影响。

生理学家通过对神经的研究认识到中枢神经系统对人体的重要作用，它是调节与支配所有神经与器官的枢纽。人类依靠神经系统的活动，以适应外界环境并改造外界环境。人体依靠神经系统活动，使体内各个系统与器官的功能活动，按照需要统一起来。任何一种锻炼方法，对全身来说都有很好的保健作用，也是对大脑的良好训练。太极拳练习一开始，就要求体舒心静，排除杂念，注意力集中，用意不用力，这些都是对大脑活动的良好训练因素。此外，从动作上来讲，太极拳动作练习时要如行云流水，连绵不断，如长江大河，滔滔不绝，"其根在脚，发于腿，主宰于腰，行于手指，由脚而腿，而腰总须完整一气。"由眼而手部、腰部、足部，上下照顾毫不散乱，前后连贯，同时动作的某些部分比较复杂，必须有良好的平衡能力，因此需要大脑在紧张的活动下完成，也间接地对中枢神经系统起训练作用，这样就提高了中枢神经系统的紧张度，从而活跃了其他系统与器官的机能活动，加强了大脑方面的调节作用。

（2）对心脏、血管系统及呼吸系统的影响。

在中枢神经活动支配下发生的，就太极拳的动作组成来说，包括各肌肉群和关节的活动，同时也包括有节律的呼吸运动，特别是横膈运动。因为它能加强血液及淋巴的循环，是一种用来消除体内瘀血的良好方法。

（3）对骨骼、肌肉、关节活动的影响。

太极拳运动对这些部位的影响是突出的，以脊柱为例，练拳时要求含胸、拔背、松腰。"腰脊为第一主宰"意思是打太极拳与腰脊部位活动的密切关系。经常练太极拳无论对脊柱的形态和组织结构都有良好的作用，能防止畸形和老年背驼。

（4）对体内物质代谢的影响。

有学者从两组老人骨骼及动脉硬化发生率研究资料的差异得出，打太极拳对脂类、蛋白质以及无机盐中钙、磷的代谢影响是良好的。通过锻炼前后的检查发现，经过 5～6 月锻炼后，血中蛋白质的含量增加，胆固醇的含量明显减少，而且动脉硬化的症状也大大减轻。这些都说明打太极拳对体内物质代谢有较好影响。

（5）对消化系统的影响。

由于太极拳运动对神经系统活动能力的提高，从而改善了其他系统的功能活动。因此，它可以预防并治疗某些因神经系统功能紊乱而产生的消化系统疾病（运动、分泌、吸收的紊乱），因呼吸运动对胃肠道起着机械刺激的作用，也能改善消化道的血液循环，因而起到促进消化的作用。它能预防便秘，对老年人来说更为重要。

2. 太极拳的招式

（1）起势。

左脚开立：左脚向左分开，两脚平行同肩宽。

两臂前举：两臂慢慢向前举，自然伸直，两手心向下。

屈腿按掌：两腿慢慢屈膝半蹲，同时两掌轻轻下按至腹前。

（2）左右野马分鬃。

① 左野马分鬃。

抱球收脚：上体稍右转，右臂屈抱于右胸前，左臂屈抱于腹前，成右抱球；左脚收至右脚内侧成丁步。

弓步分手：上体左转，左脚向左前方迈出一步，成左弓步；同时，两掌前后分开，左手心斜向上，右手按至右胯旁，两臂微屈。

② 右野马分鬃。

抱球收脚：重心稍向后移，左脚尖翘起外撇；上体稍左转，左手翻转在左胸前屈抱，右手翻转前摆，在腹前屈抱，成左抱球；重心移至左腿，右脚收至左脚内侧成丁步。

弓步分手：同前弓步分手，唯左右相反。

（3）白鹤亮翅。

跟步抱球：上体稍左转，右脚向前跟步，落于左脚后；同时，两手在胸前屈臂抱球。

虚步分手：上体后坐并向右转体，左脚稍向前移动，成左脚虚步；同时，右手分至右额前，掌心向内，左手按至左腿旁，上体转正；眼平视前方。

（4）左右搂膝拗步。

① 左搂膝拗步。

收脚托掌：上体右转，右手至头前下落，经右胯侧向后方上举，与头同高，手心向上，左手上摆，向右划弧落至右肩前；左脚收至右脚内侧成丁步；眼视右手。

弓步搂推：上体左转，左脚向左前方迈出一步成左弓步；左手经膝前上方搂过，停于左腿外侧，掌心向下，指尖向前，右手经肩上，向前推出，右臂自然伸直。

② 右搂膝拗步。

收脚托掌：重心稍后移，左脚尖翘起外撇，上体左转，右脚收至左脚内侧成丁步；右手经头前划弧摆至左前肩，掌心向下，左手向左上方划弧上举，与头同高，掌心向上；眼视左手。

弓步搂推：同前弓步搂推，唯左右相反。

（5）手挥琵琶。

跟步展臂：右脚向前收拢半步落于左脚后；右臂稍向前伸展。

虚步合手：上体稍向左回转，左脚稍前移，脚跟着地，成左虚步；两臂屈肘合抱，右手与左肘相对，掌心向左。

（6）左右倒卷肱。

① 右倒卷肱。

退步卷肱：上体稍右转，两手翻转向上，右手随转体向后上方划弧上举至肩上耳侧，左手停于体前；上体稍左转；左脚提起向后退一步，脚前掌轻轻落地；眼视左手。

虚步推掌：上体继续左转，重心后移，成右虚步；右手推至体前，左手向后、向下划弧，收至左腰侧，手心向上；眼视右手。

② 左倒卷肱。

退步卷肱：同前退步卷肱，唯左右相反。

虚步推掌：同前虚步推掌，唯左右相反。

（7）左揽雀尾。

抱球收脚：上体右转，右手向侧后上方划弧，左手在体前下落，两手呈右抱球状；左脚收成丁步。

弓步掤臂：上体左转，左脚向左前方迈成左弓步；两手前后分开，左臂半屈向体前掤架，右手向下划弧按于左胯旁，五指向前；眼视左手。

转体摆臂：上体稍向左转，左手向左前方伸出，同时右臂外旋，向上、向前伸至左臂内侧，掌心向上。

转体后捋：上体右转，身体后坐，两手同时向下经腹前向右后方划弧后捋，右手举于身体侧后方，掌心向外，左臂平屈于胸前，掌心向内；眼视右手。

弓步前挤：重心前移成左弓步；右手推送左前臂向体前挤出，两臂撑圆。

后坐引手：上体后坐，左脚夫尖翘起；左手翻转向下，右手经左腕上方向前伸出，掌心转向下，两手左右分开与肩同宽，两臂屈收后引，收至腹前，手心斜向下。

弓步前按：重心前移成左弓步；两手沿弧线推至体前。

（8）右揽雀尾。

转体分手：重心后移，上体右转，左脚尖内扣；右手划弧右摆，两手平举于身体两侧；头随右手移转。

抱球收脚：左腿屈膝，重心左移，右脚收成丁步；两手成左抱球状。

弓步掤臂：同前弓步掤臂，唯左右相反。

转体摆臂：同前转体摆臂，唯左右相反。

转体后捋：同前转体后捋，唯左右相反。

弓步前挤：同前弓步前挤，唯左右相反。

后坐引手：同前后坐引手，唯左右相反。

弓步前按：同前弓步前按，唯左右相反。

（9）单鞭。

转体运臂：上体左转，左腿屈膝，右脚尖内扣；左手向左划弧，掌心向外，右手向左划弧至左肘前，掌心转向上；视线随左手运转。

勾手收脚：上体右转，右腿屈膝，左脚收成丁步；右手向上向左划弧，至身体右前方变成勾手，腕高与肩平，左手向下、向右划弧至右肩前，掌心转向内；眼视勾手。

弓步推掌：上体左转，左脚向左前方迈出成左弓步；左手经面前翻掌向前推出。

（10）云手。

转体松勾：上体右转，左脚尖内扣；左手向下、向右划弧至右肩前，掌心向内，右勾手松开变掌。

左云收步：上体左转，重心左移，右脚向左脚收拢，两腿屈膝半蹲，两脚平行向前成小开立步；左手经头前向左划弧运转，掌心渐渐向外翻转，右手向下、向左划弧运转，掌心渐渐转向内；视线随左手运转。

右云开步：上体右转，重心右转，左脚向左横开一步，脚尖向前；右手经头前向右划弧运转，掌心逐渐由内转向外，左手向下、向右划弧，停于右肩前，掌心渐渐翻转向内；视线随右手运转。

左云收步：同前左云收步。

右云开步：同前右云开步。

左云收步：同前左云收步。

（11）单鞭。

转体勾手：上体右转，重心右移，左脚跟提起；右手向左划弧，至右前方掌心翻转变勾手；左手向下向右划弧至右肩前，掌心转向内；眼视勾手。

弓步推掌：同前弓步推掌。

（12）高探马。

跟步翻手：后脚向前收拢半步；右手勾手松开，两手翻转向上，肘关节微屈。

虚步推掌：上体稍右转，重心后移，左脚稍向前移成左虚步；上体左转，右手经头侧向前推出；左臂屈收至腹前，掌心向上。

（13）右蹬脚。

穿手上步：上体稍左转，左脚提收向左前方迈出，脚跟着地；右手稍向后收，左手经右手背上方向前穿出，两手交叉，左掌心斜向上，右掌心斜向下。

分手弓步：重心前移成左弓步；上体稍右转，两手向两侧划弧分开，掌心皆向外；眼视右手。

抱手收脚：右脚成丁步；两手向腹前划弧相交合抱，举至胸前，右手在外，两掌心皆转向内。

分手蹬脚：两手手心向外撑开，两臂展于身体两侧，肘关节微屈，腕与肩平；左腿支撑，右腿屈膝上提，脚跟用力慢慢向前上方蹬出，脚尖上勾，膝关节伸直，右腿与右臂上下相对，方向为右前方约30°；眼视右手。

（14）双峰贯耳。

屈膝并手：右小腿屈膝回收，左手向体前划弧，与右手并行落于右膝上方，掌心皆翻转向上。

弓步贯掌：右脚下落向右前方上步成右弓步；两手握拳经两腰侧向上、向前划弧摆至头前，两臂半屈成钳形，两拳相对，同头宽，拳眼斜向下。

（15）转身左蹬脚。

转体分手：重心后移，左腿屈坐，上体左转，右脚尖内扣；两拳松开，左手向左划弧，两手平举于身体两侧，掌心向外；眼视左手。

抱手收脚：重心右移，右腿屈膝后坐，左脚收至右脚内侧成丁步；两手向下划弧交叉合抱，举至胸前，左手在外，两手心皆向内。

分手蹬脚：同右蹬脚，唯左右相反。

（16）左下势独立。

收脚勾手：左腿屈收于右小腿内侧；上体右转，右臂稍内合，右手变勾手，左手划弧摆至右肩前，掌心向右；眼视勾手。

仆步穿掌：上体左转，右腿屈膝，左腿向右前方伸出成左仆步；左手经右肋沿左腿内侧向左穿出，掌心向前，指尖向左；眼视左手。

弓腿起身：重心移向左腿成左弓步；左手前穿并向上挑起，右勾手内旋，置于身后。

独立挑掌：上体左转，重心前移，右腿屈膝提起成左独立步；左手下落按于左胯旁，右勾手下落变掌，向体前挑起，掌心向左，高于眼平，右臂半屈成弧。

（17）右下势独立。

落脚勾手：右脚落于左脚右前方，脚前掌着地，上体左转，左脚以脚掌为轴随之扭转；左手变勾手向上提举于身体左侧，高与肩平，右手划弧摆至左肩前，掌心向左；眼视勾手。

仆步穿掌：同前仆步穿掌，唯左右相反。

弓步起身：同前弓步起身，唯左右相反。

独立挑掌：同前独立挑掌，唯左右相反。

（18）左右穿梭。

① 右穿梭。

落脚抱球：左脚向左前方落步，脚尖外撇，上体左转；两手呈左抱球状。

弓步架推：上体右转，右脚向右前方上步成右弓步；右手向前上方划弧，翻转上举，架于右额前上方，左手向后下方划弧，经肋前推至体前，高与鼻平；眼视左手。

② 左穿梭。

抱球收脚：重心稍后移，右脚尖外撇，左脚收成丁步；上体右转，两手在右肋前上下相抱。

弓步架推：同前弓步架推，唯左右相反。

（19）海底针。

跟步提手：右脚向前收拢半步，随之重心后移，右腿屈坐；上体右转，右手下落屈臂提抽至耳侧，掌心向左，指尖向前，左手向右划弧下落至腹前，掌心向下，指尖斜向右。

虚步插掌：上体左转向前俯身，左脚稍前移成左虚步；右手向前下方斜插，左手经膝前划弧搂过，按至左大腿侧；眼视右手。

（20）闪通臂。

提手收脚：上体右转，恢复正直；右手提至胸前，左手屈臂收举，指尖贴近右腕内侧；左脚收至右脚内侧。

弓步推掌：左脚向前上步成左弓步；左手推至体前，右手撑于头侧上方，掌心斜向上，两手分展；眼视左手。

（21）转身搬拦拳。

转体扣脚：重心后移，右腿屈坐，左脚尖内扣；身体右转，右手摆至体右侧，左手摆至头左侧，掌心均向外；眼视右手。

坐腿握拳：重心左移，左腿屈坐，右腿自然伸直；右手握拳向下、向左划弧停于左肋前，拳心向下，左手举于左额前；眼向前平视。

踩脚搬拳：右脚提收至左脚内侧，再向前迈出，脚跟着地，脚尖外撇；右拳经胸前向前搬压，拳心向上，高与胸平，肘部微屈，左手经右前臂外侧下落，按于左胯旁；眼视右拳。

转体收拳：上体右转，重心前移，右拳向右划弧至体侧，拳心向下，左臂外旋，向体前划弧，掌心斜向上。

上步拦掌：左脚向前上步，脚跟着地；左掌拦至体前，掌心向右，右拳翻转收至腰间，拳心向上；眼视左掌。

弓步打拳：上体左转，重心前移成左弓步；右拳向前打出，肘微屈，拳眼向上，左手微收，掌指附于右前臂内侧，掌心向右。

（22）如封似闭。

穿手翻掌：左手翻转向上，从右前臂下向前穿出；同时右拳变掌，也翻转向上，两手交叉举于体前。

后坐收掌：重心后移，两臂屈收后引，两手分开收至胸前，与胸同宽，掌心斜相对；眼视前方。

弓步按掌：重心前移成左弓步；两掌经胸前弧线向前推出，高与肩平，宽与肩同。

（23）十字手。

转体扣脚：上体右转，重心右移，右腿屈坐，左脚尖内扣；右手向右摆至头前，两手心皆向外；眼视右手。

弓腿分手：上体继续右转，右脚尖外撇侧弓，右手继续划弧至身体右侧，两臂侧平举，手心皆向外；眼视右手。

交叉搭手：上体左转，重心左移，左腿屈膝侧弓，右脚尖内扣；两手划弧下落，交叉上举成斜十字形，右手在外，手心皆向内。

收脚合抱：上体转正，右脚提起收拢半步，两腿慢慢直立；两手交叉合抱于胸前。

（24）收势。

翻掌分手：两臂内旋，两手翻转向下分开，两臂慢慢下落停于身体两侧；眼视前方。

并脚还原：左脚轻轻收回，恢复成预备姿势。

3. 太极拳的动作要领

（1）虚领顶劲。

头颈似向上提升，并保持正直，要松而不僵，可转动。

太极拳

（2）含胸拔背、沉肩垂肘。

胸要含，不能挺，肩不能耸而要沉，肘不能抬而要下垂，全身要自然放松。

（3）手眼相应。

以腰为轴，移步似猫行。

（4）虚实分清。

打拳时必须上下呼应，融为一体，要求动作出于意、发于腰、动于手，眼随手转，两下肢弓步和虚步分清而交替，练到腿上有劲，轻移慢放，没有声音。

（5）动中求静，动静结合。

肢体动而脑子静，思想要集中于打拳。

（6）式式均匀，连绵不断。

每一式的动作快慢均匀，而各式之间又是连绵不断，全身各部位肌肉舒松协调而紧密衔接。

（7）呼吸均匀协调。

打太极拳要求有意地运用腹式呼吸,加大呼吸深度,从而改善呼吸功能和血液循环。

（8）循序渐进。

练习太极拳是一个循序渐进的过程,需要持之以恒。同时,在练习时应多加观摩,相互学习交流,相信经过认真的练习和不断的努力的人,都可以收到强身健体的效果。

（二）五禽戏

五禽戏是我国传统健身法之一,它历史悠久,源远流长,有祛病延年的功效,是一种独特的养生妙术。

五禽戏是我国后汉著名医学家华佗创编的,顾名思义,它是模仿五种动物的动作而来的,其中四兽有虎、鹿、熊、猿,一禽是鸟,混称为五禽。当然,禽与兽是不同的,"二足而羽谓之禽,四足而毛谓之兽。"但在东汉班固所著的《白虎通义》中说:"禽为鸟兽之兽总名。"也许,这就是当时五禽戏命名的根据。

古代人民在生活过程中有时模仿动物的动作来锻炼身体。例如,在春秋战国时代已有二禽戏（熊经鸟伸）,模仿熊攀树,鸟飞翔;西汉时有三禽（鸟、熊、猿）,马王堆三号汉墓出土的导引图中就有三禽戏的图形多个;《淮南子》中记载了六禽戏（熊经、鸟伸、凫浴、猿躩、鸱视、虎顾）;到了东汉末年,华佗在上述体育疗法的基础上创编了五禽戏,据《后汉书·华佗传》的记载"年且百岁,而貌有壮容",说明五禽戏有着很好的保健效果。

五禽戏的动作结构,是根据祖国医学理论和五种禽兽的习性和特点而逐步发展、完善起来的,因此练功时要严格认真模仿五禽的神态和动作,要掌握阴阳虚实、动作与意念相随,要用意不用力、沉肩垂肘和含胸拔背等。此外,思想要集中,呼吸要自然,模仿五禽的形象越逼真越好。

1. 虎　戏

虎性凶猛,虎体强壮,善于纵跳和抓扑,故练虎戏时要仿效虎的勇猛形态来强筋健骨。两目常常圆睁下视,是为虎视眈眈;两手要成爪形,伸缩有力;身腰要扭动有劲,所有动作均要发力于臀尾部。练虎势须刚柔并济,血气周流,久练能通任督脉,督脉一通则诸脉全通,精气神充沛全身;每势间稍有停顿,此时即用意沉于脐下丹田。

2. 鹿　戏

鹿性情温和,身体轻捷,爱角抵,善奔走,站立时喜伸颈远望,也好左顾右盼,回看足跟,故练鹿戏时要仿鹿的神态,活动全身关节,最为适宜,特别是锻炼下肢。

练鹿戏二手当空握三四指,模仿鹿角,二眼直视并随两角转动方向转视;步法主要练八卦行走,上下肢须协调配合。鹿戏有易筋强力之能,可除腰腿关节痛,久练可轻身延年。

3. 熊　戏

熊性刚强不屈,勇敢顽强,体壮有力。其形外阴内阳,行坐时皆爱活动,善用上肢推物和攀登,故有推石拔树之力,抗豹斗虎之勇。

练熊戏要在顽强勇敢中增强气力及攀登能力,仿做左右晃动的熊步;前推和攀登时,要发出内劲,要注意动中求静。练熊势能增强体魄,壮胆气补脾土,化肝风,虚火不生,真精化气补还于脑，并能增强攀援推拔等力。

4. 猿　戏

猿最灵巧，好模仿，动作敏捷，善用上肢采食，善于躲避其他动物的袭击，有"三闪六躲"的本领，性好动。

练猿戏要模仿猿的神态，轻松活泼，两手呈爪状，两眼随着前进、后退、左右躲闪时的方向而迅速转视，意守脐下丹田，并须特别注意"猿定"动作的呼吸和自我按摩动作；练功时常用手与意导引气血关窍，久练可使动静结合，与古导引按摩、吐纳之术相吻合。

5. 鸟　戏

鸟体轻灵，好高飞争鸣。练鸟戏时，头颈、躯干、上下肢随动作呼应，伸展时，上肢动作幅度要大；鸟落时，单脚平衡要稳固，腿尽量后伸，提起脚的脚底要与头部相对；鸟飞时，两上肢各关节要柔韧有力，快慢适当而有节律。

鸟中以鹤长寿。鹤善于伸展飞翔，喜好引颈回顾，平衡能力特别强。练鹤戏时，两臂要善于仿鹤飞翔，仿鹤引颈回顾和单脚独立，以活动颈部和锻炼平衡能力；鹤飞时抑扬开合，运伸颈腰，使呼吸与内气的锻炼相结合。

目前，流行较广的是华佗五禽戏。具体动作名称如下：① 虎戏——虎视、虎抓、虎扑、虎伸、虎旋；② 鹿戏——鹿兴、鹿触、斜触、鹿盘；③ 熊戏——熊晃、熊推、熊攀；④ 猿戏——猿跃、猿转、猿退、猿进、猿闪、猿采、猿定；⑤ 鸟戏——鸟伸、鸟落、鸟飞。

关于五禽戏的作用有人认为虎形能益肺气，熊形能舒肝气，鹿形能健胃气，猿形能固肾气，鸟形能调心气，即对于五脏均有作用。一些患有肺气肿、高血压、冠心病等慢性病的患者，经锻炼后能够有一定程度的康复。

五禽戏

(三) 易筋经

易筋经是我国古老传统养生术之一，其特点是动静结合，刚柔相济，特别是要求学会用暗劲做动作（静止性用力）。

易筋经，顾名思义，易为改变，筋是肌肉筋骨，经是方法，意即一种改变肌肉筋骨的方法。又有人认为，"经"是一种具有指导意义的重要著作，如《诗经》《易经》《内经》等，因此也就把《易筋经》看作是一本能改变肌肉筋骨的具有指导意义的著作。不管怎样说，易筋可看成是一种增强肌肉筋骨的健身术。

古本《易筋经》的总论中指出："骨节之外，肌肉之内，无处非筋，无处非络，联络周身，通行血脉而为精神之外辅。如人肩能负，手之能摄，足之能履，通身之活泼灵通者，皆筋之挺然者也。"所以古人认为锻炼肌肉筋骨，是十分重要的。

易筋经流传下来的套路很多，其《易筋经》（十二式，本衙藏版）共有十二式：① 韦驮献杵第一势；② 韦驮献杵第二势；③ 韦驮献杵第三势；④ 摘星换斗势；⑤ 出爪亮翅势；⑥ 倒拽九牛尾；⑦ 九鬼拔马刀势；⑧ 三盘落地势；⑨ 青龙探爪势；⑩ 卧虎扑食势；⑪ 打躬势；⑫ 工尾势。

易筋经

(四) 八段锦

八段锦是我国古代流传下来的八节健身术,阐述八段锦的七言八句,不仅脍炙人口,容易记诵,而且每一句都明确提出了动作的要领、作用和目的。这些动作,如上下、左右、前后伸展和俯仰、摇摆等,分别有益于人体的三焦、心肺、脾胃、肾腰等部位和器官,可防治心火、五劳七伤和各种疾病,并有活动关节、发达肌肉、增长气力、强壮筋骨、帮助消化和调整神经系统的功能。

有人认为八段锦就是中国古代的健身操,有人认为八段锦是中国武术的基本功之一,也有认为八段锦是由中国古代的导引术和吐纳术等发展而来的。其特点是,要求内外俱练,动静相兼,使人的身心兼受其益。所以,多少年来,八段锦一直深受人们欢迎,把它称为美丽的"锦"。

这项古老的健身术之所以成为八段,据认为是由于古人常把八卦的八个数字用到某一事物上来,以表示这一事物是含有特殊意义的、完整的一套。"锦",是一种颜色美丽的丝织品,故以"段"字作为量词,冠在锦字之前。这就是八段锦名词的来源。由此可见,自古以来人们是多么重视、爱护和赞赏这一养生术。后来,也就有人把某一内容丰富、效果显著的活动也称之为"锦",例如把由 12 节动作编成的健身术称之为"十二段锦"等。

八段锦(武八段锦)的动作名称及作用:两手托天理三焦,左右开弓似射雕;调理脾胃举单臂,五劳七伤向后瞧;攒拳怒目增气力,两手攀足固肾腰;摇头摆尾去心火,背后七颠诸病消。

八段锦

二、现代运动

老年人的体质状况决定了老年人的体力活动能力和日常生活质量,与老年人的健康密切相关。足够的肌肉力量、心肺耐力、柔韧性、灵敏性和平衡能力是保障老年人完成日常活动的基础。良好的体质状况,可以使老年人有可能进行各种合适的体育活动,或者至少能在没有帮助的情况下完成爬楼梯、从扶手椅上站起来、进出浴缸等日常必需的体力活动。帮助老年人制定合理的体力活动和体育锻炼方案,就可以帮助他们延缓这些能力的丧失,并在相当长的一段时间内保持这些能力。另外,由于可能存在的多种慢性疾病的困扰,在生命的最后几年,老年人对治愈疾病的医疗需求会逐步转变为保持生活质量的要求,保持一定水平的体力活动可以帮助老年人达到维持,甚至是提高生活质量的目标。

尽管与年轻人一样,老年人可以参加体育活动,但是他们参加体育活动的原因和方式可能不一样。一个运动训练计划并不能适合所有人。向老年人推荐的有效的运动训练计划应当包括那些能够提高或维持肌肉功能(力量、耐力和爆发力)、平衡和移动性、柔韧性以及心肺耐力的运动。

(一) 肌肉力量训练

肌肉力量代表一个肌肉或肌群能举起最大重量的力量;肌耐力是指举起某一重物可完成最多反复次数的能力或是维持一段长时间固定或静态肌肉收缩的能力。肌力和肌耐力不仅是竞技运动员训练不可或缺的重要因素,也是休闲运动者和一般人必须维持的基本身体能力。在日常生活中发挥良好的肌肉力量水平,如提水、搬运物品和爬楼梯等动作，皆需肌力和肌耐力。美国运动医学会（American College of Sports Medicine，ACSM）建议老年人遵循的肌肉力量训练目标其实不难完成，一周 2～3 天的抗阻训练，每次选择 8-10 种阻力运动，每一组动作反复 10～15 次；通常在 15～20 min 内即可完成 8～10 种阻力运动。以年龄 25～55 岁的成人来说，未规律从事抗阻训练者，每 10 年平均减少肌肉组织超过 2.3 kg，年纪更大的老人肌肉组织流失更加迅速，一旦肌肉组织流失就会降低休息代谢率，减少卡路里消耗，因而储存更多脂肪。Castillo 等人（2003）指出，老龄化加上身体活动量不足是导致肌肉减少症的主因，肌肉减少症代表着肌肉量与肌力同时下降，也会增加跌倒的风险。另外，坐姿生活形态的老年人肌神经功能会从中年开始逐年变弱，不论是男性或女性，在向心收缩、离心收缩与等长收缩的力量上亦有明显下降的现象。

抗阻训练对老年人是否安全有效？经常有人对抗阻训练提出这样的疑问。其实，由运动教练或个人健身教练协助训练计划实施的研究成果显示，抗阻训练无论对男性还是女性、青少年还是中年或老年人都具有增进肌力与肌肉量的好处，尤其是在专人指导下从事抗阻训练安全性更高。Westcott 等人（2009）研究 1 600 多位 65～80 岁老年人从事 10 种抗阻运动的身体变化情况，每周 2～3 天持续 10 周，结果发现受试者的肌肉量增加了 1.4 kg，脂肪降低了 1.8 kg。还有一些实证研究显示，数周的抗阻训练对绝经后女性、老年男性和 90 多岁老年人均具有增加肌肉量与肌力的明显效果。此外，2012 年有一篇受到瞩目的纵向研究论文，是由南丹麦大学（University of Southern Denmark）与哈佛大学公共卫生学院（HarvardSchool of Public Health）的研究团队合作研究的成果，论文指出，男性从事一周 5 天，每次约 30 min 的抗阻训练可显著降低 34%罹患 2 型糖尿病的概率；若抗阻训练加有氧训练则能有效降低 59%患 2 型糖尿病的风险。这项研究显示，独立从事抗阻训练也能够改善胰岛素敏感性并且增加肌肉量，证明抗阻训练对健康代谢指标有帮助。因此，老年人进行抗阻训练刻不容缓，应立即着手进行，从而提高生活质量并成功迈向积极老龄化。

（二）平衡功能训练

平衡（balance，equilibrium）在力学上是指物体所受到的来自各个方向的作用力与反作用力大小相等，使物体处于一种稳定的状态（即牛顿第一定律）。人体平衡比自然界物体的平衡复杂得多，平衡在临床上是指身体所处的一种姿势状态，并能在运动或受到外力作用时自动调整并维持姿势的一种能力。

人体平衡可以分为以下两大类。

1. 静态平衡

运动静态平衡指的是人体或人体某一部位处某种特定的姿势，如坐或站等姿势时保持稳定的状态。

2. 动态平衡

动态平衡包括两个方面。

（1）自动态平衡：指的是人体在进行各种自主运动，如由坐到站或由站到坐等各种姿势间的转换运动时，能重新获得稳定状态的能力。

（2）他动态平衡：指的是人体对外界干扰，如对推、拉等产生反应、恢复稳定状态的能力。

跌倒是造成65岁以上老人意外损伤的主要原因，进而影响其独立生活能力及生活质量。因此，预防老年人跌倒是现今社会中一个重要的话题。老年人跌倒后，容易失去行动及独立生活能力，其患病率及死亡率也随之升高，需要耗用较多的社会资源及家人照护，进而导致医疗成本的增加。

随着老化引起的生理衰退以及上述因素，导致老年人发生跌倒的风险较其他人群高。研究发现，台湾地区65岁以上老年人在2005年一年中跌倒发生率高达20.5%，其中37%为反复跌倒。因此，了解跌倒的危险因素，筛选出运动介入可改善的因素，并以全面性运动课程介入健康促进。这是项不容忽略的重要课题。

老年人因行动不便、住院或失去独立生活能力，患病率及死亡率随之上升，导致社会照护需求增加，以及家庭照顾者的负担加重，进而增加医疗成本。跌倒后产生的健康风险更是巨大且难以评估，不仅影响老年人自身独立生活能力，也会耗费更多的社会医疗资源。而生理及心理的衰退也会导致老年人运动意愿及频率降低。

根据美国疾病控制与预防中心（2010）的建议，运动可推迟老化并延长寿命，减少心血管疾病的发生，降低忧郁和焦虑，促进心理健康，控制体重，促进骨骼、肌肉与关节的功能，促进手眼协调，进而避免跌倒发生。老年人进行规律的身体活动，对预防跌倒最大的帮助在于改善肌力和肌耐力、促进神经的适应性、改善平衡和协调能力。因此，规律的运动有助于老年人维持自主生活能力，而无须依赖他人。

平衡能力与跌倒发生率高度相关，增进老年人平衡能力是降低其跌倒发生率的有效方法。研究发现，老年人跌倒风险与其手部肌力腿部肌力、敏捷性及动态平衡能力有显著关系；研究还明确地指出，规律的身体活动可以减少35%～45%跌倒发生概率。因此，老年人进行规律运动可谓一举多得，不仅能改善负面情绪，减少老年慢性疾病的发生，同时也能减缓因老化引起的生理功能衰退，进而拥有较佳的生活质量。若能通过运动介入改善因老年退化而产生的各项生理功能衰退，增加身体活动的机会，并建立规律运动的习惯，相信一定能降低跌倒的风险、进而增进老年人独立自主生活的能力。

(三) 柔韧功能训练

柔韧度是指一个或多个关节活动范围的能力，它是所有年龄段都需要的健康体适能要素之一。在儿童和青少年时期，多数人都能够毫无困难地完成身体所有关节的动作；然而，随着年龄的增长，伴随某些生理机能的退化，老年人的柔韧度变差，如关节僵硬程度增加、结缔组织改变、患骨关节炎等，进而降低日常生活中自由行动的能力，如弯腰拾物，高举取物或推、拉、捡、拖物，更衣，背后抓痒，背后拉拉链，顺利进出汽车或浴缸等。因此，若想要维持良好的日常生活质量及身体活动能力，身体各主要关节必须维持一定的关节活动范围。

Kevin（2005/2012）指出，关节周围的结缔组织会影响关节活动，其包括肌肉、筋膜、肌腱、韧带、关节囊、关节软骨以及皮肤等，所有结构都会因年龄的变化而发生生物学与机械性改变。目前，有些研究指出，关节活动度不佳的老年人，可以通过任何运动形式得以改善，如传统的关节活动运动、舞蹈、太极和水中运动。洪瑄曼、陈桂敏

（2007）及 Choi 等（2005）分别对 75 位和 68 位老年人进行 12 周、每周 3 次、每次 50 min 的太极训练，且进行坐姿体前弯测试腰椎的柔韧度，结果都发现实验组明显优于对照组。另一研究以 75 位 65~74 岁老年人为研究对象，每周运动 3 天，每天运动 90 min，内容包括柔软操、肌力训练和有氧运动，结果发现 36 位（47%）能顺利完成长达 2 年训练计划的老年人，其柔韧度提高了 11%，且因运动所获得的柔韧度改善，在 2 年内仍可维持在一成左右。另外，长期从事规律的伸展活动，也可以减少运动伤害。综上所述，从事柔韧度运动确实能对关节活动范围产生积极效果。

(四) 心肺功能训练

心肺功能是指个人的心脏与肺脏从空气中携带氧气，并将氧气输送到组织细胞加以利用的能力。因此，心肺功能可以说是心脏、肺、血管与组织细胞的有氧能力指标。随着年龄的增加，人体的许多功能或系统会逐渐衰退，心血管系统和呼吸系统会产生外观上与功能上的改变，包括心肌细胞线粒体数量与氧化酶的活性降低、心脏对自主神经调节的感应下降而降低了内在收缩的能力、动脉和心肌的硬化程度增加、内皮细胞的放松能力降低等改变，造成最大心率、每搏输出量和心排血量随年龄增加而降低，血压上升等。

人从 25 岁就开始坐式生活，其最大摄氧量（$VO_{2\,max}$）每 10 年会减少 5%~15%，最大心率每 10 年会减少 6~10 次，且年龄越大心肺功能退化率越高。超过 50 岁以后男性的心肺功能衰退率大于女性，60 岁以上男性老年人心肺功能老化速率约为相同年龄女性的 2 倍。因此，随着年龄增加，心肺功能与身体活动能力会逐渐下降，通过运动参与和动态生活方式来减缓心肺功能的老化，是维持身体健康的有效策略。2007 年，美国运动医学会（ACSM）与美国心脏协会（AHA）共同对老年人身体活动提出建议：想要推迟老化、保持身体健康，规律的身体活动包括从事有氧运动和肌力训练是必要的。

心肺功能训练会增加老年人的 VO_2、胰岛素的活性、骨骼肌细胞膜上 GLUT4 的数量、葡萄糖耐受量、胰岛素敏感性、极限负荷时心脏的每搏输出量、骨骼肌微血管密度、线粒体中氧化还原的活性、四肢肌肉的有氧能力与抗疲劳的能力、运动效率、每次最大运动时将脂肪转化为能量的能力、饭后血中甘油三酯清除，降低每次最大运动时的心率和换气量，具有降低腹部脂肪、减少体内总脂肪量、改善身体组成、增加骨质密度、降低冠状动脉疾病危险因素等益处。

耐力运动训练或有氧运动训练对心肺功能的改善作用不会受到年龄增长的影响，不论是 30 或 70 岁的人，经过长时间的耐力运动训练后，皆可以有效改善心肺适能，增加 $VO_{2\,max}$，且有氧耐力训练对老年人有氧能力与运动效率的改善幅度大于年轻者。

(五) 体育运动项目

体育运动是指以身体练习为基本手段，以增强人体的体质、促进人的全面发展、丰富社会文化和促进精神文明为目的的一种有意识、有组织的社会活动。它是社会总文化的一部分。

随着年龄的增长，老年人不仅心肺功能降低，而且运动器官也逐渐衰退（如肌肉萎缩、兴奋性降低、速度减慢、骨质疏松等）。另外，老年人的听觉、视觉、触觉、平衡器官功能也减退，表现为反应缓慢、灵敏度低、协调差。应根据老年人生理变化的特点来决定老年人所选择的运动项目并确定运动强度。

1. 老年人参加体育活动的基本原则

（1）安全性原则。

由于老年人的体力和协调功能衰退，视、听功能减弱，对外界的适应能力下降，老年人参加体育活动首先要考虑安全问题，应当避免有危险性的项目和动作，运动强度、幅度不能太大，动作要简单、舒缓。

（2）全面性原则。

老年人应当尽量选择多种运动项目和能活动全身的项目，使全身各关节、肌群和身体多个部位得到锻炼。注意上、下肢协调运动，身体左、右侧对称运动，并注意颈、肩、腰、髋、膝、踝、肘、腕、手指、脚趾等各个关节和各个肌群的运动。

（3）适度性原则。

老年人应当根据自己的生理特点和健康状况选择适当的运动强度、运动时间和运动频率。最好每天坚持锻炼，至少每周锻炼 3～5 次。每天户外活动时间至少半小时，最好 1 小时。老年人进行体育锻炼时，一定要量力而行，运动强度以轻微出汗、自我感觉舒适为度。

2. 老年人参加运动锻炼的基本禁忌

（1）忌激烈竞赛。

老年人无论参加哪些运动项目，都应当重在参与、重在健身，不要争强好胜、与别人争高低；激烈的竞赛不仅体力承受不了，而且容易发生碰撞、跌倒、情绪激动，极易发生意外。

（2）忌负重憋气。

老年人肺结构老化、功能降低，憋气用力可能会因肺泡破裂而发生气胸。憋气还会增加心脏负担，引起胸闷、心悸。憋气时因胸腔压力增高，回心血量和脑供血减少，容易发生头晕目眩，甚至昏厥。憋气完毕，回心血量骤然增加、血压升高，容易发生脑血管意外。

（3）忌头部倒置动作。

老年人不要向前过度弯腰、仰头后倾、左右侧弯，更不要做头向下的倒置动作。因为这些动作会使血液流向头部，而老年人血管壁变硬、弹性差，容易发生血管破裂，引起脑出血。当恢复正常体位时，血液快速流向躯干和下肢，脑部暂时发生缺血，会出现两眼发黑站立不稳，甚至跌倒。

（4）忌晃摆旋转。

老年人协调性差、平衡能力弱、腿力发软、步履缓慢、肢体移动迟钝，不宜进行滑冰、荡秋千和各种旋转动作，以免发生危险。

（5）忌急于求成。

老年人对体力负荷适应能力比较差，因此，在运动时应当有较长时间的适应阶段，一定要循序渐进，切忌操之过急。

3. 老年人参加体育活动的注意事项

（1）做全面身体检查。

通过身体检查可以了解自己的健康状况，做到心中有数，为老年人合理选择运动项目和适宜的运动量提供依据。

（2）了解运动前、后的脉搏。

测量早晨起床时的基础脉搏以及运动前、后的脉搏变化，进行自我监测，必要时可以测量血压。

（3）锻炼要循序渐进。

每次运动前要做几分钟准备活动，缓慢开始，运动量由小到大，逐渐增加。以前没有运动习惯的老年人，开始几天可能会出现不适应反应，表现为疲劳、肌肉酸痛、食欲变差，甚至影响睡眠。此时，应当减少运动量，降低运动强度。经过一段时间适应后再慢慢增加运动量，不要急于求成。

（4）活动环境要好。

老年人应当尽量选择空气清新、场地宽敞、设施齐全、锻炼氛围好的场所进行体育活动。

三、制定个性化运动计划

（一）个性化的需求与指导

为老年人进行个人运动指导时，建议采用以问题为导向的技巧，此技巧一般采用健康照护专业中的 SOAP 模式，亦即主观数据的收集（subjective data）、客观资料的收集（objective data）、依据主客观数据进行整体评估（assessment）、行动计划（plan for action）等个人运动指导方面，为了能更具体、更精确地为老年人量身订制居家运动计划，因此再将行动计划扩展为 4 个部分，分别为：① 制订训练目标（purpose）；② 运动训练计划（plan）；③ 运动训练分期（phase）；④ 运动训练分期计划（program）等。这样设计运动训练处方，会使治疗或设定课程的评量标准与思路更加清楚，老年人的独特需求或问题亦将被标明、介入且被记录。总体来说，这样做可以使老年人后续的追踪评估能与第一次的状况加以比较，居家运动计划的成败也就一目了然。

以问题为导向的管理最大的益处是当老年人有多重慢性疾病或失能情况时，可以同时按照问题的期程独立进行追踪，也能包含整体的状况。对身体健康的老年人来说，这套系统并非明显有用；对仅有一种慢性疾病或不会因身体活动而影响生理反应的失能（如耳聋或视觉缺损等感官障碍）者来说，对此系统的需求也不会太高；但对有多重慢性疾病或其失能情况会影响运动表现的老年人来说，此套系统确实可以将不同的问题同时独立开来，并能将所有的状况在同一时间轴上进行计划。

（二）老年个性化慢性疾病运动计划的制定

运动是良医（Exercise is Medicine，EM）是 2007 年由美国运动医学会（American College of Sports Medicine，ACSM）和美国医学会（The American Medical Association，AMA）共同发起的以增加体力活动和适量运动为核心的健康促进项目，即采用科学的运动测试和运动处方，指导人们增加体力活动和适量运动，有效地预防和治疗慢性疾病。

"运动是良医"大力倡导体力活动和运动成为预防与治疗慢性疾病不可或缺的理念，促进医护人员、健身指导人员和大众之间的连接，鼓励初级保健医生和健身指导人员合作，并在为患者制订治疗计划时采用运动处方。经过数年的积极推广，这一倡议得到了世界多个国家的响应和参与，中国疾病预防控制中心于 2012 年 6 月加入此项目，成立了由公共卫生专家、运动人体科学专家和临床医学专家共同组成的"运动是良医中国工作组"，并建立了"运动是良医中国网站"。"运动是良医"这一倡议是一个全球性的、多层面的创举，使体力活动对疾病预防和治疗成为多个国家卫生保健系统的重要组成部分。

在我国，若每周运动次数能达到 3 次及以上，每次运动时间达到 30 min 及以上，进行中等或较大强度运动者称为常运动人口。通过 2014 年全民健身活动状况调查公报数据可知，在我国 60～69 岁年龄段的常运动人口比例最高，但是也仅有 18.2%。

面对常运动人口比例较低、国民体质状况不良以及慢性非传染性疾病低龄化和高发病率的情况，以科学健身为抓手，开展多种形式的健身活动项目，对延缓慢性非传染性疾病的进程和提高其治疗效果具有显著意义，同时，对推动我国运动科学研究和大众健身运动的科学化进程也具有积极作用。

1. 肩关节周围炎的运动计划

学习目标

1. 掌握肩周炎常见的运动方法并予以实施，操作过程中关爱病人。
2. 熟悉肩周炎的临床特点与功能影响。
3. 了解肩周炎的诊断方法。

预习案例

患者，女，67 岁，因右肩关节疼痛伴活动障碍，到当地人民医院就诊，经过医生诊断检查，诊断为肩周炎。

请思考

1. 作为专业人员，你应该如何指导患者实施运动处方？
2. 患者确诊后，你应该进行何种运动前筛查与体适能评估？

肩关节周围炎又名"冻结肩""肩凝""五十肩"，是一种肩关节周围软组织的无菌性炎症，以长期肩痛、肩关节活动障碍为特征，好发于 50 岁左右的中老年人，女性多于男性，属中医的"肩痹""肩凝"等范畴。

（1）运动疗法的作用。

肩周炎的运动疗法，目的是使上肢能循序渐进地向各个方向运动，可牵引因粘连而挛缩的组织，能改善全身与局部的血液循环，促进组织代谢；调和气血，疏通经络，活血散淤，消肿止痛，从而达到恢复肩关节功能的目的。

（2）医疗体育的方法。

① 肩部主动运动。

站立位：

a. 两腿分开同肩宽直立，手腕、肘关节伸直，以肩为轴，做上肢的屈、伸、内收、外展、旋外、环转等运动（图2.1）。重复3~6次。

b. 双手交叉于胸前掌心向外，推出，还原（图2.2）。

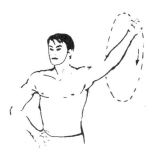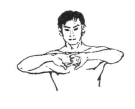

图2.1 肩部主动运动（一）　　图2.2 肩部主动运动（二）

c. 科德曼（Codman）下垂摆动运动：体前屈90°，患肢下垂，向前后摆动，内外摆动，然后作摆动画圈法（图2.3）。

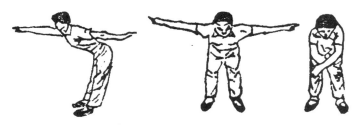

图2.3 科德曼（Codman）下垂摆动运动

要求：动作要缓慢柔和，动作幅度大小要以患者感到局部有轻微酸痛为度，推出时要用力。

肩部主动运动　　　　　Codman 医疗体操

② 肩部助力运动。

站立位：

a. 患侧上肢做内收动作，健肢手置于患侧腋下，握住肩部后侧，将患肢拉向健侧，还原。重复6~9次。

b. 将患肢置于胸前或头部前面，同时掌心向前，健侧手握住患肢肘关节上方，用力向健侧拉，或者将患肢拉向头顶上部，同时掌心向上以健侧手握住患侧手腕，向健侧拉动，还原。重复6~9次。

c. 将患肢置于背后骶部，健侧手握其肘部，将其患肢拉向健侧，还原。重复 6～9 次。

坐位：动作同上。

要求；动作柔和缓慢，有节奏，向周围各方向拉开，以松懈粘连和僵化的部位。

③ 手指爬墙运动。

肩部助力运动

患者面墙直立，距离约 50～70 cm，患侧臂稍屈前举，食指贴于墙上，患臂随食指和中指，无名指轮流向上爬行而逐渐伸直手臂，当不能再往上时，用手掌扶住墙，两腿弯曲，向墙作正面压肩动作；然后换成侧面做，动作同上（图 2.4）。以上练习各重复 3～5 次。动作要慢，关节活动幅度要大，可能出现疼痛，应尽量坚持。

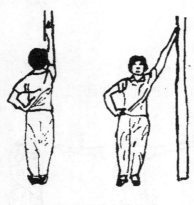

图 2.4　手指爬墙运动

手指爬墙运动

④ 肩部抗阻运动。

站立位：

a. 健侧上肢置于体侧，用患肢手握住健肢腕关节，患肢作屈肘、抬肘、抬肩动作；将其健肢拉向患侧，同时，健肢给以阻力，还原。重复 6～9 次。

b. 健侧上肢置于体侧，患肢从背后握住健肢手腕，患肢屈肘、抬肘、抬肩，将健肢拉向患侧，同时健肢给予阻力，还原。重复 6～9 次。

坐位：动作同站立位。

要求：做练习时健侧上肢应给予患肢一定的阻力，其力大小可根据患肢病情而定。实际上是患肢以肩为轴，在胸部前或背后来回摆动，但必须克服一定的阻力。

肩部弹力带抗阻练习　　肩部利用健侧手抗阻练习

⑤ 含胸扩胸运动。

　　站立位：先含胸后扩胸。两臂自然下垂，掌心向前置于身体两侧，接着低头含胸，两臂慢慢向内同时翻掌，掌心向外向前，肩部向内旋转，在扩胸时，肩部向外旋转，双手翻掌掌心向前，还原为解剖姿势。重复 6~9 次。还可做屈肘含胸扩胸练习，此练习也重复 6~9 次。

　　坐位：动作同上。

　　要求：伸臂的含胸扩胸练习，动作较慢且柔和，屈肘的含胸扩胸练习动作可稍快一点，但动作都必须到位。

含胸扩胸运动

弹力带含胸扩胸运动

　　⑥ 体操棍运动（图 2.5）。

　　选择 1~2 m 长光滑的木棍，在健侧上肢帮助下进行下列肩关节运动。

　　站立位：

　　a. 持棍上举 6~9 次。

　　b. 持棍侧举 3~6 次。

　　c. 持棍后举 3~6 次。

肩部体操棍练习

　　d. 持棍于体后，健侧上肢手握在上面，患侧手握棍在下，健侧手向上拉，患侧臂跟着向上 3~6 次。

　　要求：动作要缓慢柔和，用力不能过猛。

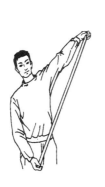
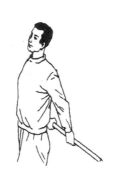
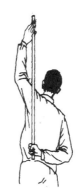

图 2.5　体操棍运动

　　⑦ 滑车练习（图 2.6）。

　　a. 侧拉，两臂伸直侧平举握环，然后上下拉绳。

　　b. 前拉，两臂伸直握环前平举，然后上下拉绳。

　　c. 后拉，两脚开立，健肢于体前握环略高于肩，患肢于体后屈曲握环，然后上下拉绳。

肩部滑车练习

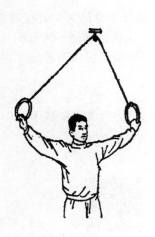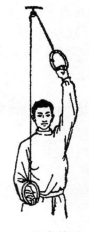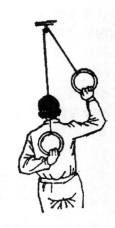

图 2.6 滑车练习

2. 颈椎病的运动计划

学习目标

1. 掌握颈椎病常见的运动方法并予以实施，操作过程中关爱病人。
2. 熟悉颈椎病的临床特点与功能影响。
3. 了解颈椎病的诊断方法。

预习案例

患者，女，63 岁，因颈椎疼痛伴活动障碍，到当地人民医院就诊，经过医生诊断检查，诊断为颈椎病。

请思考：

1. 作为专业人员，你应该如何指导患者实施运动处方？
2. 患者确诊后，你应该如何判断该患者是否适合运动？

颈椎病是颈椎间盘退行性变、颈脊椎骨质增生以及由此而引起的一系列临床症状的总称，也可称为颈椎综合征。多发生于中、老年人，发病率随年龄的增加而增加，男性发病略高于女性。中医关于颈椎病的论述散见于"痹证""痿证""头痛""眩晕""颈强"等。引起颈椎病的原因归纳起来有慢性劳损、颈部损伤、颈椎椎管发育异常等。

颈椎病根据其病变部位及受累组织的不同，大致可分为神经根型、椎动脉型、脊髓型、颈型、交感神经型和其他型等。

神经根型：主要是突出的椎间盘、骨赘、变窄的椎间孔（包括软组织的肿胀）刺激或压迫颈脊神经根所致。表现为头、颈、肩处有定位性疼痛，上肢可有放射性疼痛、麻木现象；颈部活动受限，头后仰时疼痛加重。

椎动脉型：主要病变是椎动脉狭窄，内在因素是动脉粥样硬化，外在因素包括椎动脉周围的交感神经末梢受到刺激引起椎动脉痉挛或突出的椎间盘和钩椎关节骨赘挤压椎动脉，以及椎间盘变性、椎间隙狭窄引起的椎动脉弯曲所致椎动脉血流阻滞而发病，造成椎动脉供血不足，可表现为头晕、头痛、恶心、呕吐、耳鸣、目眩、视物不清、听力发生障碍、患肢发凉等现象。

脊髓型：发病因素通常认为是椎间盘向后突出、黄韧带肥厚、椎管狭窄、椎体滑移以及骨赘的直接压迫；或者病变节段的异常活动刺激交感神经引起反射性的脊髓血管痉挛甚至栓塞，以致脊髓缺血缺氧，造成脊髓变性坏死，并由此引起肢体功能障碍而发病。表现为一侧或两侧上肢麻木，有时出现烧灼、疼痛感。下肢常有运动障碍或感觉障碍，表现为步态不稳、发抖、下肢无力等异常感觉。

颈型：主要由颈椎轻度骨质增生和椎间盘退行性改变所致。

交感神经型：为分布在椎动脉周围或颈脊神经根、脊膜、关节囊上的交感神经纤维受到骨赘刺激或压迫所致。此型常与神经根型合并存在。

诊断时常可借助 X 线拍片检查，必要时还可做肌电图协助检查。

（1）运动锻炼的作用。

主要是通过颈肩及背部的肌肉锻炼增强其力量以保持颈椎的稳定性，恢复及增进颈椎的活动功能，防止颈椎关节的僵硬，并可改善颈部血液循环，解除肌肉痉挛，促进炎症消退，减轻疼痛，防止肌肉萎缩。

（2）运动锻炼的方法。

① 徒手颈肩锻炼。

徒手颈肩运动

a. 左顾右盼：取站位或坐位，双手叉腰，头颈轮流向左后、右后旋转，每当转至最大限度时，眼睛尽量看同侧肩胛骨并停留 3～5 s（图 2.7）。动作要缓慢，幅度要大，使肌肉和韧带等组织受到充分的牵引并增强其力量，左右各旋转 8～12 次。

b. 前屈后伸：取站位或坐位。尽量低头，停留 3 s，还原；慢慢抬头，尽量后仰，停留 3 s，还原。反复 6～8 次。

c. 颈椎侧弯：取站位或坐位，双手叉腰，头尽力左侧弯，停留 3 s，还原；头尽力右侧弯，停留 3 s，还原（图 2.8）。反复 6～8 次。

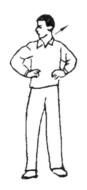

图 2.7　左顾右盼

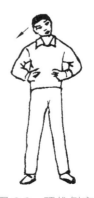

图 2.8　颈椎侧弯

d. 健侧牵引：取站位或坐位，头颈向健侧缓慢地侧屈以后，保持片刻；由此姿势再稍加用力进一步侧屈一下，这时患肢可能突然感到舒松，或者手臂部有瞬时发麻感。重复 8~12 次。

e. 夹背牵项：取站位或坐位，双手叉腰，两臂用力向后，尽量使两肩胛骨靠拢，同时挺胸，头稍低，后颈向上拔；这样静止用力保持 10 s 左右，然后还原（图 2.9）。要求做到肩胛部出现酸胀，颈项部感到舒适。重复 8~12 次。

f. 抗阻后伸：取站或坐位，两手交叉置于枕后部，头颈用力对抗着两手阻力向后伸，持续 5~10 s（图 2.10）；要求做到项部感到发热、酸胀、然后还原。重复 6~10 次。

g. 颈项环转：取站或坐位，双手叉腰，头颈放松，呼吸自然，缓慢地环转头部，幅度宜大，可顺时针方向与逆时针方向交替进行（图 2.11），各重复 6~8 次。

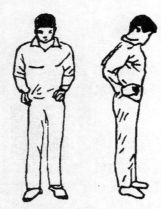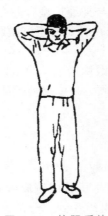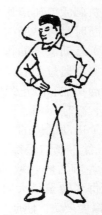

图 2.9　夹背牵项　　　　图 2.10　抗阻后伸　　　　图 2.11　颈项环转

② 垫上运动。

在做完一般颈部运动之后，可根据自身体力情况，再做垫上运动。

a. 两腿作前交叉盘坐，低头，用前额或头顶触及小腿 4~8 次。

b. 坐在垫上，团身，双手抱住小腿向后滚动至颈部触垫，8~16 次。

c. 垫上仰卧，用枕头垫于肩部，用头后脑尽量触及垫子 4~8 次。

d. 仰卧垫上，做五点或三点支撑动作 4~8 次。五点支撑即两脚、两肘及头部支撑，并抬起颈、胸、背和腰部；三点支撑即用双脚和头部支撑，抬起颈、胸、背和腰部。

e. 仰卧垫上，肩肘倒立，即用头、颈和两肘支撑，两手张开，拇指向前叉腰，双脚和躯干向上垂直于垫子的动作。开始做时，可借助他人帮助来完成。

f. 有条件有能力的可在垫上做前、后滚翻。上述练习也可在草地或床上进行。

垫上运动

（3）注意事项。

无论采用何种锻炼方法都应循序渐进，逐步增大幅度，且应在一定范围内，忌突然用力动作。颈椎病是典型的慢性病，在治疗时患者一定要有耐心，并持之以恒。若配合牵引、按摩、针灸效果更好。颈椎病主要是长期埋头工作所致，因此，在日常生活中需注意头颈部的体位，不可长时间低头及头后伸；睡眠时枕头不宜太硬，高度应适中。

3. 高血压的运动计划

✚ **学习目标**

1. 掌握高血压常见的运动方法并予以实施，操作过程中关爱病人。
2. 熟悉高血压的临床特点与功能影响。
3. 了解高血压的诊断方法。

✚ **预习案例**

患者，男，62 岁，因头晕到当地人民医院就诊，经过医生诊断检查，诊断为高血压，经医院治疗后病情平稳出院，由医生建议进行运动治疗。

请思考：

1. 作为专业人员，你应该如何指导患者实施运动处方？
2. 患者在锻炼时，你应该如何实施有效的医务监督规避风险？

高血压病是一种常见的，以体循环动脉血压增高为主的临床症候群。世界卫生组织建议：① 成年人血压超过 160/90 mmHg（21.3/12.7 kPa）为高血压；② 血压超过 140/90 mmHg（18.7/12 kPa），而小于 160/95 mmHg（21.3/12.7 kPa）为临界性高血压；③ 血压小于 140/90 mmHg（18.7/12 kPa）为正常血压。

血压保持在正常水平是生理活动的重要条件，血压过低，血液难以运送到组织，生命活动受影响；血压过高，既易使动脉硬化、破裂，又增加了心脏负担。高血压与食盐摄入较高、肥胖、某些营养成分过剩、遗传、性情、职业与环境等因素有关。

高血压的诊断很容易，但需在不同时间测量三次血压，方能确定有无高血压。对偶有血压超出正常范围者，宜定期重复测量以明确诊断。临床上最重要的检查步骤是寻找高血压的病因，即检查有无继发性高血压。

（1）运动锻炼对高血压的作用。

① 降低血压：体育运动首先作用于中枢神经系统，可调节大脑皮质下血管收缩和舒张的神经中枢功能，促使血压下降。有节律的肌肉收缩和松弛，放松而协调的全身运动常可反射性降低外周血管的张力，扩张血管，并可减轻对精神紧张、寒冷等的反应。

② 调节情绪：情绪激动是引起高血压波动的原因之一，而情绪容易激动又是高血

压患者的共同特点。参加有规律的运动和气功锻炼可调谐性情，改变不良性格，从而减少血压波动，减轻和消除患者的头痛、头昏、精神紧张、气喘等自觉症状，恢复患者的生活和劳动能力。

（2）高血压病的运动方法。

高血压病的运动锻炼主要强调非药物治疗，其主要内容包括规律的运动锻炼和放松性活动，改善行为方式，降低体重（减低热量摄入和增加活动消耗），限制乙醇摄入（每天小于 20～30 g），减少钠盐摄入，维持饮食中足够的钾、钙和镁，减少饮食中胆固醇和饱和脂肪酸的摄取及戒烟。

高血压运动锻炼在方法上强调中小强度、较长时间、大肌群的动力性运动（中、低强度有氧训练），以及各类放松性活动，方法有气功、太极拳及有氧训练的步行、健身跑、医疗降压体操、游泳、自行车、郊游等。

① 有氧训练。

常用方式为步行、健身跑、踏车、游泳、慢节奏的交谊舞等，强度一般为 50%～70%HR_{max}，或 40%～60%$VO_{2\,max}$。步行简便易行，容易推广，坚持较长时间的平地步行，常可使高血压的舒张压明显下降。第一期高血压患者宜采用山地医疗步行和平地快速步行，步行时心率水平可达 110 次/分，速度可采用 80～120 步/分钟，每日 1～2 次，每次不少于 30 分钟。如果是第二期或第三期的高血压患者，则宜采用速度较慢的散步，散步可在清晨或傍晚进行，时间一般为 15 分钟至半小时，步行速度一般不超过 110 步/分钟，一般为 50～80 米/分钟，每次锻炼 30～40 分钟，其间可穿插休息或医疗体操、太极拳等中国民族形式的拳操，50 岁以上者活动时的心率一般不超过 120 次/分。活动强度越大，越要注重准备活动和结束活动，一段时间训练后，收缩压一般可降低 13.3 kPa（100 mmHg），舒张压一般降低 10.6 kPa（80 mmHg）左右。

虽然健身跑对中年人心肺功能有良好影响，但高血压病患者慢跑心率可高达 120～136 次/分，因此对参加慢跑要十分慎重。在进行健身跑前要做心电图运动试验以检查心功能和血压对运动的反应性。高血压患者的健身跑不要求一定的速度，而以跑步后不产生头昏、头痛、心慌、气短和疲劳等症状为宜。心率一般控制在 130 次/分以内，跑步时要求精神放松，与呼吸自然配合，每次跑步 15～30 分钟。慢跑结束后，不要立即停止运动，可作 2～3 分钟的步行后才停止。

② 太极拳。

太极拳动作柔和、肌肉放松且多大幅度活动，打拳时思想集中，精神松弛，动静结合，从而有助于降低血压。太极拳适合各期高血压病人。

太极拳宜在清晨空气新鲜处进行，需要循序渐进，持之以恒。练拳中尽量和呼吸配合，要延长呼气，每次至少练习 10～15 分钟。

③ 气功。

气功能调整大脑皮层功能，降低交感神经兴奋性，降低升压反应，纠正人体机能失调，提高抗高血压的能力，巩固降压效果，促进康复，是高血压康复中的一项重要措施。高血压病人宜练静功、放松功；练功原则上强调"松""静""降"。"松"指精神松弛，肌肉放松。高血压病患者平时倾向于紧张，练功放松后，自觉头部、颈部、肩背部扳紧的症状减轻，血压亦见下降。"静"是练功时意念活动由复杂到简单，得以"入静"，大脑皮质处于保护性抑制状态，自主神经紊乱得到调整，机体异常反应得到纠正。"降"指练功时有意识地引导气血下降。意守丹田，呼吸调和，头脑清醒，气血下行，血压就相应下降。

练功时，卧式、坐式、站式三种姿势都可采用。站式对于增强体质，引导气血下降有一定作用，对上实下虚明显的高血压病人或肥胖体质者有较大的好处，但初练时较为费力，不易练好。对初学气功者，一般宜采取坐式或辅以卧式，待有一定练功基础后，再练站功。呼吸宜用顺呼吸法，不宜采用停闭呼吸法，要适当延长呼气，以提高迷走神经的兴奋性。练功过程中默念"松""静"二字，诱导身体各部从上到下依次放松，每月可练习 2 ~ 4 次，每次 20 ~ 30 分钟。

④ 降压舒心操。

要求锻炼时动作柔和、舒展、有节律、注意力集中、肌肉放松、思绪宁静、动作与呼吸相结合。头低位时，不宜低于心脏水平位置。

⑤ 生物反馈。

常用的生物反馈有心率反馈、皮肤电位反馈以及血压反馈。即将患者的心率、血压以及自主神经功能状态通过声、光、颜色或数字的方式反馈给患者，促使患者能理解和控制自己的血压反应。生物反馈和气功一样可以有效地降低血压。

⑥ 其他。

适合高血压患者的其他运动方法还有放松性按摩或穴位按摩、音乐疗法等。

（3）高血压病患者进行运动锻炼时的注意事项

① 锻炼要持之以恒，如果停止锻炼，训练效果可以在 2 周内完全消失；锻炼最好在空气清新、通风良好和安静的环境中进行。运动项目的选择和运动量的掌握，要因人因地制宜，量力而行，同时运动过程中注意自我监督，经常测血压和脉搏，每次运动达到微汗，稍感疲劳为好。

② 运动锻炼主要运用于原发性高血压一、二期和临界高血压。对第三期高血压应以治疗并发症为主。各种继发性高血压、急进型高血压、高血压危象等禁忌运动锻炼。

③ 不要轻易撤除药物治疗，在很多情况下，运动锻炼只是高血压病治疗的辅助方法，特别是二期以上的患者。

④ 运动中要乐观，避免精神过度紧张，运动中不要做举重、悬垂、俯卧撑或头下垂低于肩部的练习，因为这些运动会使大量血液流向头部而引起不良反应。

4. 冠心病的医疗体育

📋 学习目标

1. 掌握冠心病常见的运动方法并予以实施，操作过程中关爱病人。
2. 熟悉冠心病的临床特点与功能影响。
3. 了解冠心病的诊断方法。

预习案例

患者，男，70岁，因胸闷伴心前区疼痛到当地人民医院就诊，经过医生诊断检查，诊断为冠心病，经医院治疗后病情平稳出院，由医生建议进行运动治疗。

请思考：

1. 作为专业人员，你应该如何指导患者实施运动处方？
2. 患者在锻炼时，你应该如何实施有效的医务监督规避风险？

冠心病即冠状动脉粥样硬化性心脏病，是由于冠状动脉功能性改变或器质性病变，引起冠状血流和心肌需求之间不平衡而导致心肌缺血缺氧，心肌损害的一种心血管疾病。目前，在发达国家，冠心病已经成为第一位的死亡原因。据观察研究，从事紧张的脑力劳动者中，冠心病发生率较高，而从事体力劳动者中发病率较低。临床上适应做医疗体育的冠心病类型有隐性冠心病、心绞痛和心肌梗死。

（1）运动对冠心病的作用。

① 运动可改善冠状循环，提高冠状动脉对心脏缺血时产生的舒血管物质的敏感性，扩大冠状血管和毛细血管口径，加大冠脉血流量，改善心肌营养，从而增强心脏工作效率，改善心脏的收缩功能。

② 运动可加强心肌对脂肪酸和乳酸的利用和氧化，提高心肌对氧的利用率，并能促进心肌储存糖原的分解和减少脂肪在心肌中的沉积，以增强心肌对缺氧的耐受性。长期运动还可降低外周动脉的紧张度，降低血压。

③ 适当的运动锻炼可增加纤溶酶的活性，防止血栓形成和其他并发症。

④ 减轻危险因素和威胁。锻炼可减肥，降低体重，从而相对减小心脏负荷，稳定血压，降低血糖，对冠心病的康复有利。

（2）冠心病运动锻炼的方法。

① 急性心肌梗死住院期的运动锻炼。

急性心肌梗死住院期运动在国际上是指急性心肌梗死后心脏病康复治疗介入开始至出院的时期，一般在发病后2周以内。

运动锻炼的主要内容是对患者进行教育，心理治疗，控制危险因素，床上、床边和床下活动，个人生活活动、大小便处理及步行训练。

此期运动锻炼可分两阶段进行。

第一阶段病人病情严重，常在监护病房中进行。活动内容包括简单的上下肢被动和主动活动，用以防止下肢血栓形成及肌肉的萎缩，还有个人生活活动，进食、床边排大小便、床边椅坐位等。这些活动强度应控制于低水平，即 1~2 METs[代谢当量，1 METs = 3.5 ml/（kg·min）]这些活动均应有医务人员在场时进行，且现场应有抢救设备。

第二阶段约在急性心肌梗死一周后，病人已转入了普通病房，心电监护不再进行，可在医生指导下，逐步增加活动内容，延长活动时间。活动内容可包括下床坐椅子，主动活动肢体，到室内或廊下走路，但活动前后必须有充分的休息时间，并应避免在饭后活动。活动时注意呼吸运动和肢体运动配合进行，不做静力性的等长练习和憋气的动作。

在这个阶段，活动量应增加到 3~4 METs 水平。

② 急性心肌梗死患者出院后的运动锻炼。

急性心肌梗死患者出院后的运动锻炼是从出院开始至病情稳定性完全确立为止，时间为 5~6 周。

此期主要目的是逐步恢复一般日常生活活动能力，安定情绪，恢复心脏和机体功能，减少出院后早期病死率。

运动锻炼的主要内容包括室内外散步、医疗体操（如降压舒心操、太极拳等）、气功（以静功为主）、家庭卫生、文艺活动、厨房活动、园艺劳动、作业治疗等。活动强度为 40%~50% 最大心率。

此期活动以步行程序最简便易行，步行以无症状、无疲劳感为度，掌握运动心率不超过 120 次/分或（170－年龄）次/分。为保证安全，应由家属陪伴步行。

出院后应定期随诊，一般应每周一次，如恢复顺利，可在梗死后第 8 周进行运动试验，了解心脏功能容量，以便科学地进行职业康复。

③ 慢性冠心病的运动康复。

在急性心肌梗死的 3 个月后，多数病人的心肌坏死已经愈合，心肌梗死的症状诸如心绞痛等早已消失；其主要任务是恢复和增强病人的工作能力，对冠心病的易患因素进行一定程度的消除。

在此阶段中的运动方案可以运动处方的形式来表示，该处方必须考虑训练的有效性和安全性两个方面。有效性即要求运动有足够的强度、时间和频度，以对心血管和代谢系统起作用。安全性即康复内容要符合患者的身体状况，并注意患者的反应，防止意外发生。

a. 运动方式和方法。

步行和慢跑：步行的距离可以达到每日 2 000 米左右，每日可进行 1 次或 2 次，总时间不少于 1 小时，以 80~100 步/分钟的速度行走。慢跑以 90~130 米/分钟速度进行。虽然容易取得锻炼效果，但较之于步行，慢跑的安全必须加以重视，特别是无运动基础的老人，不宜贸然从事，以免发生意外。

太极拳：太极拳通过缓慢、协调、松静自然的练习，使全身各部位的肌肉产生周期性的收缩和舒张，加强了有机体的血液循环，毛细血管开放数目增加，静脉回流量增加，并能使冠状动脉反射性扩张，增加心肌的血液供应和营养，有利于心肌的康复。冠心病患者练习太极拳可早晚各 1 次，每次 10~20 分钟。在练习时要注意调息，松静自然，动作协调，气沉丹田，长期坚持，才能收到更好的效果。

气功：气功种类繁多，心脏病患者宜采用松静功。气功能促进血液循环，使血管紧张度下降，血中胆固醇降低，有利于预防和延长动脉粥样硬化。练松静功时，强调练气结合练意，默念松静二字，逐步以意识使全身放松，最后意守丹田，放松安静。每天可练习 2~3 次，每次约 30 分钟，并长期坚持。

除上述项目外，游泳、自行车也可作为体疗手段，冠心病患者可根据实际情况选用。

b. 运动强度。

运动强度常和走、健身跑、自行车等活动项目的速度有关。掌握好运动强度，对于能否改善心脏功能，提高心脏功能容量，预防心肌梗死复发，都是一个关键问题。

可用两种方法掌握运动强度：一种是活动控制法，另一种是反应（心率）控制法。

活动控制法：因为大多数运动形式已知其能量消耗，所以活动控制法是按照需要的能量消耗作为运动处方来规定一系列的活动。

反应控制法：在运动处方中确定运动处方的合适强度最简单也最有效的方法是采用反应控制法，其中又以心率控制法最为实用、可靠。一般认为只有运动时摄氧量达最大摄氧量（VO_{2max}）的 57%～78%，或达最高心率的 70%～85%时，才能提高 VO_{2max}，取得康复疗效。

c. 运动时间和运动频度。

年龄较轻，功能较好的患者可用较短时间，较高强度的搭配方案，高年龄及功能较差者则相反。运动时间通常以 15～30 min 为宜；至于运动频度，一般来说，一次训练效应常可维持 3 天左右，因此，每周 2～3 次的运动对提高机体的有氧训练水平已经足够。

5. 糖尿病的运动计划

学习目标

1. 掌握糖尿病常见的运动方法并予以实施，操作过程中关爱病人。
2. 熟悉糖尿病的临床特点与功能影响。
3. 了解糖尿病的诊断方法。

预习案例

患者，男，68 岁，10 年前诊断为糖尿病，反复入院，此次入院后经药物治疗病情平稳后，由医生建议进行运动治疗。

请思考：

1. 作为专业人员，你应该如何指导患者实施运动处方？
2. 患者在锻炼前，你应该如何向患者进行宣教？

糖尿病，是一种代谢障碍性内分泌疾病，其发病机理主要是由于体内胰岛素绝对或相对不足而引起糖、脂肪和蛋白质代谢的紊乱。多见于中老年人，并有遗传倾向。本病特征是高血糖、糖尿，中医称为消渴病。

（1）糖尿病的诊断及临床表现。

① 糖尿病诊断标准。

世界卫生组织推荐的糖尿病的诊断标准如下：

有糖尿病症状：a. 空腹血糖不小于 7.8 mmol/L（140 mg/dl）；b. 一天中任何时候血糖不小于 11.1 mmol/L（200 mg/dl）；c. 空腹血糖小于 7.8 mmol/L（140 mg/dl），但口服 75 g 葡萄糖耐量实验（OGTT）2 h 血糖不小于 11.1 mmol/L（200 mg/dl）者，具备以上任何一项即可诊断为糖尿病。

无糖尿病症状：a. 空腹血糖不小于 7.8 mmol/L（140 mg/dl）2 次者；b. 第一次 OGTT（口服葡萄糖耐量试验）的 1 h 及 2 h 血糖均不小于 11.1 mmol/L（200 mg/dl）者，重复 1 次 OGTT 2 h 血糖不小于 11.1 mmol/L（200 mg/dl）者或重复 1 次空腹血糖不小于 7.8 mmol/L（140 mg/dl）者。具备以上任何一项即可诊断为糖尿病。

口服葡萄糖耐量减低（IGT）：空腹血糖不大于 7.8 mmol/L（140 mg/dl），口服葡萄糖后 2 h 在 7.8 ~ 11.1 mmol/L（140 ~ 200 mg/dl）者。

② 糖尿病的临床表现。

a. 糖尿病患者有多尿、多饮、多食三多症。

b. 血糖增加，连尿液中也含有糖分，变成有黏性的尿，全身无力，喉咙干燥，皮肤失去抵抗力，且会发痒，还可能伴有四肢酸痛、麻木、腰痛、便秘和视力障碍等症状。

c. 轻症糖尿病患者可无症状，重症患者消瘦严重，体重下降可达数千克。

（2）运动对糖尿病的作用。

① 可通过调节神经系统和内分泌系统，使肌肉对葡萄糖的摄取和利用加强，从而降低血糖，缓解高血糖等代谢紊乱所引起的症状。

② 纠正高血糖和高血脂等代谢紊乱，促进糖、脂肪和蛋白质等代谢正常化。

③ 促进脂肪代谢，减轻体重。

④ 增强身体各系统的功能，提高免疫力。

（3）糖尿病的运动锻炼。

由于糖尿病的病因及发病机制尚未完全阐明，因而至今尚缺乏根治糖尿病的特效方法和措施。但饮食疗法、胰岛素疗法和运动疗法则一直视为治疗糖尿病的三大有效方法。

糖尿病病人运动锻炼应选择低、中等强度的有氧运动（即运动时消耗的氧占本人最大耗氧量的 50% ~ 60%）。如步行、慢跑、游泳、划船、骑自行车和踏车上做定量运动等，也可做中等强度的平稳的徒手体操运动或带哑铃、医疗球的四肢运动和躯干运动、球类活动以及太极拳等。

① 步行：可分 3 种——快速步行、中速步行、慢速步行即散步。采用哪种速度的步行，可根据病人的具体情况而定。全身情况良好，糖尿较轻的肥胖型患者可进行快速步行（120 ~ 140 步/分）；一般情况尚可的病人可进行中速步行（100 ~ 120 步/分），1 h 约 6 km 达到出汗为止；体弱、心肺功能不全的糖尿病人，一般采用慢速步行（70 ~ 100 步/分）。步行最好在早晨空气新鲜的地方进行，步行时要求身心放松。1 日 1 ~ 2 次或数次，1 日总运动量应达到数千米，但不超过 5 km。

② 慢跑：运动强度大于步行，适用于身体条件较好、心血管功能无明显异常和有一定锻炼基础的糖尿病患者。可根据体力情况以及运动后的反应，逐渐增加运动速度和距离。

此外，体育项目还可根据爱好选择运动方式、太极拳、八段锦、五禽戏、乒乓球、克郎球、气功疗法等，要循序渐进，持之以恒，随着体质的改善，逐步增强运动量。每天可进行 1 ~ 3 次，每日 15 ~ 30 min，不要过度疲劳。

糖尿病患者进行运动康复的过程中，要建立有规律的生活制度，并且锻炼要因人而异，除特殊情况外，一般都要坚持，督促进行。

对糖尿病患者进行运动疗法的同时，也要配合以饮食疗法，这样可加快糖尿病的康复进程。在膳食的搭配上，最好多吃玉米面、小米、薏仁、南瓜、赤豆等，以及多食用含碳水化合物少的蔬菜，如芹菜、卷心菜、小白菜、韭菜、菠菜、西红柿等。另外需要注意补充瘦肉、鸡蛋、豆制品等蛋白质食物，控制高脂肪和糖类食品。严格限制甜食、禁止饮酒，定量控制水果的摄入。

（4）糖尿病患者进行运动锻炼时的注意事项。

① 运动量适当：过度劳累会引起酮症，使病情加重，尤其要避免短时间较剧烈的运动或能引起明显兴奋的运动，以免刺激交感-肾上腺素反应，使血糖升高。

② 注意循序渐进：在运动中应注意运动量应由小到大，每天 1～2 次，每次不超过 30 min，避免过度疲劳。

③ 运动时间：应在早饭或午饭后 1～1.5 h 进行为宜，因为此时血糖浓度较高，运动可起到降低血糖作用，如在别的时间，锻炼之前应喝一杯茶和吃点东西。若锻炼时感到饥饿，无力，双手发颤，可以吃一块糖或躺下停止锻炼。一般来说，病人不宜在空腹及药物作用高潮的时刻进行，因为在这个时间内进行过多运动容易发生低血糖反应。

④ 运动治疗必须和饮食治疗、药物治疗相结合，合理地处理好三者的关系。同时密切注意观察血糖、尿糖及症状的改变，不断调整运动方案，以期获得最佳疗效。

6. 肥胖症的运动计划

学习目标

1. 掌握肥胖症常见的运动方法并予以实施，操作过程中关爱病人。
2. 熟悉肥胖症的临床特点与功能影响。
3. 了解肥胖症的诊断方法。

预习案例

患者，女，63 岁，体重 80 kg，身高 165 cm，因关节炎入院治疗，此次入院后经药物治疗病情平稳后，由医生建议进行运动治疗。

请思考：

1. 作为专业人员，你应该如何指导患者实施运动处方？
2. 患者在锻炼前，你应该做何种运动筛查？

肥胖是人体脂肪积累过多所致。根据病因可分为单纯性和继发性肥胖两种。单纯性肥胖是指无明显内分泌与代谢性疾病，但伴有脂肪、糖代谢调节障碍的一类肥胖，在临床上最常见，其发生原因是多食少动。继发性肥胖常为内分泌或代谢性疾病。另外，遗传在肥胖的发生中也是一个重要因素。

　　肥胖不仅体态臃肿，有失健美，同时对健康也带来一系列不良影响。肥胖者因大量脂肪组织的积聚，增加了心肺及下肢负荷，其安静时耗氧量可较正常增加 30% ~ 40%。患者常畏热多汗，髋、膝关节退行性改变及平足的发生率增加，大量脂肪在腹腔内沉着使膈肌升高，呼吸运动及血液循环均受影响，心脏活动范围受到限制，胸前区有压迫感，呼吸短促，不能耐受较重的体力劳动，容易疲乏，精神萎靡不振，嗜睡。

　　肥胖患者血浆中胰岛素水平较正常人高，会诱发低血糖，增加饥饿感，使病人吃得更多，造成恶性循环。一般肥胖者血中脂类物质，如胆固醇、β-脂蛋白、甘油三酯等浓度升高，可促进动脉硬化。另外，肥胖常可诱发高脂血症、冠心病、高血压、糖尿病等疾病。

　　（1）运动对肥胖症的作用。

　　① 运动能提高脂蛋白酯酶的活性，促进脂肪的分解，从而减少脂肪组织的存积。

　　② 运动可减少脂肪在心脏、血管、肝脏等器官内沉积，从而避免因肥胖而引起这些器官的损害。

　　③ 运动大大增加了能量的消耗，一方面是血内游离脂肪酸的利用，另一方面使多余的葡萄糖被消耗掉，不转化为脂肪，从而减少异生脂肪的聚积，减轻体重。

　　④ 运动可降低血中甘油三酯及低密度脂蛋白胆固醇水平，提高高密度脂蛋白胆固醇水平，对防止血管粥样硬化及心、脑血管病变有重要意义。

　　⑤ 运动可加强心肌收缩力，增加胸廓及膈肌的活动度，加深呼吸，增加肺活量，从而改善心肺功能，提高人体健康水平。

　　（2）肥胖症的运动锻炼方法。

　　肥胖症的运动主要以中等强度、较长时间的有氧运动为主，辅以力量性运动及球类运动等，可根据肥胖者的体质和个人爱好选择运动项目。

　　实践证明，控制在中等强度的能量代谢并以有氧代谢为主的运动，减重效果最佳。与此相反，极限和极限下强度大、时间短的运动项目一般不宜采用。其原因是运动后机体反应大，不易被接受；其次，运动时间短，热能消耗少；再者，肥胖者常伴有心血管并发症，不适宜大强度运动。

　　① 有氧运动：常用的有氧运动方式包括步行、慢跑、脚踏固定自行车、游泳等大肌群参加的长时间的持续运动。慢长跑是消耗热量较多，减肥见效最快的项目。初期锻炼时，跑步速度为 100 ~ 110 m/min，以后逐渐加为 120 ~ 130 m/min，距离 5 ~ 7 km，时间 0.5 ~ 1 h。医疗步行也是一种行之有效的锻炼方法。有人统计过，每日散步 1 h，1个月可使体重减轻 1.4 kg，第 2 月后减轻 2.6 kg，3 个月后可减少 4.0 kg，这样使中度肥胖者于 1 年体重降至理想标准范围。

　　② 力量性运动：肌力的锻炼也是肥胖矫治的重要项目之一，它可以加强腹背肌肉的力量，并有助于减少腹部脂肪的堆积。肥胖患者主要进行躯干和四肢的大肌肉群运动、腹肌运动，如仰卧起坐、直腿上下打水式运动、双直腿上抬运动等。也可利用器具如哑铃或拉力器等锻炼。另外，医疗体操动作强度虽然不大，但消耗热量却不少，据观察，每天坚持做一至二套医疗体操，经 2 ~ 3 个月，肥胖患者的体重可减轻 3 ~ 5 kg。

　　③ 球类运动：作为一种锻炼方式，既能锻炼肌肉、增强体质，又能持续运动消耗

能量，起到减肥效果。肥胖患者可选择羽毛球、乒乓球、网球、排球、篮球等项。每次运动以 30～60 min 为宜，中间可有休息时间。

④ 中医体疗与按摩疗法：中医体疗旨在增进经络脏腑之气化作用，加速物质、能量的消耗，以达到减肥的目的；一般在晨起或午后进行。根据体力慢跑或步行之后，练一套五禽戏、八段锦或太极拳，运动量要逐渐增大，以出微汗，感觉不太劳累为度。

腰腹部特肥厚者，可于就寝时平卧床上进行自我按摩术，对局部进行推、揉、按、拍等手法。

⑤ 其他：近年来兴起的韵律操、健美操是在音乐的伴奏下，做各种全身运动。有了音乐的伴奏，患者在练习过程中兴趣浓厚、情绪高昂，并容易坚持下去，起到良好的减肥作用。运动后最好再进行一次温水浴，可以增加热量的消耗。

（3）肥胖症患者进行运动锻炼时的注意事项。

① 运动之后食欲可能会增加，此时要坚持原来已实行的减肥计划，适当控制饮食，控制脂肪和糖的摄入量，必要时还可适当控制饮水量。

② 运动量由小到大，大中小适当结合，循序渐进，适应、加量、再适应、再加量，并要长期坚持。

③ 在选择运动量和强度时，要坚持区别对待的原则：一般轻、中度肥胖，体力较好，无心血管器质性病变者，运动强度可大一些；重度肥胖，体力较差或合并冠心病、高血压者则量力而行，防止运动伤害和过度疲劳。

④ 对于合并心血管系统疾病及老年肥胖者进行力量练习时，应降低其运动强度，增加呼吸运动比例，避免憋气，以免引起意外。

7. 骨关节炎的运动计划

➕ 学习目标

1. 掌握骨关节炎常见的运动方法并予以实施，操作过程中关爱病人。
2. 熟悉骨关节炎的临床特点与功能影响和注意事项。
3. 了解骨关节炎的诊断方法。

➕ 预习案例

患者，女，67 岁，因右膝关节疼痛入院，医生检查诊断为右膝关节骨关节炎，入院后经综合治疗病情平稳后，由医生建议进行运动治疗。

请思考：

1. 作为专业人员，你应该如何指导患者实施运动处方？
2. 患者在锻炼前，你应该如何向患者进行宣教？

关节炎和风湿性疾病是疼痛和致残的首要原因。在美国 18 岁及以上的成年人中，有 22.2%（4 990 万人）患有关节炎，9.4%（2 110 万人）报告有关节炎相关的活动受限。

由于人口老龄化和肥胖发生率的增加，预计到 2030 年关节炎的发生率会大幅度增加。骨关节炎是影响一个或多个关节的局部变性的关节病变（常见于手、髋、脊椎、膝）。

　　药物是治疗关节炎的主要方法，包括止痛药、非类固醇抗炎药和缓解疾病的抗风湿性药物。然而，关节炎的优化治疗方案应由多学科内容组成，包括病人自我管理教育、减体重、物理治疗和作业疗法。尽管疼痛和功能限制对个体的关节活动提出了挑战，但规律的运动对疼痛和功能限制等状态的管理是必要的。运动可以减轻疼痛、维持受累关节周围的肌肉力量、减轻关节僵硬程度、预防功能减退、改善心理健康和生活质量。推荐的运动处方组成与健康成年人的一致，但是 FITT 的推荐应该考虑到关节炎病人的关节疼痛、稳定性和功能限制。

　　（1）关节炎病人的运动锻炼方法。

　　关节炎患者的运动锻炼主要以有氧运动、抗阻运动和柔韧性练习为主。

　　① 频率：有氧运动每周 3～5 天，抗阻力训练每周 2～3 天；柔韧性/关节活动度练习应该加强，最好每天都要进行。

　　② 强度：尽管尚未确定最佳有氧运动的强度，但由于中低强度的体力活动中损伤和疼痛的风险比大强度的体力活动要低，通常推荐中低强度的有氧运动。40%～60%的储备摄氧量或者储备心率强度适用于大多数关节炎病人。较低强度的有氧运动，如 30%～40%的储备摄氧量或者储备心率强度适用于能力低下的关节炎病人。

　　对于关节炎病人来说，尚未确定抗阻训练的适宜强度。低强度和较大强度的抗阻运动均可以改善风湿性关节炎和骨关节炎病人的功能、缓解疼痛和增强肌肉力量。然而，大多数研究采用中低强度抗阻运动，即以 1-RM 的较小百分比阻力下（相当于 40%～60%1-RM）的多次重复（10～15 次）。对于风湿性关节炎病人和承重关节的显著损伤，有研究表明较大强度的体力活动可能进一步加重关节损伤，所以应当向这些病人推荐较低强度的抗阻运动。

　　③ 时间：每周至少 150 min 有氧运动的目标适用于很多关节炎病人，但是长时间连续运动对有些关节炎的病人来说是困难的。因此，根据病人的疼痛程度，以每次 10 min 训练为起点（如果需要可以更短的时间为起点）。抗阻练习的最佳组数和每组的重复次数尚未确定，可根据疼痛程度进行抗阻练习。

　　④ 方式：步行、骑车和游泳等关节负荷较小的有氧运动适用于关节炎病人。下半身关节炎的病人不宜采用诸如跑步、爬楼梯等高撞击性运动和一些骤停骤起的运动。抗阻练习应包括推荐给健康成人的全身主要肌群。同时进行主要肌群的柔韧性练习和关节活动度练习。

　　（2）关节炎病人制定运动处方时的注意事项。

　　① 在急性期和炎症期避免剧烈运动。不过，在这个时期，适宜进行缓慢的、全关节活动范围内的运动。

　　② 充足的准备活动和整理活动（5～10 min）是缓解疼痛的关键。准备活动和整理活动可包括在全关节活动范围内进行缓慢运动。

　　③ 疼痛明显和功能受限的病人短期目标可低于每周 150 min 有氧运动的推荐量，鼓励病人尽量完成和维持他们的最大体力活动量。

④ 要告知关节炎病人，在运动中和运动后即刻出现的一些不适是可以预料的，并且这些不适不能说明运动加重了关节的损伤。不过，如果运动后关节持续疼痛达 2 h，或者比运动前加重时，在以后的练习中应减少每次持续运动的时间和/或运动强度。

⑤ 鼓励关节炎病人在疼痛较轻时段和/或结合止痛药物发挥最大功效的时候去运动。

⑥ 能缓冲震动和增加稳定性的适宜的鞋子对关节炎病人尤为重要。制鞋专业人士可提供适用于不同人生物力学需要的鞋子。

⑦ 能够耐受的坐站、爬楼梯协调性练习可以改善神经肌肉控制能力，维持日常生活中的体力活动（ADL）。

⑧ 水疗的温度应该在 28～31 ℃（83～88 ℉），因为温水可帮助放松肌肉和减轻疼痛。

8. 骨质疏松症的运动计划

学习目标

1. 掌握骨质疏松常见的运动方法并予以实施，操作过程中关爱病人。
2. 熟悉骨质疏松的临床特点与功能影响和注意事项。
3. 了解骨质疏松的诊断方法。

预习案例

患者，女，67 岁，因腰部疼痛入院，医生检查诊断为骨质疏松，入院后经综合治疗病情平稳后，由医生建议进行运动治疗。

请思考：

1. 作为专业人员，你应该如何指导患者实施运动处方？
2. 患者在锻炼前，你应该如何向患者进行宣教？

骨质疏松症是以骨密度（BMD）降低、骨组织微细结构变化，并伴随骨折易感性增加为特征的骨组织疾病。骨质疏松症会给社会和病人造成明显的负担。50 岁及 50 岁以上的人群有 1 000 万人患有此症，另外有 3 400 万人有患病危险。特别是股骨骨折，能增加残疾和死亡的风险。经美国骨矿盐研究学会、国际骨质疏松基金会、美国临床内分泌学会和北美绝经学会的认可，国际临床密度计量学会 2007 年立场声明规定，绝经后女性和 50 岁以上男性腰椎骨、髋骨、股骨颈密度（BMD）测量 T－值不大于－2.5 即为骨质疏松。然而，值得重视的是 BMD 值虽在此水平以上，但也可能会发生骨质疏松性骨折，特别是老年人。

体力活动可以增加生长发育期的峰值骨量，减缓由年龄增大引起的骨量丢失，通过增强肌肉力量和平衡减少跌倒危险等方面的作用来减少骨质疏松性骨折的危险。因此，体力活动在骨质疏松的一级和二级（治疗）预防中发挥着重要作用。体力活动可以减小髋关节和椎骨骨折的风险，增加髋骨和脊柱的骨密度或减缓骨质丢失。

骨质疏松人群的运动处方推荐分为两类：

（1）有骨质疏松风险人群的运动方法。

对于有一个以上的骨质疏松危险因素（低骨密度值、年龄、女性）而不足以诊断骨质疏松症的个体，主要是通过有氧运动和抗阻运动保持骨骼健康。

① 频率：每周 3~5 d 的承受体重的有氧运动和每周 2~3 d 的抗阻运动。

② 强度：有氧运动——中等强度（40%~60%储备摄氧量或者储备心率）到较大强度不小于 60%储备摄氧量或者储备心率。抗阻运动——根据骨骼的承受力，从中等强度（60%~80%1-RM、8~12 次重复的抗阻训练）增加到较大强度（80%~90%1-RM、5~6 次重复的抗阻训练）。

③ 时间：每天 30~60 min 承受体重的有氧和抗阻运动相结合的运动。

④ 方式：承受体重的有氧运动（如：网球、爬楼梯、步行和间歇性慢跑），包含跳跃的活动（排球，篮球）和抗阻运动（举重）。

（2）骨质疏松症患者的运动方法。

① 频率：每周 3~5 d 的承受体重的有氧运动和每周 2~3 d 的抗阻运动。

② 强度：尽管一些病人能耐受更大强度的运动，但一般采用中等强度（40%~60%储备摄氧量或者储备心率）的承受体重的有氧运动和中等强度（60%~80%1-RM，8-12 次重复的抗阻练习）的抗阻运动。

③ 时间：每天进行 30~60 min 的承受体重的有氧和抗阻运动。

④ 方式：承受体重的有氧运动（如爬楼梯、步行和其他可耐受的方式），抗阻运动（举重）。

（3）骨质疏松的训练注意事项。

用骨强度来量化运动强度是很困难的，但是，在传统的一些方法中（最大心率百分比或最大力量百分比），骨强度的增加通常与运动强度的增加成正比。

目前，还没有建立骨质疏松病人的运动禁忌证指南。一般会给出不引起或加重疼痛的中等强度的运动处方。应避免爆发性和高冲击性运动，还应避免扭曲、弯曲和挤压脊柱的运动。

老年女性和男性跌倒的风险都会增加，运动处方中应该包括提高平衡能力的练习。

由于制动和卧床休息可以引起快速的、明显的骨质丢失，而恢复期骨矿含量恢复较差。因此，即使是虚弱的老年人，也应该在其健康状况允许的情况下保持体力活力以维持骨骼健康。

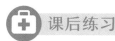 课后练习

一、选择题

1. 人体骨骼在（　　）会达到峰值骨量。

　　A. 20~30 岁　　　　　B. 30~40 岁　　　　　C. 40~50 岁　　　　　D. 50~60 岁

2. 运动使老年人骨骼肌力量增加的原因主要是（　　　）。

    A. 肌肉肥大   B. 肌纤维增多

    C. 增加运动单位的募集   D. 耐力增加

3. 运动对老年人神经系统的影响包括（   ）。

    A. 神经活动灵活性降低   B. 兴奋与抑制过程减弱

    C. 大脑耗氧降低   D. 大脑皮层的分析、综合能力提升

4. 老年人内分泌系统的变化有（   ）。

    A. 腺体重量增加   B. 结缔组织增生、纤维化

    C. 腺体血流增多   D. 下丘脑对垂体的调节增强

5. 运动对老年人循环系统的影响包括（   ）。

    A. 有效降低心脏侧支循环的数量

    B. 血液中胆固醇含量降低，HDL-c 及 LDL-c 均降低

    C. 心脏收缩力增强，每搏输出量增加，静脉回流加速

    D. 运动使血管收缩，提高外周阻力致血压升高，因此不能改善高血压

6. 以下不是呼吸系统随年龄产生变化的是（   ）。

    A. 肺泡体积逐渐增大   B. 肺的弹性支持结构退变

    C. 呼吸肌力量减弱   D. 肺的顺应性增加

7. "你做身体活动时会感到胸部疼痛吗？"是属于（   ）评估。

    A. PARQ   B. 健康/医疗问卷

    C. 个人培训合同/协议   D. 态度评估

8. 以下（   ）可评估老年人灵活性。

    A. YMCA 步骤测试   B. Rockport 步行测试

    C. 1 次重复最大腿举测试   D. 8 ft 起立行走测试

9. 身体质量指数或 BMI 是（   ）的比例来测量的。

    A. 体重（lb）与身高（m）   B. 身高（m）与体重（lb）

    C. 体重（kg）与身高（m^2）   D. 身高（m^2）与体重（kg）

10. 以下（   ）被认为是"正常"身体质量指数。

    A. 15   B. 20   C. 25   D. 30

11. 在回答 Parq 表时，老年人说有骨头或者关节问题，这可能会因身体活动的变化而变得更糟糕，那么下一步的运动计划制定应该是（   ）。

    A. 从低强度训练开始   B. 转诊老年人去医院检查处理

    C. 进行一个健康评估   D. 填写一份健康史问卷表

12. 8 ft 起立行走测试评估老年群体（   ）健康体适能。

    A. 心肺耐力   B. 肌肉适能

    C. 灵活性和平衡能力   D. 柔韧性

13.《国民体质测试标准》老年群体部分中，评估老年人灵活性的方法为（   ）。

    A. 30 s 坐站   B. 选择反应时

    C. 背抓测试   D. 6 min 步行测试

14. 对 30 s 手臂弯举测试的以下叙述不正确的是（   ）。

A. 手臂由伸直位置弯曲到不能弯曲位置为一个标准动作

B. 完成动作过程中可以通过晃动身体或上臂完成曲臂动作

C. 整个过程始终要坐在椅子上

D. 评估上肢肌肉适能的方法

15. 老年人体适能主要是指（　　　　）。

  A. 健康体适能   B. 功能动作筛查

  C. 竞技体适能   D. 技术动作

16. 以下（　　　　）运动最有益于增加老年群体社会适应能力。

  A. 乒乓球   B. 羽毛球   C. 网球   D. 集体广场舞

17. 在康复医学中用（　　　　）来衡量柔韧性的好坏。

  A. 关节活动幅度   B. 肢体活动幅度

  C. 下肢活动幅度   D. 体前屈能力

18. BMI 是以相对于身高的体重，来衡量体重是否超重的常用指标。我国 BMI 超过（　　　　）为肥胖。

  A. 24   B. 26   C. 28   D. 30

19. 耐力锻炼的主要方法是（　　　　）。

  A. 有氧运动   B. 无氧运动   C. 休闲运动   D. 低强度运动

20. 下列（　　　　）不是典型的有氧运动。

  A. 走、慢跑   B. 跑、骑自行车

  C. 骑自行车、上下台阶   D. 游泳、划船

21. 在心血管系统疾病的康复过程中，为避免力量练习加大心脏的工作负担，力量练习被列入禁忌的范围项目是（　　　　）。

  A. 循环力量练习   B. 静力性力量练习

  C. 系列抗阻练习   D. 离心力量练习

22. 一般不推荐其作为改进心肺耐力的手段方法的项目是（　　　　）。

  A. 骑自行车   B. 游泳

  C. 走、慢跑   D. 循环力量训练

二、问答题

1. 老年人体育运动的注意事项有哪些？

2. 糖尿病运动的注意事项有哪些？

3. 运动对肥胖症的作用有哪些？

4. 骨质疏松症患者的运动方法有哪些？

5. 关节炎运动的注意事项有哪些？

第二章
课后练习答案

老年运动损伤的防治与康复

——欲知除老病，妙手再回春

学习目标

1. 掌握运动损伤的概念，老年人运动损伤的常见原因、预防运动损伤需要遵循的原则及运动损伤后的急救处理及常见损伤后物理治疗及康复训练。

2. 熟悉运动计划制定前应怎么样进行健康筛查及医学筛查，老年人运动损伤的特殊性。运动损伤后影像学检查方法的正确选择。

3. 了解运动损伤的分类，运动损伤与健身的关系。

预习案例

有一位年逾七旬的老人，为了做孙子的表率，带领孙子参加晨跑，跑步时习惯穿着自己多年所穿的老布鞋。结果两周后膝关节肿胀，外侧疼痛明显，无法行走，诊断为髂胫束症候群，磁共振检查发现有胫骨的隐匿性骨折及关节软骨损伤并关节积液。

老年人一旦发生运动损伤，对他们的健康和生活自理的威胁非常大，给家庭和社会带来巨大的负担，也使更多老年人开始远离体育锻炼，并且受伤者常常告诫同龄人不要参加体育运动，从而造成更多的健康问题。与国外相比，我国在全民健身运动的科学指导方面差距很大，如美国50%以上老年健身活动是在运动医学专家或健身教练指导下进行的，而我国具备类似条件的仅10%左右，这就是我国老年健身运动体育锻炼意外损伤发生率高的主要原因之一。

党和国家领导人对此高度重视。央视网品牌栏目"人民领袖习近平"推出"尊老敬老爱老助老，习近平身体力行"，让我们一同感受总书记的尊老情怀。面对"老年人口数量最多，老龄化速度最快，应对人口老龄化任务最重"的严峻形势。2016年，习近平总书记在中共中央政治局第三十二次集体学习时再三强调做好老龄工作的重要性，"事关国家发展全局，事关百姓福祉，需要我们下大气力来应对"，同年8月，习近平在全国卫生与健康大会上发表重要讲话，"没有全民健康，就没有全面小康。"强调要把人民健康放在优先发展的战略地位，以普及健康生活、优化健康服务、完善健康保障、建设健康环境、发展健康产业为重点，加快推进健康中国建设，努力全方位、全周期保障人民健康，为实现"两个一百年奋斗目标、实现中华民族伟大复兴的健康中国梦打下坚实基础"。

各级体育工作者深入学习总书记关于体育工作的重要指示，把"以人民为中心"作为发展体育事业的核心理念，全民健身事业发展呈现出良好的局面。根据国家体育总局公布的《中国群众体育发展报告（2018）》，截至2017年底，全国社会体育指导员超过200万人，为老年人正确运动，预防损伤做出了突出贡献。有关运动损伤专家从分析、研究运动损伤发生的基本原因着手，科学指导制订运动计划，力求达到有效预防老年人运动损伤，降低运动损伤发生，促进运动损伤的早日康复。可以使老年人更好地从运动中受益，减少运动损伤给老年人带来的痛苦。

健康中国行动宣传片

第一节 运动损伤概论

一、运动损伤的概念

（一）什么是运动损伤

在运动过程中，造成人体组织或器官在解剖上的破坏或生理上的紊乱，称为运动损伤。

（二）运动损伤的分类

1. 按受伤的组织分

可分为皮肤损伤、肌肉损伤、肌腱和韧带损伤、关节损伤、滑囊损伤、软骨损伤、骨损伤、神经损伤、血管损伤和内脏损伤。

2. 按损伤组织是否与外界相通分类

运动损伤可分为开放性损伤和闭合性损伤。

3. 按损伤病程分

可分为急性损伤（指瞬间遭受暴力打击）和慢性损伤（急性损伤迁延成的慢性损伤和劳损）。

4. 按损伤部位分

头颈部、上肢、下肢、脊柱及骨盆等损伤。

二、运动损伤与健身的关系

随着我国经济水平的提高，健身运动、体育锻炼已经成为人们生活的重要组成部分，当今国内健身人群主要分为两大类，其中包括以减脂为目的人群及身体塑型为目的人群。

减脂人群以有氧运动为主。由于部分减脂人群平衡能力差，肌肉协调保护能力差，足、膝关节运动损伤比较常见。此类人群在健身过程的疲劳期，人体重心前移，进一步加重膝关节损伤，并可同时引发足底跖筋膜炎、跟腱炎、足底脂肪垫炎及踝关节动损伤。

塑形人群训练以无氧训练为主。但部分人群为了达到快速增肌效果，采用大重量半程发力等错误的训练方法，使关节、韧带出现过度载荷，引发训练肌群及相邻关节损伤。半程发力训练主要表现为肌肉训练时相应关节回位不充分，肌肉缺乏充分拉伸及有效的肌肉全程收缩，直接影响无氧训练的效果。

三、老年人运动损伤的原因

老年人在体育锻炼中更容易发生运动损伤事件。研究表明 65 岁以上的老年人每年有 30% 的概率损伤一次或者多次，而且老年人的损伤概率随年龄递增，80 岁以上的老年人身体损伤的发生概率高达 50%。研究发现老年人出现运动损伤的常见原因如下：

（一）身体因素

人体肌肉张力、韧带弹性 30 岁以后呈逐渐下降趋势。生理功能以每年 0.75% ~ 1% 的速率下降。身体能力下降的特征有最大摄氧量、最大心排血量、肌肉力量、神经功能、抗氧化能力、免疫能力和血液流变性等降低，并伴有骨质疏松及体脂增多等。运动创伤发生频率随着年龄增加而增加。

（二）思想上不够重视

运动损伤的发生，常与老年锻炼者对预防运动损伤的意义认识不足，思想上麻痹大意及缺乏预防知识有关。没有积极采取各种有效的预防措施。

（三）缺乏合理的准备活动

据国内有关调查资料分析，缺乏准备活动或准备活动不合理，是造成运动损伤的首位或第二位的原因。在准备活动中，一般存在下列问题：

（1）不做准备活动或准备活动不充分。神经系统和其他内脏器官系统没有充分动员起来，身体缺乏必要的协调性，肌肉的温度没有升高，肌肉的力量、弹性和伸展性较差，因而容易发生损伤。

（2）准备活动的内容与正式运动的内容结合得不好或缺乏专项准备活动。运动中负担较重部位的功能没有得到充分地改善，也容易受伤。

（3）准备活动的量过大。准备活动后，身体已经出现疲劳，此时再参加正式运动，身体机能不是处于最佳状态而是有所下降，这样就容易受伤。

（4）准备活动用力过猛，速度过快，违反循序渐进原则和功能活动规律，容易引起肌肉拉伤和关节扭伤。

（5）准备活动距离正式运动的时间过长，到开始正式运动时准备活动的生理作用已经减退或消失，相当于准备活动不充分或未做准备活动。

（四）运动负荷（尤其是局部负担量）过大

安排运动负荷时，没有充分考虑到锻炼者的生理特点，运动负荷超过了老年锻炼者可以承受的生理负担量，尤其是局部负担过大，引起微细损伤的积累而发生劳损，这是专项训练中造成运动损伤的主要原因。长时间停训后开始训练，或运动者的身体变得过于疲劳时而失去了完成运动技术动作的能力，由此导致身体其他一些部位出现损伤。例如，当负责支持大腿肌肉的阔筋膜张肌和髂胫束因负荷过量而十分疲劳时，其就会失去稳定整个腿部的功能，从而使膝关节承受更大的压力，导致膝关节疼痛和造成膝关节的结构受损。

（五）身体功能和心理状态不良

在睡眠或休息不好、患病受伤或伤病初愈阶段以及疲劳时，肌肉力量、动作的准确性和身体的协调市性显著下降，警觉性和注意力减退，反应较迟钝，此时参加剧烈运动或练习较难的动作，就可能发生损伤。情绪低落或急躁、缺乏锻炼的积极性或急于求成、胆怯、犹豫等都可成为运动损伤的原因。

(六) 场地设备的缺陷及运动装备不专业

在过硬的地面上训练，如混凝土地面；运动场地不平，有小碎石或杂物；跑道太硬或太滑；沙坑没掘松或有小石子，坑沿高出地面，踏跳板与地面不平齐，器械维护不良或年久失修，表面不光滑或有裂缝；器械安装不牢固或安放位置不妥当；器械的高低、大小或重量不符合锻炼者的年龄、性别特点；缺乏必要的防护用具（如护腕、护踝、护腰等）；运动时的服装和鞋袜不符合运动卫生要求，如不穿专业训练鞋或训练鞋过于破旧或不合脚。

(七) 不良气候的影响

气温过高易引起疲劳和中暑，气温过低易发生冻伤，或因肌肉僵硬，身体协调性降低而引起肌肉韧带损伤；潮湿高热易引起大量出汗，发生肌肉痉挛或虚脱；光线不足、能见度差影响视力，使兴奋性降低和反应迟钝而导致受伤。

第二节　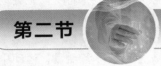　如何有效预防运动损伤

一、老年人运动计划中健康筛查及评估的重要性

老年人的组织器官已经出现了明显的衰退，同样年龄、性别的人，身体状况可能有很大的差异，所以健身计划应该因人而异，量身定做。在制订健身计划之前需要健康筛查。当确诊疾病或存在疾病相关症状和体征的患者遇到问题时，或担心个体的能力参加运动计划存在任何其他安全性问题时，推荐运动专家与医学专家一起提供咨询。运动前健康筛查推荐并不能替代必要的临床诊断，仍然要根据个体的情况决定是否转介给健康管理机构，在开始运动计划前进行医学筛查。

开始运动或运动进阶前，在没有专家协助时，感兴趣者可以先使用自我筛查方法，使用新版修正的 ACSM 筛查流程，在运动健康管理或医学专家的帮助下，确定是否可以直接开始运动计划还是需要进行进一步医学筛查。如果在健康筛查中发现异常指征，相应的健康管理人士（如初级治疗师、内科医生或心脏病专家）应考虑对其进行医学筛查，其筛查方式应根据临床判断由健康管理人士来确定。开始运动计划前的运动前健康筛查应与定期的医学检查相区别，应该鼓励将定期的医学检查作为日常健康管理的一部分。

(一) 运动前健康筛查

首先在开始运动或运动进阶前要明确评估是否需要进行医学筛查。

1. 自我筛查

在没有专家协助时，可以使用自我筛查方法。所有想要开始运动计划的个体都应使用运动前健康筛查的自我筛查工具进行筛查。"PAR-Q +"问卷可以一定程度地减少运

动障碍和筛查的假阳性率，此工具使用附加问题更好地完善了基于近期医学史和症状的运动前推荐。"PAR-Q＋"可作为自我运动前健康筛查工具，也可以作为专家的辅助工具用于收集新版筛查流程外的其他筛查信息。值得注意的是，完整地填写"PAR-Q＋"问卷所需要的认知能力可能高于以前的"PAR-Q"问卷，因此，有些个体可能需要帮助才能完成"PAR-Q＋"问卷。

2. ACSM 筛查流程运用

根据有无规律运动习惯分别判断是否需要进行下一步专业医学筛查（运动习惯是指每周进行至少 3 天、每天 30 min，中等强度的有计划，系统性的体力活动，持续至少 3 个月），分为以下几种情况：

（1）当前没有运动习惯且没有心脏、外周血管或脑血管疾病、代谢（1 型和 2 型糖尿病）、肾脏疾病史及其症状或体征的健康参与者可以不进行医学筛查，即刻开始低到中等强度的运动计划。

（2）当前没有运动习惯但有确诊的心脏、外周血管或脑血管疾病、代谢或肾脏疾病且无相应症状的参与者需要在开始任何强度的系统性运动计划前进行医学筛查。经过医学筛查后，该个体可以开始一些低到中等强度的运动并在耐受后根据 ACSM 指南逐步进阶。

（3）当前没有运动习惯但有症状的参与者应该进行医学筛查，不管有没有疾病。如果症状或体征发生在日常生活活动时，则需立即进行医学筛查。经过医学筛查后，可以开始一些低到中等强度的运动并在耐受后根据 ACSM 指南进行进阶。

（4）有规律运动习惯且没有心脏、外周血管或脑血管疾病、代谢、肾脏疾病史及其症状或体征的参与者可以继续他们当前的运动量或强度，或进行适宜的进阶，不需要进行医学筛查。

（5）有规律运动习惯且有确诊的心脏、外周血管或脑血管疾病、代谢或肾脏疾病，但当前无相应症状和体征（即临床状态"稳定"）的参与者可以继续中等强度运动而不需要医学筛查。但如果这些个体想要进阶到较大强度有氧运动，则推荐进行医学筛查。

（6）有规律运动习惯但有心脏、外周血管或脑血管疾病、代谢或肾脏疾病相关症状或体征的参与者（不管有没有疾病），应该暂停运动并在继续任何强度运动前进行医学筛查。

补充说明：

症状和体征：安静或活动时出现疼痛，可能由缺血引起的胸、颈、下颌、手臂或其他部位的不适，安静或轻度用力时呼吸困难，或端坐呼吸或夜阵发性呼吸困难，脚踝水肿，心悸或心动过速，间歇性跛行，确诊的心脏杂音，常规运动时出现异常疲劳或呼吸困难。

低强度运动：30%～39%hRR；2～2.9METs，RPE9～11，心率和呼吸略加快；中度强度运动：40%～59%HRR，3～5METs，RPE12～13 心率和呼吸明显加快；较大强度运动：≥60%HRR，6≥METs，RPE≥14，心率和呼吸显著加快。

（二）医学筛查

当确定参与者需要进行医学筛查后，应该推荐他们去咨询相应的专科医生或健康管理人士。注意：因为并没有一个简单、通用的筛查检查推荐，故医学筛查的方式应留给推荐的健康管理人士根据临床判断决定。不同的健康管理人士筛查时使用的流程和方式可能会千差万别，包括利用沟通咨询、安静或运动负荷心电图（ECG）或超声心动图、计算机断层扫描（CT）以及核医学影像检查或血管造影术以评估冠状动脉硬化的情况。运动专家可以要求有问题的参与者提供书面的说明和特殊指导或注意事项（如运动强度），并且强烈建议健康管理人士与运动专家保持持续沟通。

1. 医学评价

有资质的健康管理专业人士根据分层等级对筛查个体进行医学评价，主要包括医学检查推荐、运动测试推荐和医务监督，详细包括以下内容：

（1）医疗史：医学诊断、以往体检结果、最近患病史、住院史、手术史、用药史、过敏史、工作经历、家族史等。

（2）体格检查：身高、体重、脉率和心率、血压、肺部和心脏听诊、神经功能检查、皮肤检查等。

（3）实验室检查：血清生化、全血细胞计数、血脂、脂蛋白、炎症标记物、空腹血糖、葡萄糖耐量试验、糖化血红蛋白和肺功能等检查。

（4）身体成分：主要检测项目包括体重、肌肉量、脂肪量、水分、无机盐、骨量、内脏脂肪、基础代谢等。多由体成分分析仪或居家便携式体重秤测量所得。

2. 健康体适能综合评估

健康体适能综合评估包括心肺耐力测试；肌肉适能测试；柔韧性、灵活性测试。由专业医学或运动专家进行。

3. 运动测试

在进行临床运动测试时，重点要考虑禁忌证、运动测试方案和模式、终止测试指标、安全性、药物以及为急救准备的人员和设施。避免运动测试过程中可能发生的不稳定性心肌缺血，在进行运动测试之前，应向患者提供知情同意书以确保他们了解与测试相关的目的、期值和风险。

大多数老年人在进行中等强度体力活动之前没必要进行运动测试。但是，如果推荐进行运动测试，要注意心电图（ECG）对于老年人的敏感性高于年轻人，而特异性低于年轻人，同时，其产生假阳性的概率更高。在临床运动测试过程中，患者使用标准化方案和程序进行经典的跑台或功率车递增负荷测试（最常用的）或恒定负荷测试时要进行专业医务监督。测试结果由测试运动专家解读。

运动能力测试在很大程度上已经代替了运动负荷测试用来评价老年人的功能状态。因为大部分测试只需要很少的空间、设备和花费，可以由非专业人员或者经过简单训练的健康/体适能相关专业人士实施，并且被认为在健康和临床人群中是非常安全的，如中国居家老年人运动功能评估与专家共识。

居家老年人运动功能评估与专家共识

(三) 正确解读运动前健康体检，制定科学运动处方

体检结论是对体检者运动健康状况的概括总结，医生应根据结果综合分析后对受检者做出指导及制定健康运动处方。

1. 重视体检结论及综合评估

如果存在心血管疾病、代谢和肾脏疾病需要认真与医生及康复师有效沟通和评估，制定科学的运动计划，并定期复查及调整运动处方。对于常见指标异常情况应积极处理，如血压异常，美国 JNC8 指南建议：对于 60 岁以上，无糖尿病或慢性肾脏疾病的患者，当其收缩压不小于 150 mmHg 或舒张压不小于 90 mmHg 时，需要进行药物治疗以达到收缩压小于 150 mmHg 或舒张压小于 90 mmHg 的目标。如血脂异常：应根据个人发生心血管疾病的绝对风险进行调整，对年龄在 40 ~ 75 岁、未确诊心血管疾病或糖尿病、LDL-C 水平介于 70 ~ 189 mg/dL 者，当 10 年心血管疾病风险评估结果不小于 7.5%（高危）时，一致推荐高强度他汀类药物治疗；当 10 年动脉粥样硬化性心血管疾病（AS 心血管疾病）风险评估结果为 5% ~ 7.5%（中危）时，有一定的证据支持服用他汀类药物。其他血成分分析异常：多种血液指标分析已广泛应用于临床运动计划中，这些分析能够为全面了解个体的健康状况和运动能力提供信息，也可能有助于解释某些心电图异常状况。对于许多普遍使用药物来治疗血脂异常和高血压的患者，谷丙转氨酶（ALT）和谷草转氨酶（AST）等结果的异常可提示药物引起了肝脏损害。肌酐、肾小球滤过率（GFR）、血尿素氮（BUN）、尿素氮/肌酐、血清钠和钾水平，能发现肾脏功能异常。测定血清钾、钠可用于判断体液量和血钾异常。

有资质的健康管理专业人士进行心血管危险因素评估判断标准：年龄男不小于 45 岁，女性不小于 55 岁；家族史心肌梗死、冠状血管重建，父亲或其他一级男性亲属 55 岁前猝死，母亲或其他一级女性亲属 65 岁前猝死；吸烟或戒烟不足 6 个月或吸二手烟；静坐少动的：至少 3 个月没有参加、每周至少 3 次、每次至少 30 min 的中等强度体力活动；肥胖 BMI ≥ 30 kg/m^2，或男性腰围大于 102 cm，女性腰围大于 88 cm，收缩压不小于 140 mmHg 和/或舒张压不小于 90 mmHg（至少进行两次测量确定），或者正在服高血压用降压药；血脂异常；空腹血糖或口服糖耐量试验异常及糖尿病。

健康体适能综合评估不仅仅包括以上所述几个方面：运动前健康筛查；运动前评估；安静状态下各项指标测量；身体成分分析还包括心肺耐力测试及肌肉适能测试、灵活性测试，根据需要还可以增加其他的评估内容。这些信息的核心是便于受试者了解自身体适能状况，并为制定短期和长期目标提供数据支持，以及为后续评估提供参考依据。

2. 健康处方制定

健康运动处方的制定由医学运动专家根据医学筛查结果来科学制定。与其他年龄组相比，老年人普遍存在功能能力低下、肌力不足以及体适能下降等情况。因此，一个合适的运动处方应该包括有氧、肌肉力量/耐力和柔韧性运动。如果一个人经常跌倒或行走不便，还应当做些神经肌肉练习以提高平衡能力和灵敏性，并进行本体感觉训练（如太极），以提高健康相关体适能的其他的能力。

二、老年人运动损伤的预防控制方案

进行健身运动既要达到健身祛病、防病抗衰、延年益寿的目的，又要有效预防运动损伤，就必须讲究科学的锻炼方法。老年人进行健身运动时，为了有效预防损伤的发生必须遵守以下原则。

(一) 适宜运动原则

老年人进行健身运动时，适宜从事耐力性项目，而不宜进行速度性项目。在耐力健身运动项目中常采用的有步行、健身跑、游泳、自行车、登山和跳健身舞等。有条件时还可以打网球、门球及高尔夫球等。在我国传统体育项目中，可选择气功、太极拳和太极剑、八段锦、五禽戏等。还有自然锻炼法（如光浴、空气浴和冷水浴等）和医疗体育锻炼都可增进老年人的身心健康。在进行耐力性健身运动同时，还要适当进行一定程度的力量性锻炼，以减轻老年人肌力的减退。对于肌肉力量训练项目，老年人适宜的运动量应是每次训练所引起的肌肉酸痛在 24 h 内基本消失；而增加关节柔韧性的训练则应做到数小时内韧带的不适就能完全消除。对于有氧运动训练，最简单的运动量计算方法就是用年龄来预计必须达到的心率，一般可在运动结束后立即数脉搏计算心率。运动中的心率保持在（220 – 年龄）× 60% 至（200 – 年龄）× 85%，即可认为是运动量比较合适。也有人主张用更为简单的方法，直接用（170 – 年龄）作为运动中适宜的平均心率，如 60 岁的人平均心率应在 110 上下。身体健康者运动后的最高心率（次/分）可为（180 – 年龄）。但对于有心肺疾患的老年人而言，为确保运动安全必须做好前一节中的医学筛查，必要时选择运动负荷试验，由专家制定指导并选择适宜的运动量。健康老年人适宜的运动量也可用心率恢复到运动前水平的时间来评估：运动结束后在 3 min 内心率恢复者表明运动量较小，在 3～5 min 之内恢复者表明运动适宜，而在 10 min 以上才能恢复者表明运动量太大。也可用老年人的主观感受来衡量，如在锻炼中感到心胸舒畅、精神饱满，虽有轻度疲劳但无气喘、心跳加快等现象，在锻炼后食欲增加、睡眠改善血压与体重正常等情况，都是身体对运动的良好反应，说明运动量适中。

(二) 循序渐进原则

在进行健身运动的初期，运动负荷和运动量要小，经过锻炼适应后再逐步增加和达到适宜的运动负荷和运动量。经过一段时间锻炼后，如运动时感到发热、微微出汗，运动后感到轻松、舒畅，食欲、睡眠均好，说明运动负荷和运动量合适。锻炼的动作应由易到难、由简到繁、由慢到快，时间要逐渐增加。

(三) 经常性原则

健身运动一定要持之以恒。根据运动处方调节运动量，如果为健康老年人的一般正常运动量，需要每周锻炼不应少于 2～3 次，每次锻炼不低于 30 min。同时，要合理安排锻炼时间，养成按时锻炼的良好习惯。只有这样才可使身体结构和机能发生良好的变化，增强身心健康。

（四）个别对待原则

老年人在锻炼前应通过健康筛查，必要时进行医学筛查。了解自己的健康状况和各脏器的功能水平。由相关医学专家协助选择最适宜的运动项目，并制定合理的锻炼计划，要因人而异，不能千篇一律。

（五）自我监督原则

老年人参加体育锻炼要加强医务监督。要学会观察并记录自己的脉搏、血压及健康状况，以便进行自我监督，防止过度疲劳，避免发生运动损伤，提高锻炼效果和健康水平。运动时要注意适当安排短暂休息，运动前后要认真做好准备活动和整理活动。老年人锻炼时气氛应轻松愉快和活跃，尽量避免做憋气的动作和参加精神过于紧张的比赛活动。如在运动中出现脉搏过快或过慢，或变得不规则时应停止锻炼，去医院检查。遇有感冒或其他疾病以及身体过度疲劳时，应暂停锻炼，并及时进行治疗或休息。

（六）充分热身和整理运动原则

对运动损伤来说，预防胜于治疗，最有效的预防损伤方法是充分热身和整理运动。

1. 热身运动

热身运动对任何体育活动或运动训练都是极为重要的。固定的热身程序对于预防运动损伤具有不容忽视的重要性。一套有效的热身运动由许多关键部分组成，这些部分只有共同发挥作用才能减少运动损伤的发生。运动前的热身有很多好处，但最主要的目的是为激烈的运动做好生理和心理的准备。而实现此目标的方法之一就是通过运动提高身体内部的温度，同时亦提高肌肉的温度。肌肉温度的提高有助于使肌肉变得放松柔软并有韧性。一次有效的热身活动还可以加快心率和呼吸频率，进而加快血液流动，促进氧和营养物质向工作肌的运送。所有这些均有助于使肌肉、肌腱和关节为更激烈的运动做好准备。

例行的热身活动中很重要的一点是从最简单和最轻柔的活动开始，继而各部分进行更大幅度的活动，直到机体的生理和心理状态达到最佳。在这种状态下，身体为体力活动所做的准备最充分，运动损伤的发生率也被减至最低。为达到上述目的，热身运动应安排如下，即完整有效的热身运动应该包括以下 4 个方面：一般性热身运动、静态拉伸、针对特定运动的热身活动、动态拉伸。这 4 步共同作用使生理和心理状态达到最佳，从而保证为即将进行的运动做好准备；而且此过程亦能保证尽可能少地发生运动损伤。

（1）一般性热身运动。

一般性热身运动应由轻体力活动组成。参与者的健康水平决定了一般性热身运动的强度（有多剧烈）和时间（进行多久），普通人一般性热身运动的时间以 5 ~ 10 min，达到微微出汗的效果为宜。一般性热身运动的目的是提高心率和呼吸频率，这将会加快血液流动，进而有助于氧和营养物质向工作肌的运送。同时，还可提高肌肉温度，以进行更有效的静态拉伸。

（2）静态拉伸。

静态拉伸是一种安全而有效的拉伸方式，受到运动损伤的可能性很小，而且还有助于提高全身的柔韧性。在热身运动的这一阶段，静态拉伸应当针对身体各大主要肌群，完整的拉伸过程应持续 5 ~ 10 min。静态拉伸（图 3.1）是将身体置于某个位置而使被拉伸的肌肉（或肌群）处于紧张状态。第一步，对抗肌群（与被牵拉肌肉相反的肌群）和将要被牵拉的肌群都要放松。然后缓慢、谨慎地移动身体以增大被牵拉肌肉或肌群所受的张力，并在此姿势下保持一定时间以使肌肉和肌腱被拉长。第二步，是非常重要的，因为其有助于拉长肌肉和肌腱，从而使四肢获得更大的运动范围，这对预防肌肉和肌腱的损伤有重要作用。

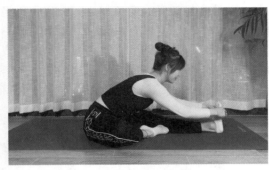

图 3.1　静态拉伸

（3）针对特定运动的热身活动，在此阶段，应根据特定运动的要求进行活动，才能使其身体进入特定的准备状态。因而此阶段应进行更有力的活动，而且活动内容更应体现运动项目对运动方式和动作类型的要求。

（4）动态拉伸

一次正确的热身运动应当以一系列的动态拉伸动作作为结束。动态拉伸是为了提高肌肉调节能力和柔韧性，而且只适用于专业的、受过良好训练的、身体素质好的运动员。动态拉伸只有在身体已经充分拉伸的前提下方能进行。动态拉伸应采用一些可控制的、轻柔的弹跳或扭转运动使身体的特定部位达到运动范围的极限。弹跳的力度和扭转的幅度应当逐渐增大而不能突然增大或不加控制（图 3.2）。

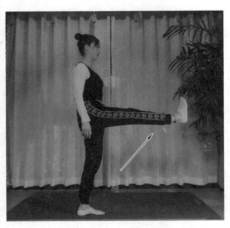

图 3.2　动态拉伸

2. 整理活动

很多人错误地认为整理活动并不重要，且浪费时间。实际上，整理活动和热身运动同样重要。如果想要远离运动损伤，整理活动则是至关重要的。热身运动的主要作用是让身体为激烈的运动做好准备，整理活动的主要目的是促进恢复，使身体恢复到运动前或训练前的状态。在较大强度的训练过程中，身体可出现一系列因紧张或压力刺激而产生的变化，如肌纤维、肌腱以及韧带遭到破坏，体内产生代谢产物，等等。如果合理地进行整理活动，将可加快身体的恢复进程，而且局部的整理活动对缓解运动后肌肉酸痛有着特殊作用。运动后肌肉酸痛通常也称为延迟性肌肉酸痛（DOMS）。在一次较大强度训练后的第二天通常会发生肌肉酸痛。大多数人经常在中止锻炼一段时间后或运动季刚开始的时候出现这种感觉。举例来说，如果不做任何准备活动就去跑万米或半程马拉松，那么此后的第二天就可出现因股四头肌十分疼痛而举步艰难的现象。这种现象就是运动后肌肉酸痛。运动中，肌肉收缩做功将血液运来的氧和营养物质耗尽，此后再通过肌肉收缩挤压以促进血液回到心脏，并再与氧结合，如此循环往复。当运动停止时，推动血液回流至心脏的动力也消失了，但血液以及代谢产物如乳酸等仍停留在肌肉中，由此可引起肌肉肿痛。整理活动就是通过肌肉收缩保证血液加快循环，以改善上述情况，防止血液淤积并带走肌肉中的代谢产物。循环的血液也为肌肉、肌腱和韧带提供修复所需的氧和营养物质。

一次完整而有效的整理活动应该包括 3 个关键部分：轻缓练习、拉伸活动和营养补给。这 3 个部分是同等重要的，任何一步都不能忽略，它们共同作用以促进机体在运动后的恢复及营养补充。

业余爱好者的整理活动应安排 3~5 min 的放松练习。此时亦应使整理活动与运动过程中的运动类型相似。例如，运动过程中有游泳或自行车运动，整理时应当慢游几圈或慢骑数圈来恢复。同样，在整理活动过程中需要进行深呼吸以保证机体供氧，以及进行 5~10 min 的拉伸活动，亦可选择静态拉伸和本体感觉神经肌肉促进（PNF）（图 3.3）进行拉伸。

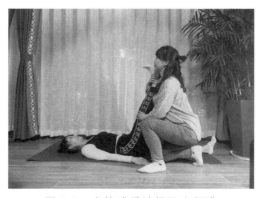

图 3.3　本体感受神经肌肉促进

3. 营养补给

液体和食物一样重要，应摄取充足的水分和优质的运动饮料。运动后摄入的食物类型应是易于消化的，水果是不错的选择。

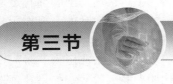

第三节　急性运动损伤的处理与注意事项

一、现场急救及处理

运动损伤后及时采取正确的处理方法，是促进运动损伤后康复的重要手段。掌握简易而有效的治疗措施，处理方法得当，对进一步治疗的效果起着决定性的作用。据统计，除现场死亡外，摔伤者送往医院后导致终身残疾和死亡的，有 78.9% 是由于在现场未经救治和处理或处理、搬运不当所致。

（一）处理顺序

（1）了解伤员是否清醒，有无休克，受伤部位是一处还是多处，受伤部位有无疼痛、肿胀、畸形、肢体有没有异常活动或骨摩擦音。

（2）就地检查发现致命损伤时，应立即给予处理。如肢体有伤口出血不止，有的虽无伤口但肢体肿胀，都说明有血管损伤，应立即止血，否则影响生命。止血前应注意出血的性质，再果断处理。动脉出血血色鲜红，速度快，呈间歇性喷射状；静脉出血血色为暗红，速度较慢，呈持续涌出状；毛细血管出血血色多为鲜红，自伤口渐渐流出。

（3）迅速止血指压止血，即用手指压住动脉经过骨骼表面的部位，达到止血的目的。指压止血是应急措施，因四肢动脉有侧支循环，故此法效果有限，而且不能持久。先用指压法止住出血，再根据情况改用其他方法。比如，可用加压包扎法止血，即用纱布或急救包或干净毛巾（找不到纱布时）压迫伤口，再用绷带或布条缠紧，包扎的压力要均匀，范围要大，一般中小动脉损伤出血，均可用此方法止血。也可用止血带止血法，此方只适用于四肢大出血，使用得当，可以挽救生命。上止血带的部位，上臂在中上 1/3 处，大腿在中下 1/3 处。用止血带是应急措施，松紧要适中。过松，起不到止血作用；过紧，会压迫损害神经或软组织，时间长了（超过 5 h）会引起肌肉坏死、厌氧菌感染、甚至危及生命。故只有在加压包扎后不能控制出血的情况下，才能暂时使用止血带止血法。

（4）包扎的目的是保护伤口免受再污染、止血和止痛。

（5）固定。

① 对胸腹部或骨盆着地者，最好将伤员平搬平抬、平卧在硬板上，立即送医院急救；对四肢着地者应检查有无骨折。肢体固定的关键是关节部位，关节若能固定不活动就避免了血管、神经的继发性损伤。

② 良好的固定可以减少疼痛，减少休克。避免二次损伤血管神经，减少出血和感染。

③ 现场急救固定多为简便材料，如树枝、竹片、木杆（板）、纸板等，也可以使用健侧肢体来固定伤肢，以达到稳定骨折的作用。上肢伤的固定比较简单，在无法找到固

定的夹板时，利用自体躯干固定亦可取得相当好的效果。下肢伤的固定较上肢更为重要，亦可采取自体固定。即将伤肢固定于健侧肢体上，固定时先将伤肢牵拉正直，用棉花或毛巾等将两膝隔开，以免相互摩擦挤压，然后用绷带或三角巾、布带等将两下肢扎在一起即可。简单的夹板固定，即利用足够长的木板、扁担、竹板等做临时固定，将伤肢牵拉正直，在骨突起部用棉花或布块垫好。固定物放在外侧，用绷带或布带与伤肢捆扎在一起。妥善搬运对于伤员，特别是有腰背部疼痛的伤员极为重要。在搬运前要做一个简单的检查，让伤员活动足趾，如足趾能活动，又有痛觉，说明脊髓未损伤。搬运中务必保护脊髓不受损伤，严禁一人抱胸、一人搬腿的双人搬抬法。因为这样搬运可以增加脊柱前屈，使脊柱进一步压缩而加重脊髓损伤，造成截瘫。对于脊椎骨折的伤员，应让其仰卧，2～4人均匀用力抬起放在担架上，及时送医院救治。

(二) 软组织损伤

1. 闭合性软组织损伤

（1）急救。

闭合性软组织损伤是指受伤部位的皮肤或黏膜基本上是完整的，没有明显的创面或伤口与外界相通，主要包括关节扭伤、肌肉及韧带拉伤以及局部组织的挫伤等，如踝关节扭伤、手指挫伤等。治疗方法总体遵循"PRICE"：Protection（P，保护）、Rest（R，制动休息）、Ice（I，冷疗）、Compression（C，加压包扎）和 Elevation（E，抬高患肢）。

① 保护和限制活动在早期非常重要，首先要立即停止受伤部位的运动，然后根据情况加以保护，避免损伤进一步加重。

② 冷敷具有止痛、止血和减轻局部肿胀的作用。可用自来水冲淋；用冷水或冰袋冷敷；也可以用氯乙烷、冷镇痛气雾剂喷射受伤部位。如大腿后部肌群、腰背肌、大腿内收肌等易拉伤部位。

③ 加压包扎具有止血、防肿和缩短伤后恢复时间的作用。其次是对受伤部位起到支撑作用。因此需要用宽的、牢固且有弹性的绷带来包扎伤处。包扎时伤处的正面和背面皆应进行缠绕。

④ 抬高患肢同样重要，当肢体受伤较重时，为防止伤处继续出血，减轻肿胀，要限制活动和抬高患肢数日，以促进血液、淋巴液的回流，加快消肿。

（2）损伤特点与处理方法。

① 擦伤。

a. 损伤特点：擦伤是机体表面与粗糙的物体相互摩擦而引起的皮肤表层损伤，皮肤被擦破出血或有组织液渗出。一般表现为创口浅、面积小、出血量少或不出血、较疼痛；部分创口内可能有煤渣、细沙等异物；如果处理不当，较易感染。

b. 处理方法：首先要彻底清创，用生理盐水、过氧化氢清洗创口。如果当时条件不允许，可用凉开水或自来水反复冲洗创口，达到清创的目的。如擦伤部位较浅，只需涂抹 1%～2%汞溴红（红汞）或 1%～2%甲紫即可，无须包扎。面部宜用 0.1%苯扎溴铵溶液涂抹；关节附近的擦伤也不宜使用暴露疗法。如创面较脏或有渗血时，清创后，用2.5%碘酊和 75%乙醇对创口周围皮肤消毒，外敷凡士林纱条或撒上消炎粉，再用消毒敷料包扎。

② 肌肉拉伤。

a. 损伤特点：肌肉主动强烈的收缩或被动过度的拉长所造成的肌纤维微细损伤、肌肉部分撕裂或完全断裂。肌肉拉伤后伤处疼痛、压痛、肿胀、肌肉紧张或痉挛，触之发硬；受伤肌肉主动或被动拉伸时，疼痛加重；皮下淤血、运动功能障碍、肌肉出现收缩畸形。肌纤维部分断裂时，伤处可摸到凹陷；肌腹中间完全断裂时，出现"双驼峰"畸形；一端完全断裂时，肌肉收缩呈"球状"畸形。

b. 处理方法：肌纤维少量断裂或损伤较轻时，应及时停止运动，并立即冷敷，可用冰块冷敷或冷水冲洗，保持 30 min，以使小血管收缩，减少局部充血水肿；并加压包扎、抬高患肢、局部制动；切忌搓揉按摩及热敷。24 h 后可使用外用止痛药（如奇正消痛贴膏，1 次/天，每次贴敷 24 h）、外敷中药、痛点封闭。48 h 后可行理疗按摩处理。肌纤维大部分断裂或完全断裂时，经加压包扎等急救处理后，应尽快送往医院，及早做手术缝合。

③ 扭挫伤。

a. 损伤特点：由于身体局部受到钝性外力打击或关节部位突然过猛扭转而引起的软组织损伤。轻度损伤局部仅有疼痛、压痛、肿胀、功能障碍；重者，可因皮下出血形成血肿或瘀斑，疼痛和功能障碍明显。

b. 处理方法：轻度损伤不需特殊处理，经冷敷处理后，24 h 后可用活血化瘀酊剂，轻手法理疗。较严重的扭挫伤，经冷敷处理后外敷新伤药，加压包扎、抬高患肢，同时给予镇静止痛药；如合并骨折，固定后应立即送往医院，进一步处理。

2. 开放性软组织损伤

开放性软组织损伤是指外力作用部位的皮肤或黏膜的完整性遭到破坏，有大小不同，深浅不等的伤口与外界直接相通。常见的有擦伤、挫裂伤和刺伤等。急救处理措施如下。

（1）止血。

注意伤员的全身情况及时给予止血措施，止血不当，可造成患者失血过多，引起出血性休克或肢体坏死。必须及时采取力所能及的止血措施。

① 将伤者放置平卧位，采用敷料局部加压包扎止血，伤口包扎后抬高患肢与心脏平行或稍高于心脏 5°～10°，以助止血。

② 如属于大动脉出血，在加压包扎无法止血时，在伤口靠近心脏一端使用止血带或橡皮条，皮肤外放软的衬垫，松紧适宜，要记录时间，间隔 30 min 到 1 h 放松 1 次，每次 1～2 min。

（2）止痛。

切勿盲目给予镇痛药，有条件可给予镇静药，但要记录药品名称、剂量和使用时间。伤者对疼痛的耐受程度直接受心理因素影响，因此要给予适当心理护理，耐心安慰伤者。伤口外冰敷可缓解疼痛。

（3）包扎可避免伤口受污染。

如条件许可，可用生理盐水或清洁水冲洗后用无菌敷料或清洁布类包扎。碘酊、乙醇对伤口内组织有破坏作用，因此禁用碘酊、乙醇冲洗或涂擦伤口。可以直接用布条进行包扎，如现场无绷带、布条，可先用手直接压迫伤处或周围的主动脉，防止受伤部位出血、肿胀的出现。特别应注意的是，此时千万不能对伤部进行按摩，这不仅不能恢复损伤，而且还会加重组织出血和组织液的渗出，使肿胀加重。在进行完简单处理之后，应立即前往医院做 X 光检查。

（4）其他创面小而浅，边缘对合良好的，可在消毒后直接用药贴固定；对于创面大的、伤口较深的，在消毒、止血后立即送往医院。

(三) 关节脱位

1. 损伤特点

关节脱位是指关节面失去正常的联结，也称脱臼。脱位后由于关节面位置异常，关节功能丧失；关节脱位常伴有软组织的损伤、出血和（或）周围神经受牵扯，而引起受伤关节疼痛、压痛和肿胀；关节脱位后，肢体的轴线发生改变，与对侧不对称而形成畸形。

2. 处理方法

一旦发生关节脱位，应嘱咐患者保持安静、不要活动，更不可揉搓脱臼部位。如有整复技术可就地整复；如无整复技术，不可随意试探性整复，以免加重损伤，应立即在脱位所形成的姿势下固定并送往医院。如肩关节脱位，可把患者肘部弯成直角，再用三角巾把前臂和肘部托起，挂在颈上；如肘关节脱位，用铁丝夹板弯成合适的角度，置于肘后，用绷带缠稳，再用三角巾把前臂悬挂于胸前；如髋关节脱位，则应立即让患者躺在软卧上送往医院。

(四) 骨　折

1. 损伤特点

骨折指骨小梁的连续性遭到破坏的损伤。可分为闭合性骨折（皮肤黏膜没破，断骨不与外界相通）、开放性骨折（断端穿过皮肤黏膜，有伤口与外界相通）、复杂性骨折（合并内脏器官的损伤）。骨折后可出现疼痛、压痛、叩击传导痛，畸形、肿胀及皮下淤血，功能丧失，可出现假关节活动、骨擦音。

2. 处理方法

闭合性骨折骨折后肢体不稳定，容易移动，会加重损伤和剧烈疼痛，可找木板、塑料板等将肢体骨折部位的上下两个关节固定起来。以小腿骨折为例：首先要让患者伤肢处于静止状态，然后马上寻找固定材料，两块宽窄合适（5～10 cm）的木板，长度比小腿要长，无木板的情况下，用树枝、竹片也可代替。布条或绳索 4 根。材料备齐后。将夹板分别置于小腿内外两侧，上至大腿下部。下达足跟部，用布条分别在膝上、膝下和踝部缚扎固定，然后将伤腿与健腿捆缚在一起后立即送医院处理。如一时找不到外固定的材料，骨折在上肢者，可固定于躯干上；骨折在下肢者，可伸直腿，固定于对侧的肢体上。怀疑脊柱有骨折者，需早卧在门板或担架上，不能抬伤者头部，以免脊髓损伤或发生截瘫，躯干四周用衣服、被单等垫好，不致移动。开放性骨折首先按照开放性伤口处理原则，应用消毒纱布或相对较干净的敷料对伤口做初步包扎、止血后，再用平木板固定送医院处理。不能用手将断端还原，以免引起骨髓炎。患者一旦出现开放性骨折应尽快进行手术治疗，并使用抗生素和破伤风抗毒素。一般情况下，骨折的患者被送往医院。经复位、石膏或夹板固定等方法后多可逐渐康复。但患者在治疗的过程中，一旦发现骨折部位的皮肤由红变紫或起水疱、活动时疼痛剧烈或感到麻木时，一定要请医师检查，以免出现严重的后果。

二、注意事项及常见差错

(一) 注意事项

1. 伤员转运的注意事项

（1）注意观察伤者全身和伤肢局部情况，必要时保暖，给予液体口服补充，预防休克。

（2）密切观察心跳、呼吸、脉搏，有条件的监测血压。

（3）伤肢放于略高于心脏部位，防止肿胀加重。

（4）观察伤肢末端血液循环，如肢体温度、按压指甲毛细血管反应及动脉搏动等。

（5）电话通知医院，简明报告伤者情况和到达时间。

2. 伤后恢复运动原则

（1）一般原则：急性损伤后除少数需要卧床休息外，绝大多数只需受伤部位局部休息，这样才能保持身体功能水平不会出现明显下降。即使休息的肢体也要及早进行功能训练（除避免重复损伤动作外），以利于伤处愈合和恢复功能。慢性损伤一般不需要休息，可以锻炼和治疗相结合。

（2）确定恢复运动的时机。

① 要依照组织损伤后的大致的愈后时间来确定。一般认为肌肉损伤 7～10 天，韧带损伤 7～14 天，肌肉韧带断裂 3～6 周，骨折 4～12 周，有的组织损伤可能长达半年才愈合（如股骨颈骨折）。组织损伤的愈合时间受损伤程度、治疗是否得当以及个体差异等多种因素影响。

② 肌肉损伤要待肌肉抗阻试验呈阴性后方可重新参加运动。恢复运动时应先进行主动性和静力性练习，逐步过渡到负重和剧烈运动。运动负荷从小到大，切忌操之过急。

③ 骨折临床愈合后，先进行功能锻炼，待该部位恢复到活动无疼痛和压痛时，方参加运动。

④ 恢复运动时，损伤处可用保护带加以预防性保护，如使用护膝、护踝、护肘等。

(二) 常见差错

1. 抢救伤后休克时的差错

较严重的运动损伤常常会因剧痛或大量出血等因素的影响而使伤者发生休克，表现为面色苍白，四肢发冷，全身冒汗，头晕，脉搏快弱，血压下降，呼吸急促，口唇发绀，甚至昏迷不醒。一旦出现休克，必须及时抢救，避免生命危险。在抢救时，常常出现的差错如下：

（1）有的救护者在伤者面前不沉着冷静，显得慌张忙乱，甚至说话不慎，使伤者思想顾虑，恐惧不安，休克加重。

（2）让伤者取坐位或立位下进行体检和处理伤情。

（3）让脑损伤者静卧时，头低脚高，并热敷头部。

（4）炎热天气时，给伤者穿衣盖被过多；寒冷天气时，不注意保暖。

（5）对溺水昏迷者，没有尽快清除鼻腔和口腔中的分泌物和异物就进行倒水。

（6）有外出血时，没有就地取材加压包扎或用止血带法、指压法止血，也没有用干净敷料保护好伤口。

2. 开放性软组织处理操作差错

运动中常见的开放性损伤有擦伤、撕裂伤和刺伤。处理这类损伤时常有下列差错：

（1）用碘酊或乙醇棉球直接消毒伤口。

（2）脸部擦伤时，用甲紫药水涂抹伤口。

（3）用乙醇棉球消毒伤口周围皮肤时，从外向内进行消毒。

（4）用碘酊消毒伤口周围皮肤后，接着又用红汞消毒该处。

（5）膝、肘等关节处严重擦伤时，采用暴露疗法涂擦消炎药水。

（6）清理较深而被污染的伤口后，不加用抗生素类药物和破伤风抗毒素。

（7）前臂出血时，用止血带绑在上臂中 1/3 处。

（8）上肢绑止血带持续时间超过 30 min。

（9）用止血带止血时，中间松带时间过长，超过 5 min，松绑后没有用指压法止血。

（10）用绷带加压包扎法止血时，打结在伤口上。

3. 急性闭合性软组织损伤处理差错

在体育运动中较多见的急性闭合性软组织损伤有肌肉挫伤肌肉拉伤、关节韧带扭伤。在处理这些损伤时常见的差错如下：

（1）在损伤早期（即伤后 24～48 h）用红花油、活络油类药液涂擦伤部；热敷伤部；在伤部进行按摩；在伤部拔火罐。

（2）肌肉或韧带大部分或完全断裂者，采用按摩和热疗，没有尽早行手术治疗。

（3）检查伤情不认真、不全面，漏诊某些并发症（如内脏损伤、骨折、脑出血等）。

（4）关节韧带损伤后，不及时包扎固定而让关节活动。

4. 关节脱位处理差错

关节脱位在运动中并非少见，较多见的是肘关节后脱位、肩关节前脱位和掌指（间）关节脱位。急救和处理关节脱位时常见的差错如下：

（1）复位时动作粗暴，强力屈伸关节。

（2）用三角巾悬挂前臂时，三角巾近身端挂在患侧肩上，远身端挂在健侧肩上。

（3）肘关节复位时，常见：① 没有先顺原有畸形方向牵引后再缓慢屈肘复位，一开始就强力屈肘成直角；② 强力伸直；③ 合并侧方脱位时，先行牵引复位，再行侧方移位；④ 合并肱骨内上髁撕脱性骨折时，先矫正侧方移位，后才牵引复位；⑤ 复位后，肘关节不取屈曲 90°位固定。

（4）肩关节复位时，常见：① 足蹬复位时，用力牵引患肢，猛力将该肢外展外旋；② Kocher 法旋转复位时，展收和旋转患肢用力过猛。

（5）掌指（间）关节复位时，常见：① 未先沿原畸形方向牵引就强行屈伸手指；② 复位后伤指不取屈曲 40°～60°位固定。

（6）肩、肘、指间关节经复位后固定时间不足 2～3 周。

5. 骨折急救与处理常见差错

（1）现场检查骨折情况时，随便移动断端肢体。

（2）开放性骨折，戳出创口的骨折端未经消毒处理即将其还纳伤口内。

（3）骨折后，当场没有就地取材妥善固定好伤肢就将伤者搬送去医院。

（4）用夹板固定时，夹板两端、骨突部和有空隙处没有用棉花垫好。

（5）绑缚夹板的绑带不是绑在骨折处的上下两端，而是打结在伤肢的内侧。

（6）四肢骨折包扎固定时没有露出手指或足趾端。

（7）固定四肢骨折时，选用的夹板过短，没有将骨折处上下两个关节都固定。

（8）徒手搬运脊柱骨折伤员时，采用抱头抬脚式。

（9）骨折复位后，过早拆除其固定，对伤部施行按摩。

三、急性运动损伤的评估，需要合理选择影像学检查

不同成像技术在急性运动损伤诊断中都有各自的优势与不足。对某一疾病的诊断可能用一种检查就可明确诊断，如外伤性骨折，X 光检查就可做出诊断。也可能是一种检查不能发现病变，而另一种检查则可确诊，如某些细微骨折，X 光片未发现，而 CT 则能检出并诊断。也可能是综合几种成像手段与检查方法才能明确诊断。因此，就需要了解不同的成像手段在不同疾病诊断中的作用与限度，以便能恰当地选择一种或综合应用几种成像手段和检查方法来进行诊断。

(一) 各种影像学检查方法的优缺点及适应症

1. X 光摄片

（1）适应症。

X 光检查用于临床已有百余年历史。尽管现代影像技术，CT 和 MRI 等对疾病诊断显示出很大的优越性，但并不能取代 X 光检查。因其具有显示清楚、特异性、经济实用等特点，X 光检查仍是骨关节系统影像诊断中使用最多和最基本的方法。骨组织含钙多、比重大、密度高，与周围组织有良好的天然对比，骨骼中皮质骨和松质骨也有较好的对比，通过 X 光检查不仅可了解骨关节伤病的部位、性质、范围、程度及与周围软组织的关系，还可观察病变的发展、治疗效果及判断预后，为诊断和治疗提供可靠的影像资料。故骨骼肌肉系统伤病多首先应用 X 光摄片检查。对多数骨关节损伤，X 光检查即可诊断，对骨关节病变的影像检查一般也先进行 X 光摄片。

（2）限度。

① X 光图像密度分辨率较低，密度相近的组织结构显示较差，如肌肉与肌腱、韧带与关节软骨，脑与脊髓、盆腔脏器等。

② 人体结构复杂、重叠较多的部位，X 光图像显示欠佳。

③ 一般小于 2 mm 的病变在 X 光片上不能显示。

④ X 光检查有电离辐射损伤，检查时要注意保护。

2. CT（Compllted Tomography，电子计算机断层扫描）检查

CT 检查迅速、安全、无创，CT 图像清晰，解剖关系明确，易于发现、检出病灶，已广泛应用于临床。运动系统伤病虽可通过简便、经济的 X 光检查确诊，但 CT 检查对骨与软组织的细微病变，结构复杂部位的检查，X 光片可疑不能排除病变者有其独特的优势，应用也越来越多。

（1）适应症。

① 创伤。

CT 在骨关节中应用广。因病情较重或疼痛剧烈不宜搬动的外伤病人，特别适合做 CT 检查。CT 检查可确定骨折、脱位及相邻的软组织情况；CT 显示结构复杂部位的细微骨折明显优于 X 光平片。

CT 检查用于运动系统结构复杂部位的损伤，如颅脑损伤。在脊柱，CT 基本上替代了传统的 X 光摄片，用来评价复杂骨折和脱位，如寰枢椎骨折脱位，脊椎爆裂性骨折，突向椎管内的骨块，椎弓、椎板、横突、小关节突的骨折等。在骨盆，CT 能清楚地显示骶骨的骨折、骨盆环的复杂骨折、髋臼的细微骨折、髋脱位等。CT 扫描可发现 X 光片难以显示的关节内骨折，肩关节脱位常合并骨及软骨损伤。CT 能清楚地诊断肩关节脱位，尤其是后脱位，判断关节内骨折块。胸锁关节脱位 X 光很难准确判断，CT 轴位可直接观察到锁骨的位置异常，前或后移位。CT 检查用于膝、踝、肘和腕部的骨折脱位，发现细微的损伤、关节内血肿。判断髌骨骨脱位或半脱位等。

② 脊柱退行性病变。

CT 主要用来诊断椎间盘膨出、突出及术后并发症，对诊断脊柱退行性病（如椎管狭窄、脊椎滑脱、小关节退变等）也很有价值。

（2）限度及禁忌。

CT 检查的 X 射线电离辐射较高。

3. MRI（Magnotin Resonance Imagins，磁共振成像）检查

（1）适应症。

MRI 可随意做直接的多方向扫描，MRI 的软组织分辨能力高于 CT 数倍，能敏感地检出组织成分中水含量的变化，常可比 CT 更有效和尽早地发现病变。

① 创伤。

MRI 对骨髓信号的变化敏感，用于隐匿性骨折（骨挫伤）的诊断。MRI 对损伤出现的血肿观察好，能显示血肿不同分期的表现，还能显示其化学成分的变化。

MRI 可直接显示脊髓的全貌，对脊髓损伤的诊断及预后的判断有帮助；对脊髓肿瘤、脊髓白质病变、脊髓空洞等也有重要的诊断价值。

MRI 对软组织结构显示好，可清晰显示关节软骨、关节囊、韧带、半月板，对关节软骨损伤、韧带损伤、半月板损伤、关节积液等病变的诊断具有其他影像学检查所无法比拟的价值，在关节软骨的变性与坏死诊断中，早于其他影像学方法。

② 椎间盘病变。

MRI 能观察到椎间盘的变性、突出或膨出，显示椎管狭窄也较好，对于颈、胸椎，

CT 常显示不满意，而 MRI 显示清楚。

③ 缺血性坏死。

MRI 诊断早期股骨头缺血性坏死是最佳选择，其敏感性约 88%，对关节滑膜病变特异性接近 100%，在 T2 加权像中高信号强度的积液内可显示相对低信号的增生滑膜结节，从非创伤性检查角度看，此点优于关节造影和关节镜检查。

（2）限度与禁忌。

① 对骨性结构、钙化显示不佳，不适宜肺部检查。

② 成像速度较慢，运动伪影影响图像质量。

③ 信号变化解释复杂。

④ 禁忌症相对较多，带有心脏起搏器者、体内有金属植入者、早期妊娠者、带有大量抢救设备的危重病人、部分患者有幽闭恐惧症都不适宜采用 MRI 检查。

（二）影像检查方法的选择

影像检查方法的选择应该在了解各种影像检查方法的适应证、禁忌证和优缺点的基础上，根据临床初步诊断和需要来决定。一般应当选择安全、准确、简便而又经济的方法。骨骼肌肉系统疾病诊断常规 X 光平片检查仍是首选检查方法，根据检查结果，部分伤病得到确诊；部分伤病不能排除其他疾病或需要进一步观察，再选用其他影像检查方法。

解剖结构复杂的部位选用 CT 检查。MRI 可显示平片、CT 难以显示的软组织结构（如肩袖、腕管、半月板、椎间盘、韧带、关节软骨等关节内结构损伤）、肌肉肌腱损伤、骨挫伤。超声检查在骨骼肌肉系统疾病中起辅助、补充作用。

根据病人病史与临床检查结果，提出估计诊断，并先行 X 光平片检查。检查结果可能证实估计诊断，并显示其他异常或未估计到的并发症，或排除估计诊断并证实为另一不同诊断。检查也可能无法明确原先估计的诊断，此时，应采用其他影像检查以验证临床诊断，并提供损伤的正确定位及损伤有关信息。一般四肢、躯干损伤首先进行 X 光平片检查；头颅损伤、脊柱损伤及解剖结构复杂的部位选用 CT 检查；关节内结构损伤、肌肉肌腱损伤、骨挫伤选择 MRI 检查。

[例]膝关节损伤后影像学检查的选择：首先要做 X 光的检查，看看有没有骨折、错位等，如果没有骨折、错位，但还有症状，要去做 MRI，看半月板、前交叉、后交叉、内侧副韧带、外侧副韧带等有没有问题。

第四节  常见老年人运动损伤疾病物理治疗及康复训练

作为康复过程的一个阶段，主动恢复要求受伤者通过进行物理治疗及适量的运动康复训练来加速恢复进程。因为在这一阶段需要主动地参与到康复治疗中来，故有人将此阶段称为主动恢复阶段，常常需要物理治疗与运动康复训练相结合。

物理疗法包括理疗、按摩和运动创伤后康复训练。

理疗：电、磁、光、超声、热、冷疗法，均是用轻微的电、光波、脉冲波等来刺激受伤部位，选择几种物理治疗的方法综合治疗，或单用某种方法可改善局部组织血液循环和代谢，加速损伤组织的修复，起到消炎、消肿、止痛、缓解肌肉痉挛和改善功能的作用。

按摩：通常软组织损伤的范围很广，主要是肌肉拉伤和韧带损伤，如肱二头肌拉伤、跟腱损伤、骶棘肌起点拉伤、小腿跖肌破裂等。一般都损伤在肌肉和肌腱的交接处。如为肌腱全断裂需要手术修补，其他都可用按摩治疗。肌肉拉伤后，临床表现有因该肌肉的拉力丧失而引起的活动障碍，局部可有出血和肿胀。韧带损伤如腰椎棘上、棘间韧带损伤，膝关节内外侧副韧带损伤等除损伤较重，造成关节明显不稳，需手术修补外，其他都适用按摩治疗。韧带损伤后，可表现为局部疼痛和解剖部位有压痛点、内出血致皮下瘀斑，活动障碍等。

按摩，就是用手在人体皮肤、肌肉穴位上施行各种手法，对软组织进行抚摩、按揉、叩击等机械性刺激，以达到保健、治病的目的。它是人类最古老的医疗方法之一。早期的按摩疗法仅用于少数疾病的治疗，常用的是按和摩两种手法，故称按摩。以后随着治疗范围的扩大，手法也相应有了发展，并逐渐形成了按摩治疗体系。

按摩疗法在世界广大区域内应用由于国家不同、发展历史不同，其名称术语和技术描述也存在一定差异，但是，总体上技术类似，主要为抚摩、按揉、叩击等。

⊕ 思政事迹

应用按摩防病、治病、健身益寿在我国有悠久的历史，几千年前就受到中国医学家及养生学家的高度重视。现存最早的中医理论著作《黄帝内经》对按摩的产生、按摩治疗的病症和作用，都有了比较系统的阐述。《黄帝内经 素问·异法方宜论》中指出，"中央者，其地平以湿，天地所以生万物也众。其民食杂而不劳故其病多痿厥寒热，其治宜导引按蹻，故导引按蹻者，亦从中央出也。"其中已将导引与按蹻（实际上包括了用手按摩和用足踩压的按摩方法）结合起来。由此而知，在战国时期，按摩的理论知识已有了一定的积累。按摩发展到秦汉时期，内容更为丰富，当时有人将丰富的临床经验编辑成按摩专书。据《汉书·艺文志》记载，就有《黄帝岐伯按摩》十卷，可惜该书早已失散，现仅能见其书目，许多按摩医方也只能在其他医书中见到一二，汉代著名医学家张仲景的《金匮要略》已经有关于"膏摩"的记载。由此可见，我国在秦汉以前，按摩疗法已被普遍应用。隋唐时代是我国历史上的强盛时期，也是按摩史上的兴旺时期。著名医学家巢元方、孙思邈，将按摩疗法编进了《诸病源候论》《千金方》。他们不仅用按摩疗法治病，而且提出用按摩疗法预防疾病的主张。孙思邈认为"小有不好，即按摩按捺，令百节通利，泄其邪气"。

在其他医学著作中，也记载了能增强人体抗病能力的摩目、摩鼻、摩足心等保健按摩方法。巢元方著《诸病源候论》中，就有按摩双目预防眼病、保护视力的记载。由于按摩疗法在医疗实践中的作用，引起了统治者的重视。在唐"太医署"分设的四科中已有按摩科，也就在这一时期，我国的按摩医术东传到日本。宋元时期，按摩也有发展，如宋徽宗时，由朝廷编辑的《圣济总录》治法中编进了按摩疗法，认为按摩的主要作用是"开达抑遏"。金元时期，因战争频繁，跌打损伤的疾患甚多，按摩技术向治疗伤科方面发展。

到了明代，在为皇室服务的医疗机构"太医院"中，也设立了按摩科，成为"太医院"中十三科之一，而且按摩在治疗小儿疾病方面已经积累了丰富的经验，形成了小儿按摩的独特体系。按摩疗法具有"简便、经济、安全、效好"等特点，深受广大群众的欢迎，故在民间广泛流传。到清代，"太医院"中的按摩科虽被取消，但按摩在民间仍有发展。特别是在创伤按摩方面，朝廷做了整理工作，所编《医宗金鉴》中，正骨心法要旨一节就有较详细的记载。20世纪上半叶，由于西方医学的竞争，中医发展受到打击，甚至有一个时期，中医学受到了严重的摧残，按摩更是濒于灭绝。但是，由于按摩确是一门简便有效的医疗学科，具有强大的内在生命力，按摩在民间还是有一定的发展。共和国成立后，党和国家高度重视中医药发展，在党和国家的中医政策指引下，中医走向与西医结合发展的道路，中医医疗机构得到政府的扶植，祖国医学中的按摩疗法也得到了重视，有了较大规模的专业按摩队伍，并逐渐建立了中、高等教育体系。

现在，世界上很多国家都重视我国这一传统疗法，美国、英国、意大利、法国、德国、朝鲜、日本、菲律宾、新加坡、泰国、马来西亚、印度、瑞典、西班牙、越南、阿根廷等国家都有人来我国学习按摩，还有一些国家聘请我国专家出国开办学习班。这说明中国的按摩手法治疗疾病已受到世界的重视。

除了理疗及按摩，运动创伤后康复训练在伤病恢复中也起到了至关重要的作用：在运动创伤的治疗经常流传着这样一句话"慢伤靠练，急伤靠治"。意思是说急性运动创伤的治疗靠医生，慢性创伤的治疗靠高水平的科学训练，近年来，随着医学理念的发展和患者对医疗质量要求的不断提高，运动疗法在康复中的地位日益提高，已成为主要疗法之一。运动疗法是针对患者机体障碍状况，通过主动或被动运动促进患者全身或局部运动，促进感觉等功能恢复，使患者更好地恢复生活、劳动、运动能力的治疗方法。康复治疗的目的是减少和预防并发症，如减轻疼痛，增强肌力和有氧耐力，改善关节活动度和步态，提高日常生活能力，提高患者的生活质量。运动疗法主要包括：关节松动术、肌肉牵拉术、持续性被动运动、多种肌力训练、平衡功能训练、步态训练、日常生活能力训练等。骨折术后的运动康复方法，主要分为早期和后期的训练：早期主要为消除肿胀，关节活动度训练；后期主要为肌力和关节活动度训练。运动康复训练总的原则：① 合理安排运动量大小。可根据症状轻重、创伤病理、个人伤后的恢复特点及项目的技术要求进行安排。例如，肩袖炎（肩关节撞击综合征），仅做某一特定动作时才痛、而准备活动后不痛者，可正常训练；平时痛，准备活动时不痛者应减量训练；准备活动后也痛者应局部停训。② 合理安排康复训练内容。加强伤部肌力的练习；改善关节活动范围的训练；肌力协调性的训练。

老年人常见运动损伤部位的按摩及康复训练有其鲜明的特点。

一、上肢软组织损伤按摩疗法

(一) 肱二头肌长头腱鞘炎

肱二头肌长头腱鞘炎主要因肱二头肌长头肌腱在结节间沟内部分容易磨损，使腱鞘形成急性或慢性炎症病变，导致粘连和肌腱退变，产生症状。亦有因肩部直接外伤、扭伤或局部外感风寒湿邪所致者。

1. 诊断要点

肱二头肌长头腱鞘炎多见于中老年人，主要表现为结节间沟部位疼痛拒按，疼痛可向上臂和颈部放射，夜间疼痛加重并可影响睡眠，受凉或活动后疼痛加剧，休息后可减轻。体征：肿胀压痛多局限于结节间沟附近，有时有握雪感。肩肱关节常有不同程度的活动受限，尤其是外旋功能受限明显，可触及肩部肌肉紧张或痉挛。

2. 按摩治疗

（1）放松肩部肌肉：患者坐位，在肩部用滚法、按揉法沿三角肌治疗，着重于肩肱二头肌长头腱处，约 5 min 同时配合肩部的外展和肩关节的内旋、外旋被动活动，幅度由小到大，手法的力度由轻到重。再在肩部用柔和的拿法沿三角肌向下至上臂治疗，重点在三角肌前部和肱二头肌及肘部桡骨粗隆。

（2）松解粘连：患者坐位，患者被动外展肩关节 50°，医生一只手扶肩，拇指按住结节间沟，做轻巧而柔和的弹拨法；另一只手托住患肢肘部实施摇法，幅度由小到大。随后滚肩部，搓肩臂，抖上肢。为加强治疗效果，最后沿结节间沟方向用鱼际擦法，透热为度，可配合患处热敷。

（3）自我按摩：患者可以用中指指腹按住患肩结节间沟，做肩部外展和摇肩关节的动作，以胀感为度。幅度由小到大，速度由慢到快，中指要按紧，并随着肱二头肌长腱滑动做轻度的弹拨，每日 2 次。

（4）急性期由于局部炎症较甚，疼痛较剧，可配合热敷或局部封闭，忌用上述手法，并用三角巾悬吊固定 5～10 天，以后逐渐加强肩关节的功能锻炼，多做前屈高举上肢的活动，以防肌腱粘连。

3. 疗效评价

肱二头肌长头腱鞘炎的按摩疗效较好，大部分轻、中症患者一般 10～20 次治疗可达显效或痊愈。急性期及重症患者配合局部封闭和固定，也可获得一定疗效。

（二）冈上肌损伤

本病常因肩部外展起动时突然用力或用力过度，或因长时间反复做肩外展动作，或局部感受风寒湿邪而致。冈上肌是容易损伤的肌肉，部分患者可发生冈上肌钙化，影响肩关节的功能活动。

1. 诊断要点

本病多发生于中老年男性，多有部外伤劳损或受凉史。临床可见肩部疼痛、酸胀或活动牵拉感，并以肱骨大结节周围为著，疼痛可沿上肢桡侧向下放射。查体可在肱骨大结节处触及条索状变硬变粗的肌腱并有明显压痛，肩外展在 60°～120°范围内疼痛。X光检查少数患者可有冈上肌腱钙化。

2. 按摩治疗

（1）缓解痉挛，放松肌肉患者取坐位。在患肩冈上及肩外侧用柔和的滚法治疗。可同时配合肩关节外展活动，随后按揉肩井、肩胛天宗，再拿肩井及三角肌。

（2）松解粘连：患者坐位。患肢被动外展30°，肌肉放松医生用手托住患肢肘部，另一只手拇指按住肩峰下骨大结节部用弹拨法与按揉法交替治疗；再搓揉、摇肩关节，抖肩及上肢；最后在关节周围用擦法治疗，透热为度。可加用热敷。

（3）急性疼痛期的患者：待急性期过后，再施以上手法治疗。治疗后应嘱患者主动做肩关节的功能锻炼。

（4）自我按摩：用中指指腹按揉肩峰下的痛点，同时配合肩关节外展及旋转活动，每日2次。

3. 疗效评价

冈上肌损伤的按摩疗效较好，大部分患者7～10次治疗可痊愈。

(三) 肩周炎

肩周炎多见于50岁以上，女性多于男性，发病率为成人的8%～12%，是发生于肩关节的关节囊和关节周围软组织的一种范围较广的慢性无菌性炎症。

1. 诊断要点

肩周炎以长期肩痛，肩关节活动范围受限为主要特征。临床可见肩关节周围广泛疼痛、肿胀，疼痛可放射至肘、腕夜里及受凉后疼痛加重，常影响睡眠，病情较重者往往轻微碰撞或活动就可致剧痛。查体在肩关节周围可触及广泛压痛，压痛点常位于结节间沟、肱骨大结节附近，肩关节前屈、后伸内旋尤其是外旋功能明显受限，部分患者可出现肌肉萎缩。

X光检查早期一般无明显改变，少数患者可发现肩肱关节间隙变窄。晚期可出现肱骨头的骨质疏松，为失用性脱钙。

2. 按摩治疗

（1）为撕开粘连做准备的放松手法：患者卧位或坐位医生用滚法或一指禅推法于患侧肩前部及上臂内侧，往返数次，配合患肢的被动外展、外旋活动，重点在二头肌长、短头处；接着，患者健侧卧位或坐位，在肩外侧和腋后部用滚法，配合按揉肩、肩贞穴处，并做患肢上举内收等被动活动；然后患者坐位，医生站在患者的患侧稍后方一只手扶住患肩，另一只手握住腕部或托住肘部，以肩关节为轴心做环转运动，幅度由小到大最后患者坐位，医生一只手托起患侧前臂，屈肘使患臂内收，令患手搭在健侧肩上，再由健肩绕过头顶移到患肩，反复操作5～7次，在此同时另一只手拿捏患肩。

（2）撕开粘连的主要手法：患者坐位，医生站在患者患侧稍前方，一只手握住患侧腕部，并以肩部顶住患侧的肩前部。握腕之手将患臂由前方扳向背后，逐渐用力使之后伸，重复3～5次；接着，医生站在患者健侧稍后方，用一只手扶健侧肩部，另一只手握住患侧腕部，从背后将肢向健侧牵拉逐渐用力加大活动范围，以患者能够忍耐为度，重复2～3次；然后，医生站在患侧肩外侧双手握住患肢腕部稍上方，将患肢提起，用提抖的方法向斜上方牵拉，牵拉时要求患者先沉肩屈肘然后突然向斜上方牵拉患肢，活动幅度逐渐增加，手法力量由小到大，须注意用力不宜粗暴或过猛，以防止发生意外；最后，用搓法由肩部到臂反复搓动数次，以此结束操作。

3. 疗效评价

本病有自愈倾向，一部分患者可自愈或仅遗留轻度功能障碍，但按摩治疗可缩短病程减轻痛苦。大部分患者须经有效的治疗方能痊愈。按摩法治疗本病是较为有效的方法。对初期疼痛较甚者，按摩治疗时应注意避开病灶，尤其是局部疼痛、压痛显著时，以免加重损伤，可用较轻柔的手法在局部治疗，以舒筋活血，通络止痛，改善局部血液循环，加速渗出物的吸收，促进病变肌腱及韧带的修复。对晚期患者，可用较重手法如扳、拔伸、摇，并配合肩关节各功能位的被动活动，松解粘连，滑利关节，促使关节功能逐渐恢复。在上述治疗的同时，必须强调配合适当的功能锻炼治疗次数 10～40 次，平均 20 次左右。

(四) 肩峰下滑囊炎

肩峰下滑囊被夹于肩峰与肱骨头之间，常因长期反复摩擦而损伤，发生滑膜水肿、增厚的无菌性炎症，滑囊内粘连妨碍上肢活动。

1. 诊断要点

临床可见肩外侧疼痛、肿胀，并可向肩胛、颈、手部放射，疼痛多在活动时和夜间加重，患者常将患肩处于内收和内旋位以减轻疼痛。检查可在肩峰下大结节处发现明显压痛，肩关节外展、外旋功能受限。

2. 按摩治疗

（1）急性期宜以消瘀止痛法治之，手法宜轻柔，患者端坐，患肩略外展，柔和而缓慢地按揉肩峰下及三角肌部位，同时在肩部周围三角肌部位配合轻快的捏拿法。再在三角肌及其周围以轻柔的擦法治疗，以透热为度。揉擦时可配合擦冬青油、红花油等，随后配合摇肩关节，手法宜轻柔，幅度由小到大，速度由能够忍受为度；最后搓肩臂，抖上肢结束。治疗后宜使上臂外展位制动休息，并配合局部热敷。

（2）慢性期以活血化瘀、滑利关节法治疗：患者坐位，在肩关节周围用轻柔的滚法治疗，重点在峰下及三角肌部做到充分舒筋同时配合上臂的内收、外展及旋转活动。再在肩部实施深沉而缓和的拿、按、揉法，并在肩峰下及三角肌部实施轻柔而深沉的弹拨法。对有粘连而致关节活动功能受限者，再采用肩关节各方向的被动活动，逐渐改善关节的活动。治疗后可配合热敷，并嘱做肩关节主动功能锻炼。

3. 疗效评价

肩峰下滑囊炎的按摩疗效尚可，大部分轻中症患者 10～20 次治疗并配合热敷和做肩关节主动功能锻炼可痊愈。重症患者配合局部封闭和固定也可获得一定疗效。

(五) 肱骨外上髁炎 (网球肘)

本病多由前臂长时间做反复旋转活动，或一次剧烈过度旋转而引起。也可由前臂旋前位时腕关节的反复背伸活动引起。

1. 诊断要点

本病多发生于中年，无明显外伤史但多见于前臂劳动强度较大或强制体位工作者，以右侧多见。临床可见肘关节外侧酸痛伴无力活动时尤甚，并向前臂和腕部侧放射，患者常诉提物扫地、梳头、刷牙困难，有时甚至持物坠落。查体可在骨外上、桡关节间隙处触及明显压痛，并常可在肱骨外上外侧边缘触及增生的锐利边缘，压痛尤显。抗阻力伸腕试验和抗阻力前臂外旋试验可出现肱骨外上髁或前臂疼痛。

2. 按摩治疗

（1）患者端坐，医生坐于患者病侧，先沿肱骨外上向前实施滚法、按法、揉法，广泛舒筋活血。

（2）再用弹拨法治疗。医生可用右手持腕使患者右前臂旋后位，左手用屈曲的拇指端压于肱骨外上髁前方，其余四指放于肘关节内侧。以右手逐渐屈曲患者肘关节至最大程度，左手拇指用力按压患者肱骨外上髁的前方，然后再伸直其肘关节，同时医生左手拇指推至患肢桡骨头之前上面，沿桡骨头前外缘向后弹拨伸腕肌起点。施术后患者有桡侧三指麻木感或疼痛减轻的现象。

（3）弹拨方法很多，亦可将患肢前臂旋后、屈肘放置桌上在肘下垫以软物，医生以双手食指、中指与拇指相对，拿住肱桡肌与伸腕肌向外扳，然后嘱患者将患肢前臂旋前，医生用拇指向外方紧推邻近桡侧伸腕短肌。反复数次，弹拨范围可向上下移动。

（4）最后用擦法擦肘外侧及前臂伸肌群结束手法操作。

3. 疗效评价

肱骨外上髁炎的按摩疗效尚可，大部分轻、中症患者经过 20 次治疗可明显减轻症状。治疗的前几次局部疼痛还可能加重，此时除手法宜轻柔外，可配合局部热敷或药熨。一般在治疗 5~6 次后症状逐渐减轻；重症患者配合局部封闭也可获得一定疗效。以上保守疗法无效时，可用小针刀或手术治疗。

(六) 腕关节扭伤

腕关节是一个多关节的复合体，结构复杂，加之腕关节运动的方向多、范围大，活动频繁故易发生损伤。

1. 诊断要点

本病多因运动不慎或用力不当所致。轻者表现为腕部疼痛或无力，无明显肿胀重者则肿胀疼痛，腕关节活动障碍；亦有不少患者因未经适当治疗，症状迁延转为慢性，可因劳累或天气变化而加重症状。查体时，将腕关节过伸，如出现腕掌侧疼痛，说明掌侧韧带或屈肌腱损伤；将腕关节过屈，如背侧出现疼痛，则说明背韧带与腕伸肌腱损伤；将腕关节过度尺偏，如桡骨茎突部出现疼痛，则可能是桡侧副韧带损伤；过度桡偏，如出现尺骨茎突部疼痛，多说明是尺侧副韧带损伤；如果腕关节各个方向的活动均出现疼痛，而且活动明显受限制，则说明是韧带、肌等的复合性损伤。损伤局部有压痛或触及筋肉组织异常改变 X 光检查除外腕关节的骨折。

2. 按摩治疗

（1）患者坐位。先按揉损伤韧带的起止部，同时配合腕部各方向的摇动。再沿损伤组织做垂直方向的轻柔弹拨。

（2）拔伸腕关节。如果损伤在腕背侧，则拔伸时做腕背伸动作；损伤在腕掌侧，则拔伸时向腕掌侧做屈曲动作；损伤在桡侧，拔伸时向桡侧做屈曲动作；损伤在尺侧，拔伸时应向尺侧做屈曲动作。

（3）在腕关节损伤处用擦法及搓法治疗，透热为度，再加热敷。

（4）急性损伤后疼痛肿胀明显时，手法宜轻。急性损伤后期和慢性劳损用以上手法操作时，要相应加重力度，活动幅度逐渐加大以解除痉挛、松解粘连、改善关节活动功能。以上腕部按摩手法，对腕关节骨折愈合后的功能恢复也是十分有益的。

3. 疗效评价

急性腕关节扭伤的按摩疗效好，一般经过 3~5 次治疗即能明显缓解症状，10~20 次治疗并配合热敷可达痊愈。慢性腕关节损伤者，按摩治疗可缓解症状。腕关节损伤后，在按摩治疗前应排除肌腱、韧带的断裂或骨折。

(七) 腕管综合征

因腕关节局部骨折脱位、韧带增生肥厚，以及腕管内肌腱和周围组织的慢性炎症性水肿、增生等，可导致腕管相对狭窄，挤压正中神经而引起症状。桡神经和尺神经因在腕管之外，所以并无桡尺神经受压症状。

1. 诊断要点

腕管综合征多见于中年妇女，发病较缓慢。临床可见患侧正中神经支配的桡侧三个半手指感觉过敏、麻木、疼痛，关节活动受限，劳累或受凉后症状加重。查体在大陵穴附近可触及压痛或麻木且向桡侧三个半手指掌面放射屈腕压迫试验（屈腕 90°，以指压迫腕管 40 s~1 min，麻痛及放射症状加重）阳性。X 光检查可见骨关节炎影像、桡腕关节狭窄或陈旧性骨折与月骨脱位等。

2. 按摩治疗

（1）患者端坐，前臂及腕部垫枕，掌心朝上。用轻柔的滚法在前臂沿屈指肌腱方向治疗同时在治疗部位配合轻快的拿法往返操作，着用拇指点按曲泽、内关、大陵、鱼际等穴，以使前臂肌肉放松，达到舒筋通络、活血化瘀的目的。

（2）在腕管部用按揉手法，手法宜缓慢柔和，同时配合腕部各方位的摇动；再沿通过腕管的肌腱实施垂直方向的轻柔弹拨法；然后从掌侧腕部到臂用擦法治疗，以透热为度；最后搓腕关节。

（3）术后外敷温经通络药膏，腕部固定于中立位，亦可加用热敷。

（4）局部封闭亦是有效的方法。一般用醋酸氢化可的松 12.5 mg，加 2%普鲁卡因 1 mL，注于腕管内，5~7 天注射 1 次，约 3~4 次。

3. 疗效评价

腕管综合征的按摩治疗有一定的疗效，一般经过 10~20 次治疗并配合局部封闭可以明显缓解症状；保守疗法无效时，病情严重者应考虑手术治疗。

二、下肢运动损伤按摩疗法

(一) 膝关节半月板损伤

膝关节内侧半月板后内侧容易受内侧副韧带的强力牵拉而损伤；半月板损伤多因膝

关节在半屈位时突然强力旋转或突受来自内外侧的暴力使膝过度内外翻而致；平时缺少锻炼，股四头肌肌力不足，关节本身的稳定性差，一旦剧烈活动（如踢足球、负重起立），就容易使半月板受到损伤；长期半蹲或蹲位工作，又常外感湿寒，也容易使半月板受到慢性损伤。

1. 诊断要点

本病一般有典型的外伤史。临床可见膝关节疼痛肿胀，无力行走、下蹲不能或困难，活动时有脱位样不稳感，可有关节内弹响，有时有突然卡住感活动后可缓解，病程长者可有股四头肌萎缩，行走后或天气变化可加重疼痛。查体在膝关节间隙有压痛，回旋挤压试验（麦氏征）、研磨试验、膝关节过屈过伸试验可为阳性。如伴膝关节腔内积液，则浮髌试验阳性。

X 光检查一般无明显异常征象。MRI、膝关节造影及膝关节关节镜检查可确诊。

2. 按摩治疗

（1）患者仰卧位，下肢伸直，先沿髌骨周缘及损伤的内侧或外侧关节间隙寻找压痛点和酸胀点，抓住重点持续用滚法或按揉法治疗，时间约 10 min；然后患者俯卧位用滚法在伸直的窝部及其两侧进行治疗，同时配合关节轻度的伸屈活动。最后用擦法沿窝处及双膝眼两侧关节间隙按摩，以透热为度，可以在患膝局部加用热敷。

（2）对膝关节交锁的患者可用膝关节屈伸手法解除绞锁。患者仰卧位，医生的一只手前臂托窝，另一只手握小腿，托腘窝的前臂用力上提后拉，握小腿的一只手略做轻度旋转屈曲，动作要协调缓和，幅度由小到大。然后使小腿尽量内外旋及伸直运动即可。最后可用上述（1）法进行治疗。

3. 疗效评价

传统的观点认为半月板损伤一经确诊应尽早手术治疗，以免继发创伤性，但是近年来，手术的指征严格了，边缘撕裂者可以保守治愈，无须手术治疗。有人对半月板损伤的患者做过统计，手术组和保守组经 10～20 年随访，发现经过手术治疗半月板损伤的患者，若干年后发生骨性关节炎者同保守组是相同的。因此证明，对于半月板损伤，通过一般对症治疗仍然可以取得较好疗效。对于破裂较严重，关节不稳定者，即应手术治疗。手术后应用按摩治疗可防止功能下降并促进损伤的修复和功能的恢复。

(二) 髌骨软骨软化症

本病的受伤机制主要是膝关节半蹲位一次或反复拉伸扭转，致使髌骨与股骨相应关节面相互错动、撞击、摩擦，使软骨面磨损，最常见于慢性磨损性损伤患者无明显的外伤史。

1. 诊断要点

本病临床表现为膝部酸胀不适或锐痛无力行走，起立、上下楼梯时症状尤为明显，劳累或天气变化时症状加重，休息后可缓解。严重者可表现为膝关节周围肿胀，持续性疼痛酸胀，不能行走，股四头肌因废用而萎缩。查体一般取仰卧伸膝位，上下、左右推移或按压髌骨有疼痛或酸胀感，甚至有粗糙的摩擦感，膝关节活动范围一般无异常。骨研磨试验、抗阻力伸膝试验阳性，如伴有膝关节积液则浮髌试验阳性。

X 光检查早期正常，后期可表现为髌骨关节面软骨下骨质致密、不光滑，有时可见囊性病变，上下边缘骨质增生等改变，MRI 检查可以观察损伤程度及部位。

2. 按摩治疗

（1）患者仰卧，伤腿自然伸直，如不能伸直，可在腘窝处垫枕，医生用轻柔缓和的滚法、一指禅推法、按揉法，在股四头肌下部及髌骨周围施术 1 min，以内有热感为度。若髌骨周围有条索时，可用指弹拨法，垂直于条索弹拨之，若伴有广泛膝关节骨质增生，再令患者俯卧位，医生在膝关节后侧广泛施用滚法、按揉法，以舒筋活血。

（2）患者仰卧，患肢伸直，医生拇指与其他四指分开，捏握住髌骨，进行上下位（沿肢体纵轴）滑动，此手法的目的是松解关节囊及髌支持韧带，减少髌、股关节面的压力，手法治疗 3～35 min 即可。

（3）患者仰卧位，屈膝屈各 90°，一助手拉住股骨下端，医生双手握住小腿下端，与助手相对拔伸牵引。在拔伸牵引的情况下，旋转小腿 2～3 次后，随即令患膝尽量屈曲，再伸直患肢，反复 2 遍，再在膝关节前、侧方，施搓法放松局部结束手法。

3. 疗效评价

按摩对本症有较好疗效，除极重的髌骨软骨病，髌骨软骨面已极度粗糙并有剥脱，甚至有关节鼠者必须手术治疗外，轻度和中度的髌骨软骨病，经过 10～20 次的按摩治疗都可改善症状。在治疗本病的同时，必须注意休息保暖，并嘱患者平时进行适当的股四头肌的等长肌力增强训练，以强化股四头肌的肌力增强关节的稳定性。

(三) 踝关节扭伤

本病多见于跖屈（如下楼梯、往下跳跃）时过度内翻而扭伤。踝内翻扭伤容易使外侧副韧带、排骨长短肌以及胫前肌群肌腱遭受损伤，甚者出现韧带、肌腱的断裂或骨折。病程较长者，局部可形成慢性炎症，造成粘连。

1. 诊断要点

本病有明确外伤史，伤后踝外侧或前外侧疼痛肿胀，轻者尚能行走，重者不能行走或站立。查体可见前下方、外侧肿胀、皮下淤血，局部压痛明显，被动足内翻或跖屈时疼痛加重。韧带断裂、骨折则肿胀疼痛更为显著，可伴有异常活动。X 光检查可排除骨折脱位。MRI 可判断韧带损伤及骨挫伤等。

2. 按摩治疗

（1）患者仰卧，医生用按法、揉法自小腿外侧至踝外侧上下按揉数遍，配合轻巧灵活地按揉解溪、昆仑、丘墟等穴，以疏通经络之气。但在损伤的急性期（24～48 min 以内），手法宜轻柔灵巧，以免加重损伤性出血；恢复期手法宜稍重，特别是在血肿机化发生粘连后，踝关节功能受限，则应以较重手法分离粘连，恢复功能。

（2）在急性期伴有明显踝关节肿胀者，宜做踝部的向心性按摩，在手法治疗的同时，宜做踝关节主动屈伸，可减轻张力性疼痛。在损伤的局部经过轻柔缓和的按揉法治疗，疼痛稍缓解后即可配合轻柔的关节摇法。患者仰卧，医生以右手紧握患者足趾，向上牵引，先外翻扩大踝关节内侧间隙，以左手食指压入间隙内。然后仍在牵引下内翻足部，扩大踝关节外侧间隙，以拇指压入关节间隙内。接着用拇指、食指夹持踝关节，右手在牵引下将患者踝关节左右轻轻摇摆、内翻、外翻 1～2 次，而后在行背伸跖屈被动活动的同时，夹持关节的食指、拇指下推上提两次，背伸时下推、跖屈时上提。

（3）在损伤且有肌肉痉挛、关节粘连时，在上述操作的基础上，医生一只手握跟腱，另一只手握足前部，嘱患者放松踝部，予拔伸踝关节先跖屈，然后做突然的背伸动作（手法需适宜，不要用力太猛），最后外翻或内翻足背，以解除肌肉痉挛。往往术后疼痛即减轻再在局部行轻巧的摩法及擦法而结束手法。对韧带完全断裂有撕脱骨折或暂时性脱位的患者，均要按踝部骨折处理。必要时可手术治疗。

3. 疗效评价

单纯的纤维损伤或部分纤维断裂，踝关节稳定性良好者，按摩疗法效果满意，一般经过 1～2 次治疗即能明显缓解症状，3～5 次治疗可达痊愈。踝关节损伤后，应排除肌腱韧带的断裂或骨折。

三、脊柱及腰背部损伤的按摩疗法

(一) 急性腰扭伤

直接或间接外来暴力突然刺激、撞击扭闪或过分牵拉腰部，造成腰部的某些软组织损伤，腰部正常的生理功能遭到破坏，出现腰痛腰部运动不协调等症状。

1. 诊断要点

本病多发病急骤，且病因明确。腰部一侧或两侧疼痛，腰肌紧张、僵硬、活动受限。其疼痛可因活动、咳嗽、深呼吸而加剧。可伴有下肢牵涉痛，甚者不能坐立，除了暴力撞击外，局部肿胀多不明显。查体可发现脊柱侧凸，一侧或两侧腰肌痉挛，压痛点多位于第 3 腰椎横突髂骨后部、骶棘肌起点、腰骶关节间隙等部位，压叩痛一般不向下肢放射，腰部功能有不同程度受限。

2. 按摩治疗

（1）患者取俯卧位，先分别点按两侧环跳、委中、承山等远处穴位治疗，可根据患者的耐受程度给适量刺激。点按穴位后，用滚法从上背部至下腰部广泛施术，逐渐向疼痛部位接近亦可从健侧竖脊肌处先用轻手法按揉，然后逐渐向患侧疼痛部位接近，以放松腰背部肌肉缓解痉挛。手法力量应由轻到重，以患者能耐受为度。

（2）医生在压痛点上施以弹拨法、指揉法和掌根按揉法，以弹拨法为主。弹拨时指端与患部肌肉纤维，肌腱呈垂直方向来回拨动。弹拨后可按揉和点按压痛点。并沿竖脊肌纤维方向用擦法，以透热为度。

（3）可辅以侧卧位（患侧在上）的斜扳法和仰卧位的双下肢屈膝被动运动。这一组手法均有牵伸竖脊肌的作用，有利于痉挛肌肉的松解。有时将（1）、（2）法交替重复应用 1～2 次。

3. 疗效评价和注意事项

急性腰肌扭伤是一种常见病，一般轻症经过休息可自愈不需要按摩治疗；中、重症患者经手法治疗 3～5 次后，症状可以即时缓解，腰部活动度比治疗前有明显的改善，8～10 次即可痊愈。急性腰扭伤若非极严重者，应鼓励其卧床休息之余，做一些适当的活动。因为曾有调查发现，急性腰扭伤后，做适当活动的患者，恢复速度比单纯卧床者要快得多。

（二）腰椎间盘突出症

腰椎是人体脊柱上负重最重，活动最频繁的部分。由于腰椎间盘经常承受体重的压力，其受的挤压应力及磨损很大并以下腰部为甚，腰椎间盘（尤其是腰 4、5 和腰 5、骶 1 间盘）容易发生退行性改变。再加上某种外因，如外伤、慢性劳损以及受寒湿等因素，使腰椎间盘纤维环发生破裂，髓核向后突出，压迫神经根（日久使神经根粘连变性）导致坐骨神经痛甚至出现圆锥马尾综合征。根据其后突的部位，腰椎间盘突出症还可分为外侧型、旁中央型和中央型。

1. 诊断要点

发病部位以腰 4、5 之间最多，腰 5、骶 1 次之，腰 3、4 较少见。主要的临床症状是腰痛和下肢放射性疼痛麻木，可因站立、咳嗽、喷嚏而加剧，少数极严重患者可伴有大小便障碍。腰痛和下肢痛可单独或同时存在。疼痛常因劳累、受凉加重而诱发，卧床休息可减轻，多反复发作、经年不愈。查体可见腰椎生理前凸减弱并常伴有侧凸，一侧或两侧肌紧张或痉挛，在突出部位棘突两侧可触及深压痛或叩击痛并可向下肢放射。患侧小腿外侧外踝、足背外侧或足底皮肤浅感觉减弱下肢肌力，尤其是脚趾背伸肌力减弱，或有肌肉萎缩。膝、跟腱反射减弱或消失，直腿抬高及其加强试验、挺腹试验、卧位或坐位屈颈试验、颈静脉压迫试验可能出现阳性。

CT、MRI 扫描对明确诊断及准确定位有直接帮助。

2. 按摩治疗

（1）放松手法：患者取俯卧位，医生立于患侧，推、揉、按、滚等手法作用于腰、臀部软组织，使其充分放松。按摩手法的推、揉、滚、按等可通过对局部神经末梢感受器的刺激，使局部血管扩张，改善局部血液循环。同时还可解除腰肌痉挛，缓解疼痛。

（2）牵抖法：患者俯卧，双手把住床头，术者立于患者足侧，双手握住患者双踝，在用力牵引的基础上，上下抖动双下肢。骨盆轴位牵引可拉大椎间隙，降低髓核内压，突出的椎间盘可能由于负压作用而回纳或部分回纳，受压迫的神经得以减压，以减轻临床症状。

（3）俯卧扳腿法：术者一只手按住腰部，另一只手托住对侧膝部，使该下肢尽量后伸，双手交替用力，左右各一次。

（4）斜扳法：患者侧卧位，卧侧下肢伸直，术者立于患者背后一只手扶住患者髂骨后外缘，另一只手扶住患者肩前方。同时拉肩向后，推髂骨向前，使腰部扭转，左右各 1 次。通过腰椎的旋转扭错，可扩大神经根管，改变突出物与神经根的位置关系减轻对神经根的压迫。

（5）蹬腿牵引法：患者仰卧位，术者立于患侧，一只手把住患肢踝关节另一只手扶于膝部，使膝处于屈曲位，然后嘱患者配合用力迅速向上做蹬腿动作，术者顺蹬腿方向用力向上牵引下肢操作 5～10 次，必要时依前法治疗另一侧。

3. 疗效评价和注意事项

腰椎间盘突出症是常见病，按摩治疗疗效比较满意，早期患者根性症状明显，活动受限，应尽量减少活动，卧硬板床休息卧床，时间在 1 周左右，待症状减轻后，可做限制性活动。在症状明显缓解后，患者应有针对性地进行腰背部肌肉锻炼，使腰腿部肌力相对平衡稳定，增强脊柱稳定性，恢复正常的功能并可大大降低复发率，故治疗后期指导腰背肌锻炼十分重要。本症治疗时间与病情有密切关系，急性期平均 5 次，慢性期平均 20 次左右，延缓期需 2～3 个月，而且难以痊愈。在实施手法过程中禁忌暴力，要使患者在无痛或少痛状态下进行治疗，一般不增加患者的痛苦同时手法需因人因病因突出节段不同而异。

(三) 梨状肌综合征

梨状肌损伤多由间接外力所致，使梨状肌拉长、过牵而损伤，部分患者可因劳累或感受风寒而致。当梨状肌损伤后，局部水肿，直接压迫刺激坐骨神经而引起相应症状，梨状肌和坐骨神经的解剖关系变异者往往更易于发生损伤。此外，女性骶髂关节、盆腔卵巢或附件的炎症有时也可波及梨状肌，引起相应症状。

1. 诊断要点

临床可见臀部疼痛并可伴有同侧坐骨神经沿线放射痛，重者伴活动障碍、不能行走，劳累或遇天气变化可加重症状。查体腰部无压痛、击痛等症状，在梨状肌体表投影区（由髂后上棘至尾骨尖连线中点与股骨大转子尖做一连线，此线即梨状肌下缘在体表的投影），可触及压痛、肌肉痉或呈条索样肿胀，压痛可向下肢坐骨神经沿线放射。直腿抬高试验阳性，但其加强试验阴性。梨状肌牵拉或抗阻力试验阳性，屈颈试验及颈静脉压迫试验阴性。

2. 按摩治疗

（1）患者俯卧，放松患侧臀大肌，用轻柔的滚，按、揉等手法在臀部沿臀大肌肌纤维的方向治疗，配合小幅度的下肢后伸被动活动，使臀大肌的痉挛逐渐缓解。

（2）在臀大肌痉挛缓解的情况下，用按、揉等手法在臀部梨状肌体表投影区沿梨状肌的方向治疗，配合下肢较大幅度的后伸、外展活动，使深层的梨状肌逐渐松弛。然后在压痛点用深沉而又缓慢的弹拨法，与梨状肌呈垂直方向治疗。

（3）最后在臀部梨状肌体表投影区沿梨状肌方向用擦法治疗，以透热为度，最后可加热敷但温度不宜过高。

3. 疗效评价

梨状肌综合征的按摩有一定的疗效，一般经过 10～20 次治疗即能明显缓解症状。急性期局部胀肿压痛显著者，切忌进行局部阿是穴的点揉或针刺治疗（封闭除外）并注意卧床休息。

四、上肢运动损伤后康复训练

(一) 肩部软组织损伤康复训练

1. 肩关节活动范围训练

每组 6~8 次，每天 3~4 组。

前曲：仰卧，双上肢伸直分开与肩同宽，拇指向内各持一木棍两端。动作要领：将双侧上肢上举过头顶直至患肢有被牵拉伸展的感觉。动作维持 15~20 s。

肩关节活动范围训练

前曲：仰卧，双上肢伸直，拇指向上各持一木棍的两端。动作要领：患肢放松，健肢向斜上方推举。通过木棍将患肢牵拉过头顶直至患肢有被牵拉伸展的感觉。动作维持 15~20 s。

外展：仰卧，双上肢伸直，手持木棍两端，患肢拇指指向外侧，健侧拇指指向患侧，患肢放松，健肢向内、向上用力，通过木棍逐渐将患肢推高直至患肢有被牵拉伸展的感觉。动作维持 15~20 s。

内旋：站立位，双手置于身后，拇指向内各握住一个木棍的两端。逐渐向上方抬举起木棍直至肩部感觉受到牵拉。动作维持 15~20 s。

内旋：站立位，将患肢内旋内收，手部置于身后，握住毛巾一端。健侧手于对侧肩部上方后侧握住毛巾另外一端。健侧手用力向上方牵拉患侧直至患侧肩部感觉到牵拉。动作维持 15~20 s。

水平内收：站立或平卧位，患侧肘部与肩部同高。维持患侧上臂与肩部同一高处，健侧手置于患侧肘后方，用力将患肢内收直至患侧肩部感觉到牵拉。维持这个姿势 15~20 s（图 3.4）。

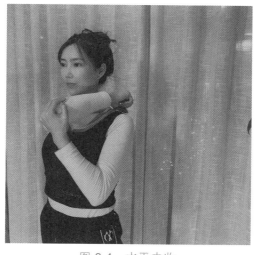

图 3.4　水平内收

2. 肩关节力量训练

每天 2 组，每组 15 次。

肩关节力量训练

　　三角肌训练：站立，患肢贴近体侧。将健侧手置于患肢肘关节上方并用力下压，患侧三角肌用力对抗，在不引起疼痛和移动患肢的情况下尽量用力。维持这个姿势 20 ~ 30 s，缓慢回到起始位置（图 3.5）。

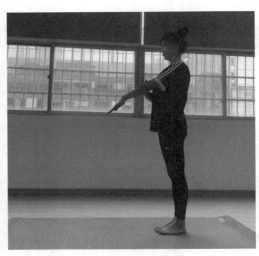

图 3.5　三角肌训练

　　肩前屈肌群：弹力带一端固定在地面或踩在脚底，患手抓住弹力带的另一端，向上拉弹力带（图 3.6 和图 3.7）。

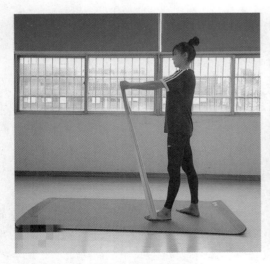 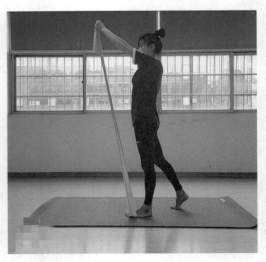

图 3.6　肩前屈肌群起始　　　　　　　　　图 3.7　肩前屈肌群结束

　　肩伸展肌群：弹力带一端固定在与手平行的位置，患手抓住弹力带的另一端，向后伸。（图 3.8 和图 3.9）

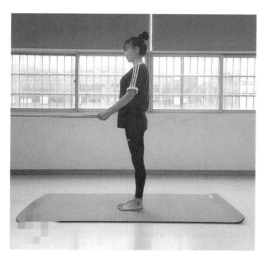

图 3.8　肩伸展肌群起始

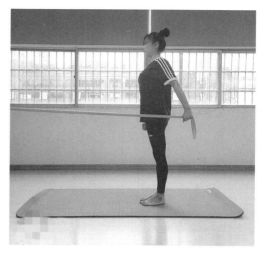

图 3.9　肩伸展肌群结束

　　肩外转肌群：双手抓住弹力带，保持肘关节贴在身侧，前臂与地面平行，保持手腕和背部伸直。左手缓慢地做外旋，同时肩部用力向体侧挤压。缓慢收回。重复此动作。（图 3.10）

　　肩内转肌群：将弹力带的一端固定在与肘关节同一高度的地方，另一端握在手中，肘部内收，缓慢拉动弹力带。（图 3.11）

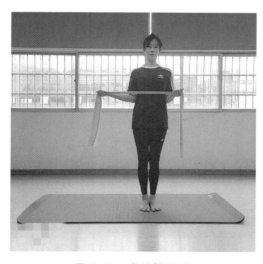

图 3.10　肩外旋肌群

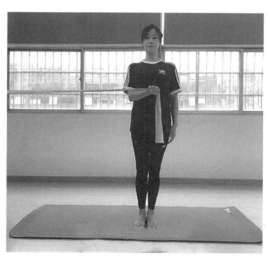

图 3.11　肩内旋肌群

　　前伸肩胛骨：膝胸位。保持肘部伸直，双手撑地，用力向上方耸肩。维持这个姿势30 s，缓慢回到起始位置。在征得医师、理疗师或运动训练师的同意后，可通过俯卧撑的方式增加锻炼的强度。（图 3.12 和图 3.13）

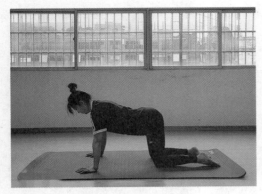

图 3.12　前伸肩胛骨起始

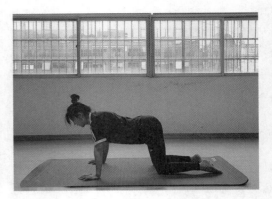

图 3.13　前伸肩胛骨结束

注意事项：训练要量力而行，尽量有人陪同监督，如有剧烈疼痛，应停止练习。睡觉时尽量不要压到患侧肩膀和手臂，注意保暖。主要分为早期和后期的训练。早期主要为消除肿胀，关节活动度训练；后期主要为肌力和关节活动度训练。

（二）上肢骨折术后早期康复训练

1. 肩关节钟摆运动

身体前屈，患者弯腰健肢手扶椅背，患肢自然下垂，让患者画圈每天每个方向 3-6 组，每组 10 次（图 3.14）。

上肢骨折术后早期康复训练

2. 肩部门框外旋

立于一宽窄合适的门框前。双上肢屈肘 90°置于体侧，双手各扶住门廊一侧。向前方迈出一足，用力伸展胸部及前侧肩部。注意上半身不要向前方倾斜越过门廊。维持这个姿势 20～30 s。每天 5～6 组，每组 10 次（图 3.15）。

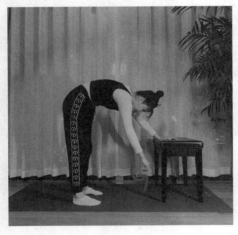

图 3.14　肩关节钟摆运动

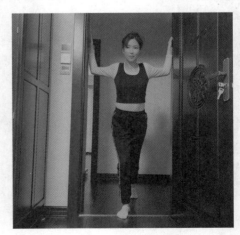

图 3.15　肩部门框外旋

3. 肩部内收内旋

可以双手置于身后，握住木棒的两端，健侧手把患侧轻轻向外拉，到活动度末端停留 10 s 然后再慢慢地回到起始位置。重复此动作。每天 5~6 组，每组 10 次。

4. 肩部前屈

面朝墙面站立，患肢手置于墙面。手指用力向上攀爬，逐渐抬高患肢直至肩部出现牵拉感。维持这个姿势 20~30 s。每天 5~6 组，每组 10 次。

5. 肘关节屈伸运动

用手或其他平台支持肘部，开始时，肘关节尽量伸直，然后慢慢地弯曲肘关节到活动度末端，停留 10 s，然后再慢慢地回到起始位置。重复此动作。每天 3~6 组，每组 10 次。

6. 肘关节旋前旋后运动

支撑住前臂和肘关节，肘关节向内侧和外侧旋转，在关节活动度末端都停留 10 s，然后再回到起始位置。重复此动作，每天 5~6 组，每组 10 次。

7. 腕关节运动

腕关节尽量伸直，然后慢慢地弯曲或伸直腕关节到活动度末端，停留 10 s，然后再慢慢地回到起始位置，重复此动作，每天 5~6 组，每组 10 次。

(三) 上肢骨折术后晚期康复训练

1. 肩关节肌肉力量训练

同软组织损伤肌肉力量训练。

肩关节抗阻训练

2. 肩关节抗阻训练

肩内旋：弹力带的一端固定在一个稳定的地方，手握住另一端，上臂夹紧胸壁，前臂与上臂呈 90°，然后手对抗弹力带阻力往身体的方向旋转，肩关节做内旋的动作，到活动度末端停留 3 s，最后回到起始位置。重复此动作，每天 5~6 组，每组 10 次（图 3.11）。

肩外旋：弹力带的一端固定在一个稳定的地方，手握住另一端，上臂夹紧胸壁，前臂与上臂呈 90°，然后手对抗弹力带阻力往远离身体的方向旋转，肩关节做外旋的动作，到活动度末端停留 3 s，最后回到起始位置。重复此动作。每天 5~6 组，每组 10 次（图 3.10）。

耸肩：把弹力带踩在脚下，手握弹力带的两端，手臂自然下垂，然后双肩往上提，呈耸肩状，保持 3 s，最后慢慢地回到起始位置。重复此动作，每天 3~6 组，每组 10 次（图 3.16 和图 3.17）。

肩外展：把弹力带踩在脚下，手握弹力带的两端，手臂自然下垂，然后手臂向外侧打开，尽量与肩水平，保持 3 s，最后慢慢地回到起始位置。重复此动作，每天 3~6 组，每组 10 次（图 3.18 和图 3.19）。

肩前屈：把弹力带踩在脚下，手握弹力带的两端，手臂自然下垂，然后手臂向前侧上举，尽量与肩保持水平，保持 3 s，最后慢慢地回到起始位置。重复此动作，每天 5~6 组，每组 10 次（图 3.20 和图 3.21）。

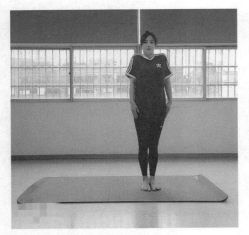

图 3.16　耸肩

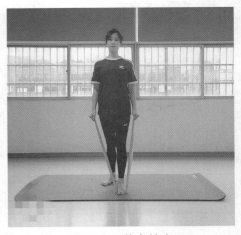

图 3.17　耸肩结束

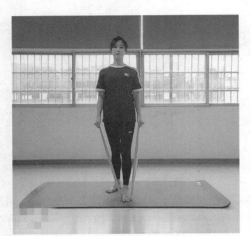

图 3.18　肩外展起始

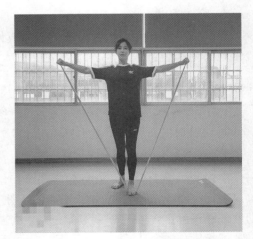

图 3.19　肩外展结束

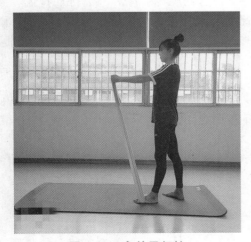

图 3.20　肩前屈起始

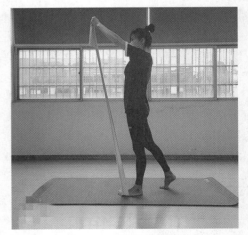

图 3.21　肩前屈结束

肩伸展：弹力带一端固定在牢靠的地方，双手握住弹力带的一端，肘关节伸直，然后肩关节做后伸的动作，到活动度末端保持 3 s，最后慢慢地回到起始位置。重复此动作，每天 3～6 组，每组 10 次（图 3.22）。

肩前推：自然站立，弹力带一端固定在牢靠的地方，手握弹力带的另一端，然后再慢慢地对抗弹力带的阻力向前推，与此同时肩胛骨相对于胸廓前移到活动度末端，保持 3 s，再慢慢地放松，回到起始位置。重复此动作，每天 3～6 组，每组 10 次（图 3.23）。

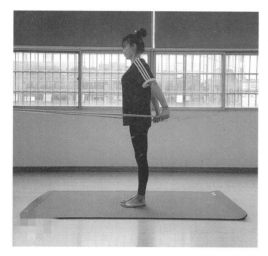
图 3.22　肩伸展

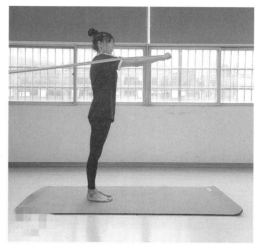
图 3.23　肩前推

腕抗阻屈曲：弹力带的一端固定在脚下，另一端握在手中腕部呈中立位，然后腕关节对抗弹力带的阻力做屈曲动作，到活动度末端保持 3 s，最后再慢慢地回到起始位置。重复此动作，每天 5～6 组，每组 10 次（图 3.24 和图 3.25）。

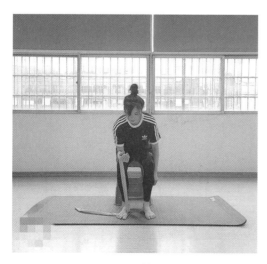
图 3.24　腕抗阻屈曲

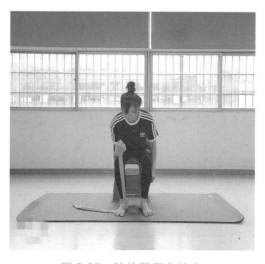
图 3.25　腕抗阻屈曲结束

五、下肢运动损伤的康复训练

(一) 下肢骨折术后早期康复训练

下肢骨折术后早期康复训练

1. 髋关节伸髋运动

仰卧躺在床上，屈屈膝，枕头放在膝盖下，然后慢慢抬高臀部，到活动度末端保持 3 s，最后慢慢地放下臀部，回到起始位置，重复此动作，每天 5~6 组，每组 10 次（图 3.26）。

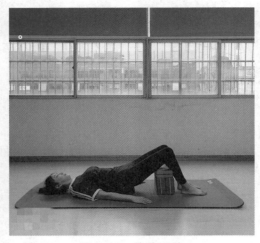

图 3.26　伸髋运动

2. 髋关节屈髋运动

仰卧躺在床上，双腿伸直，然后慢慢地屈髋屈膝，再慢慢回到起始位置。如果肌力允许，可以伸直腿抬离床面，再慢慢回到起始位置。重复此动作，每天 5~6 组，每组 10 次（图 3.27 和图 3.28）。

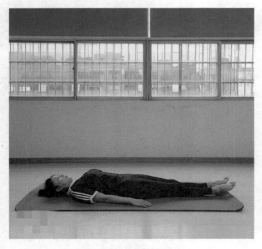

图 3.27　屈髋运动

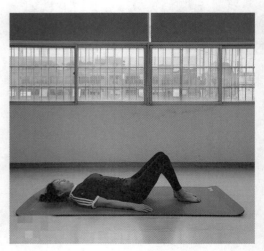

图 3.28　屈髋结束

3. 下肢爬墙运动

把患腿放到健腿上，让健腿带患腿在墙面上上下移动，到活动度末端时，停留 10 s。重复此动作，每天 3 ~ 6 组，每组 10 次（图 3.29）。

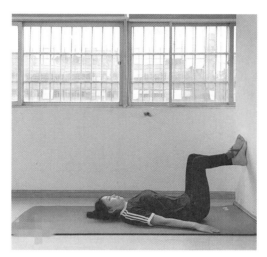

图 3.29　下肢爬墙运动

4. 踝泵运动

仰卧躺在床上，膝关节伸直，踝关节用力往下踩，然后用力往回拉。重复此动作，每天 3 组，每组 50 次（图 3.30 和图 3.31）。

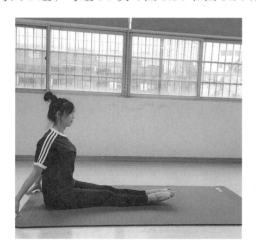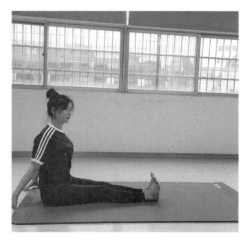

图 3.30　踝泵运动起始　　　　　　　　图 3.31　踝泵运动结束

5. 踝关节写字运动

坐在凳子上，把患腿抬离地面，用脚尖在地面上写"ABCD"每天 3 ~ 6 组，每个字母每组写 5 次（注意：在此训练中，如果下肢平衡较差，可以靠墙坐，进行练习）（图 3.32 和图 3.33）。

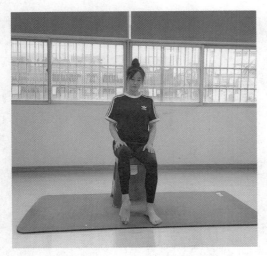

图 3.32　踝关节写字运动起始

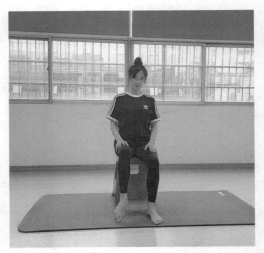

图 3.33　踝关节写字运动结束

(二) 下肢骨折术后晚期训练

1. 髋抗阻

内旋：坐在一条长凳上，把弹力带一端固定牢靠，另一端固定在脚踝上；然后内旋髋关节，注意不要弯腰和屈髋，最后慢慢地回到起始位置。重复此动作，每天 3～6 组，每组 8～12 次（图 3.34）。

下肢骨折术后晚期康复训练

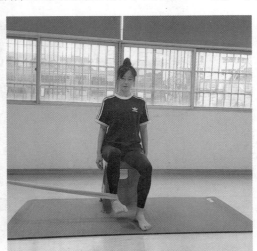

图 3.34　髋内旋

屈髋：站立于地面，把弹力带一端固定牢靠，另一端固定在脚踝上轻轻向前摆动脚，然后再慢慢地回到起始位置。注意整个过程中膝盖伸直，不弯腰，腹部收紧。重复此动作，每天 3～6 组，每组 8～12 次（图 3.35 和图 3.36）。

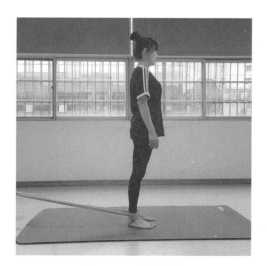

图 3.35　屈髋起始

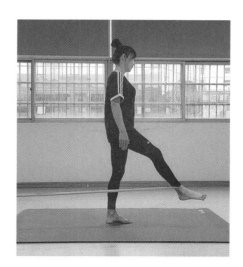

图 3.36　屈髋结束

伸髋：站立于地面，把弹力带一端固定牢靠，另一端固定在脚踝上；慢慢地往后摆动腿，然后再慢慢地回到起始位置。注意整个过程中膝盖伸直，不弯腰，腹部收紧。重复此动作，每天 3～6 组，每组 8～12 次（注意：平衡较差者，可以手扶拐杖栏杆等保持稳定，防止摔跤）。在骨折固定不稳或骨折未处理时，不宜做此动作，且在做此动作时，应循序渐进，遵循肌肉力量训练原则（图 3.37）。

髋外展：站立于地面，把弹力带一端固定牢靠，另一端固定在脚踝上慢慢地把腿往外摆动，然后再慢慢地回到起始位置。注意整个过程中膝盖伸直，不弯腰，腹部收紧。重复此动作，每天 3～6 组，每组 8-12 次（图 3.38）。

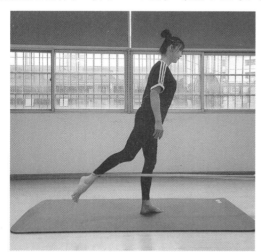

图 3.37　伸髋

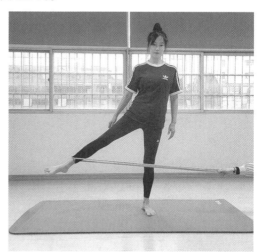

图 3.38　髋外展

髋内收：站立于地面，把弹力带一端固定牢靠，另一端固定在脚踝上，把脚抬离地面；慢慢地把腿向对侧摆动，然后再慢慢地回到起始位置。注意整个过程中膝盖伸直，不弯腰，腹部收紧。重复此动作，每天 3 ~ 6 组，每组 8 ~ 12 次（图 3.39）。

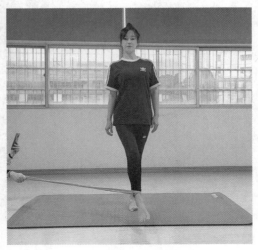

图 3.39　髋内收

2. 膝关节

屈曲：把弹力带一端固定牢靠，另一端固定在脚踝上面朝固定点坐在长凳上，伸直膝关节；然后弯曲膝关节，再慢慢地回到起始位置。注意整个过程中不弯腰，腹部收紧。重复此动作，每天 3 ~ 6 组，每组 8 ~ 12 次（图 3.40）。

伸膝：把弹力带一端固定牢靠，另一端固定在脚踝上，侧面朝固定点坐在长凳上，伸直膝关节；然后弯曲膝关节，再慢慢地回到起始位置。注意整个过程中不弯腰，腹部收紧。重复此动作，每天 3 ~ 6 组，每组 8 ~ 12 次。（图 3.41）

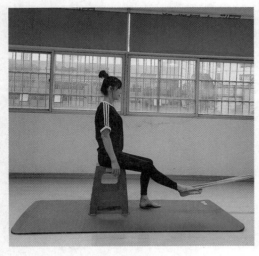

图 3.40　膝关节屈曲

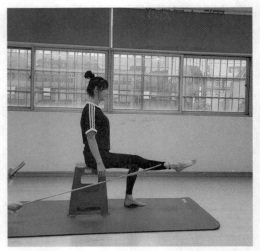

图 3.41　伸膝

终末端伸膝：如图 a 站立位，弹力带的一端固定牢靠，另一端绕在大腿的下端，微屈膝，感觉弹力带拉紧；如图 b，膝盖轻轻地往后去拉弹力带，让膝盖完全伸直最后又慢慢地回到起始位置。重复此动作。每天 3~6 组，每组 8~12 次（图 3.42 和图 3.43）。

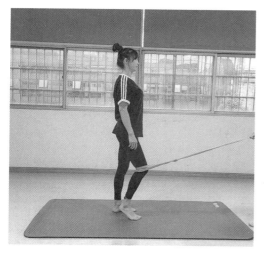

图 3.42　终末端伸膝

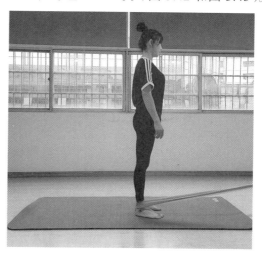

图 3.43　终末端伸膝结束

3. 踝关节运动

踝关节背屈：坐在瑜伽垫上，把弹力带一端绕在两脚掌的中部，另一端固定在牢靠的地方，脚踝呈中立位；然后双脚的脚背往身体的方向用力；最后再轻轻地回到起始位置。整个过程尽量不要动用膝关节周围的肌肉来参与，不弯腰，腹部收紧。重复此动作，每天 3~6 组，每组 8~12 次（图 3.44）。

踝关节跖屈：坐在瑜伽垫上，把弹力带绕在两脚掌的中部，双手抓住弹力带的一端，然后绕有弹力带的脚掌用力往下压，最后，再慢慢地回到起始位置。整个过程尽量不动用膝关节参与，不弯腰，腹部收紧。重复此动作，每天 36 组，每组 8~12 次（图 3.45）。

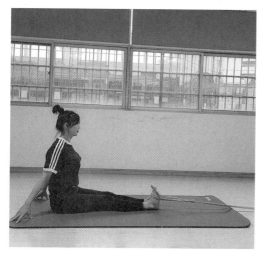

图 3.44　踝关节背屈

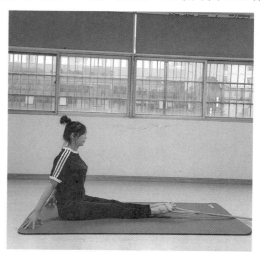

图 3.45　踝关节跖屈

六、脊柱及腰背部损伤的康复训练

(一) 颈椎病康复训练

1. 活动度训练

自然站立, 每天 3 ~ 4 组, 每组 6 ~ 8 次。

颈侧后方肌肉牵伸: 上身直立, 右手扶头于左后侧, 左肩向下沉, 手轻轻用力, 将头向右、前方拉伸, 在最大活动度处保持 15 ~ 30 s 后还原。对侧相反 (图 3.46)。

颈后部肌肉牵伸: 上身直立, 双手交叉抱于脑后, 肘部打开。颈部肌肉放松, 用双手将头向前下方拉伸。在最大活动度处保持 15 ~ 30 s 后还原 (图 3.47)。

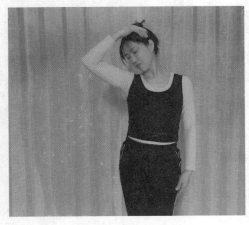 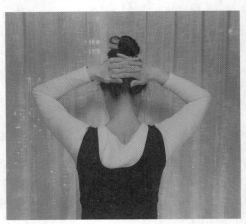

图 3.46　颈侧后方肌肉牵伸　　　　　图 3.47　颈后部肌肉牵伸

颈两侧肌肉牵伸: 上身直立, 左肩下沉, 右手扶于头左侧, 手轻轻地用力将头拉向右侧肩膀, 在最大活动度处保持 15 ~ 30 s 后还原。拉伸时注意头不要前倾或后倾。对侧相反 (图 3.48)。

颈前部肌肉牵伸: 上身直立, 右手扶于头左前侧, 左肩下沉。右手轻轻用力, 将头向右、后方拉伸, 在最大活动度处保持 15 ~ 30 s 后还原 (图 3.49)。

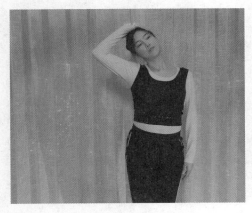 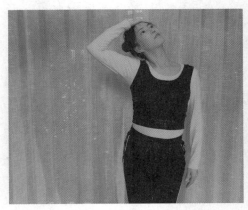

图 3.48　颈两侧肌肉牵伸　　　　　图 3.49　颈前部肌肉牵伸

2. 颈部力量训练

准备一个直径约 20～32 cm 的毛巾卷。

屈曲力量：距离 30～50 cm 面对墙站动作要领：轻微用力将皮球或毛巾卷向墙面挤压。维持这个姿势 15～20 s，将皮球或毛巾卷置于前额与墙面之间。读秒，不要屏气（图 3.50）。

侧弯力量：肩膀靠墙侧立，将毛巾卷置于头侧与墙面之间。轻微用力将皮球或毛巾卷向墙面挤压。维持这个姿势 15～20 s，大声读秒，不要屏气（图 3.51）。

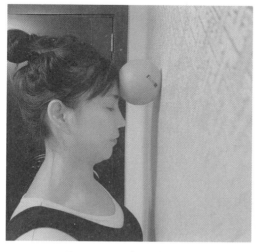
图 3.50 颈部屈曲力量

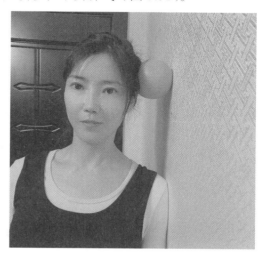
图 3.51 颈部侧弯力量

后伸力量：距离 30～50 cm 背对墙站立，将毛巾卷置于后枕部与墙面之间。动作要领：轻微用力将皮球或毛巾卷向墙面挤压。维持这个姿势 15～20 s，大声读秒，不要屏气（图 3.52）。

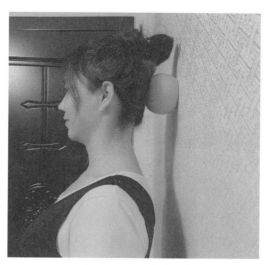
图 3.52 颈部后伸力量

3. 注意事项

忌做大幅度的颈部环绕动作，防止椎动脉和颈部神经受压迫而产生头痛、晕厥及肩臂疼痛、手指发麻的症状。急性发作期动作需缓慢，不要用力转动头部。养成良好的工作和生活习惯，避免长期低头，避免卧床阅读、看电视、无意识的甩头动作等。注意颈部保暖，避免颈部直接对着风扇、空调吹。

(二) 腰椎间盘突出的康复训练

腰椎间盘突出康复训练

1. 活动范围训练

腰部屈曲单腿贴胸：平卧，双腿平放用力向胸部屈曲一侧髋、膝，双手握住膝部并用力向胸部牵拉，训练时保持另一条腿平放。维持这个姿势20~30 s，然后逐渐放平下肢。同上方法训练另侧（图3.53）。

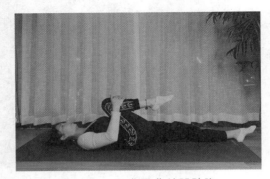

图3.53 腰背屈曲单腿贴胸

腰部背伸屈肘俯卧：俯卧，平放手掌，屈90°，用部支撑。抬头，臀部下沉，放松并尽量抬高腰背部维持这个姿势20~30 s，然后逐渐回到起始俯卧位（图3.54和图3.55）。

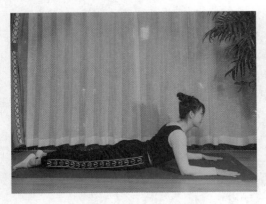

图3.54 腰背伸屈肘俯卧

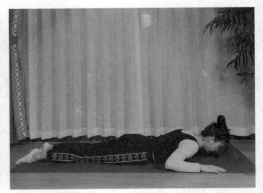

图3.55 腰背伸屈肘俯卧结束

腰部屈曲双腿贴胸：平卧，双腿平放，用力向胸部屈曲一侧髋、膝，然后再屈曲另一侧，双手握住双侧膝部并用力向胸部牵拉。维持这个姿势20~30 s，然后逐渐放平下肢（图3.56）。

　　腰部背伸俯卧位推起：俯卧，平放手掌。双手掌用力下推，尽力伸直肘关节背伸腰背部，始终保持髋部与地面接触。维持这个姿势 20 ~ 30 s，然后逐渐回到起始俯卧位。如果不能在保持腰部放松的情况下完全伸直肘关节，可以将手部向前放一些（图 3.57）。

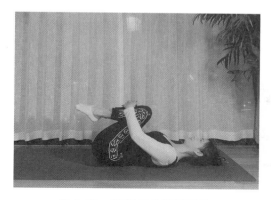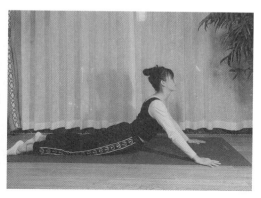

图 3.56　腰部屈曲双腿贴胸　　　　　　　图 3.57　腰部背伸俯卧位推起

　　腰部旋转：平卧，屈髋屈膝，足部支撑。双上肢张开置于体侧，保持肩部水平。动作要领：尽力向一侧旋转髋和膝，同时保持肩部和双上肢平置于床面。维持这个姿势 20 ~ 30 s，然后逐渐放平下肢。同样方法尽力向另外一侧旋转髋和膝（图 3.58）。

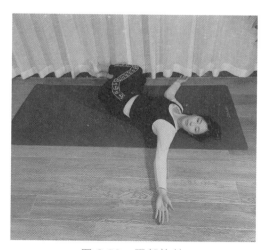

图 3.58　腰部旋转

　　动态腰背牵拉：双地向前俯卧，双手分开与肩同宽，掌根触地，肘关节伸直。动作要领：用力收紧腹部肌肉，尽力向上方拱起腰背部并将骨盆向后下方旋转，维持这个姿势 30 s。用力收紧腰背部肌肉，尽力向下方挺直腰背部并将骨盆向前上方。

　　2. 腰部肌肉力量训练

　　四肢交叉抬起，双手、双膝支撑。保持腰背部挺直并与地面平行，训练时注意不要弯腰、保持平衡，伸直抬起左上肢与肩部平齐，维持这个姿势同时抬起右下肢，保持上肢、脊柱及下肢在同一高度，持这个姿势 30 s。另一侧同一姿势交替（图 3.59）。

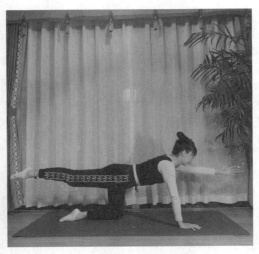

图 3.59　四肢交叉抬起

骨盆后旋：平卧，训练时可以取膝关节屈曲位或膝关节伸直位，伸直位时训练相对困难一些。用力收紧腹部和臀部肌肉，背部和臀部用力贴紧地面，如果训练正确，则臀部会如图中所示向后旋转，维持这个姿势 30 s。训练时注意不要屏气，最好大声读秒（图 3.60 和图 3.61 ）。

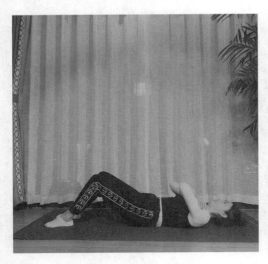

图 3.60　骨盆后旋

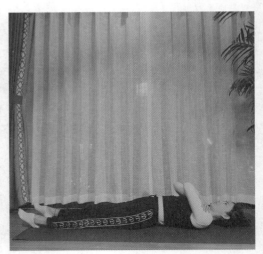

图 3.61　　骨盆后旋结束

半程仰卧起坐：平卧，双手置于大腿前方，屈颈，下颌抵住胸部。动作要领：缓慢坐起，双手沿大腿前方滑动直至膝盖，维持这个姿势 20 s。训练时注意不要屏气，最好大声读秒（图 3.62 ）。

双下肢抬高：平卧，双手置于腹部，双下肢并拢，屈髋屈膝。动作要领：屈髋抬起双下肢，用力收紧腹部肌肉，保持腰背部平坦贴于地面。保持腰背部平坦贴于地面，缓慢放下双下肢，当感觉到腰背部要拱起时停止不动，维持这个姿势 30 s，大声读秒，不要屏气（图 3.63）。

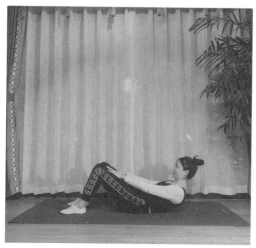

图 3.62　半程仰卧起坐

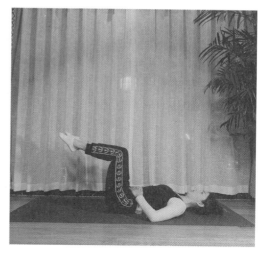

图 3.63　双下肢抬高

注意事项：避免久坐、久站，睡觉时宜选用硬板床。寒冷天气注意保暖。避免扛或提重物及弯腰作业，避免过度疲劳。禁止突然扭转发力。不宜坐太软、太矮的沙发，宜坐软硬、高度适中的凳子。加强腰背肌锻炼。

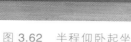 课后练习

一、A1 型题（以下每题有 A、B、C、D、E 五个备选答案，请从中选择一个最佳答案）

1. 按损伤组织是否与外界相通分，损伤可分为（　　　）。

A. 皮肤损伤、肌肉损伤　　　　　　B. 肌腱和韧带损伤

C. 关节损伤、滑囊损伤　　　　　　D. 急性损伤和慢性损伤

E. 开放性损伤和闭合性损伤

2. 心血管危险因素评估时危险因素判断标准中不正确的是（　　　）。

A. 血压：收缩压不小于 140 mmHg 和/或舒张压不小于 90 mmHg

B. 父亲或其他一级男性亲属 65 岁前猝死；母亲或其他一级女性亲属 60 岁前猝死

C. 冠状血管重建

D. 心肌梗死

E. 男性腰围大于 102 cm，女性腰围大于 88 cm

3. 运动习惯的定义哪项是不正确的（　　　）。

A. 每周进行至少 3 天　　　　　　　B. 每天 30 min

C. 中等强度　　　　　　　　　　　D. 有计划，系统性的体力活动

E. 持续至少 6 个月

4. 是否需要医学筛查，下列情况正确的是（　　　）。

A. 当前没有运动习惯都需要医学筛查，才能开始运动计划

B. 当前没有运动习惯且确诊有冠心病的，在开始任何强度的系统性运动计划前，不需要进行医学筛查

C. 没有运动习惯但安静时有胸痛，常规运动时有呼吸困难不需要进行医学筛查

D. 有规律运动习惯且有心脏、外周血管或脑血管疾病、代谢、肾脏疾病史，但目前无相应症状和体征，继续中等强度运动，不需要进行医学筛查

E. 有规律运动习惯，既往有心脏病史且最近出现心悸异常疲劳，可继续运动并进行医学筛查

5. 一次完整而有效的整理运动应包括的关键步骤有（   ）。

    A. 轻缓练习、拉伸运动和营养补给   B. 大幅度运动

    C. 随意拉伸   D. 提高心率和呼吸频率

    E. 突然增加弹跳力度和扭转幅度

6. 急性运动创伤的现场急救中抢救休克病人错误的做法是（   ）。

    A. 让伤者取坐位或立位处理伤情   B. 天气炎热时要注意不可盖被太厚

    C. 就地取材，加压包扎   D. 沉着冷静，不慌张

    E. 腰背受伤在搬运中务必保护脊髓，不可一人抱胸，一人搬脚抬运患者

7. 肌肉拉伤损伤较轻时，处理方法不正确的是（   ）。

    A. 及时停止运动   B. 立即冷敷

    C. 加压包扎   D. 抬高患肢

    E. 立即热敷

8. 迅速止血使用止血带时，处理不正确的是（   ）。

    A. 适用于四肢大出血

    B. 上臂在中上 1/3 处

    C. 大腿在中下 1/3 处

    D. 可以一直使用止血带止血直至送到医院

    E. 在加压包扎不能控制出血的情况下才使用止血带

9. 发生关节脱位，处理不正确的是（   ）。

    A. 保持安静，不要活动   B. 无整复技术不可随意试探性整复

    C. 不可揉搓   D. 有整复技术的可以就地整复

    E. 将关节置于正常位置后再固定送往医院

10. 发生骨折时，处理不正确的是（   ）。

    A. 就地取材，用木板或塑料板将骨折部位上下两个关节固定起来

    B. 怀疑脊椎有骨折者，不能抬伤员头部

    C. 用手将断端还原

    D. 用消毒或相对干净的敷料对伤口进行初步包扎

    E. 如果一时找不到外固定材料，骨折在上肢者，可以固定于躯干上，骨折在下肢者，可以伸直腿固定在对侧的肢体上

11. 腰椎间盘突出时，处理不正确的是（   ）。

    A. 早期活动受限，应尽量减少运动   B. 把床垫改为硬板床

C. 症状缓解后要进行腰背部肌肉锻炼　　　D. 在按摩治疗中禁忌暴力

E. 按摩治疗不起作用，必须手术治疗

12. 运动创伤的早期治疗常采取"PRICE"常规治疗，其中"P"是指（　　　）。

A. 保护　　　　　　　　B. 休息　　　　　　　　C. 冰敷

D. 加压　　　　　　　　E. 抬高

13. 伤员转运注意事项中，不正确的是（　　　）。

A. 注意观察伤者全身和伤肢局部情况，必要时保暖，给予液体口服补充，预防休克

B. 密切观察心跳、呼吸、脉搏，有条件监测血压

C. 伤肢放于略低于心脏部位，防止肿胀加重

D. 观察伤肢末端血液循环，如肢体温度、按压指甲毛细血管反应及动脉搏动等

E. 电话通知医院，简明报告伤者情况和到达时间。

14. 开放性软组织损伤处理中，操作错误的是（　　　）。

A. 用乙醇棉球消毒伤口周围皮肤时，从内向外进行消毒。

B. 前臂出血时，用止血带绑在上臂中 1/3 处

C. 用绷带加压包扎法止血时，打结边缘不要放在伤口上

D. 清理较深而被污染的伤口后，需要加用抗生素类药物和破伤风抗毒素

E. 用碘酊消毒伤口周围皮肤后，不能接着又用红汞消毒该处

15. 运动系统结构复杂部位的损伤首选 CT 检查的不包括（　　　）。

A. 寰枢椎骨折脱位　　　　　　　　　B. 脊椎爆裂型骨折

C. 肩关节后脱位　　　　　　　　　　D. 颅脑损伤

E. 半月板损伤

16. 半月板损伤诊断要点中不包括（　　　）。

A. 膝关节疼痛肿胀，无力行走、下蹲不能或困难

B. 活动时有脱位样不稳感

C. 关节内弹响，有时有突然卡住感活动后可缓解

D. 早期即可发生股四头肌萎缩

E. 回旋挤压试验（麦氏征）、研磨试验、膝关节过屈过伸试验可为阳性

17. 运动系统结构复杂部位损伤时，选择 MRI 检查的禁忌症不包括（　　　）。

A. 带有心脏起搏器　　　　　　　　　B. 带有大量抢救设备的危重病人

C. 体内有金属植入物　　　　　　　　D. 有幽闭恐惧症

E. 合并脊髓损伤

18. X 光检查密度分辨率低，密度相近的组织结构显示较差，不包括（　　　）组织。

A. 骨骼　　　　　　　　　　　　　　B. 关节软骨

C. 肌腱、肌肉　　　　　　　　　　　D. 脊髓

E. 脑

19. 解剖结构复杂的部位选用 CT 和 MRI 检查时，MRI 能清晰显示 CT 难以显示的组织不包括（　　　）。

A. 肩袖   B. 关节软骨   C. 韧带

D. 半月板   E. 椎间盘

20. 主动恢复阶段加速恢复过程中，正确的做法不包括（   ）。

A. 理疗与按摩可以加速损伤部位组织修复

B. 慢性创伤的治疗主要靠高水平科学的训练

C. 有韧带损伤至关节明显不稳时，需要手术修补后再进行康复治疗

D. 合理安排运动量大小

E. 骨折术后不可随意进行关节活动度训练

二、A2 型题（以下每题是一个小病例，其下面有 A、B、C、D、E 五个备选答案，请从中选择一个最佳答案）

21. 患者，男，68 岁，平时喜欢打羽毛球，最近右侧肘关节外侧酸痛明显伴无力，每次打球后尤甚，疼痛向前臂和腕部侧放射，有时梳头、刷牙时持物坠落。查体可在肱骨外上、桡关节间隙处触及明显压痛，并常可在肱骨外上外侧边缘触及增生的锐利边缘，压痛尤显。抗阻力伸腕试验抗阻力前臂外旋试验可出现肱骨外上髁或前臂疼痛。请判断该患者最大可能的损伤是（   ）。

A. 肘关节退行性骨关节炎   B. 类风湿性关节炎

C. 肘关节脱位   D. 肱骨外上髁炎

E. 肌腱损伤

22. 患者，女，58 岁，因 10 年前在一次户外徒步时攀岩受伤导致右侧月骨骨折脱位，现逐渐感觉右侧患肢桡侧三个半手指麻木，疼痛，关节活动稍受限，劳累和受凉后加重，该患者最可能的损伤是（   ）。

A. 腕管综合征   B. 类风湿性关节炎

C. 周围神经炎   D. 痛风

E. 肌腱损伤

23. 患者，女，58 岁，因参加户外徒步时不慎扭伤踝关节，下列处理方法不正确的是（   ）。

A. 轻度损伤不需要处理

B. 24 h 后方可用活血化瘀药物外涂

C. 如合并骨折，不做处理立即送医院

D. 如疼痛较重可以给予镇静止痛药

E. 伤后立即进行冷敷及加压包扎，抬高患肢处理

24. 患者，女，65 岁，退休前长期从事采摘茶叶工作，最近运动后出现肩关节前部疼痛，活动后加重，休息时好转，结节间沟部位疼痛拒按，压痛局限于结节间沟附近，有时有握雪感，疼痛可向上臂和颈部放射，夜间疼痛加重并影响睡眠，下列方法不正确的是（   ）。

A. 按摩治疗疗效较好，急性期也可以实行按摩治疗

B. 急性期可配合热敷

C. 急性期可以用三角巾悬吊固定 5 ~ 10 天

D. 可做局部封闭治疗

E. 急性期后逐渐加强肩关节功能锻炼

三、A3 型题（以下提供若干个病例，每个病例下设若干道题，每题下面有 A、B、C、D、E 五个备选答案，请从中选择一个最佳答案）

（25～27 题，28～30 题共用题干）

25. 男性，65 岁，准备参加老年大学 10 km 竞走比赛，平时爱运动，自述从 60 岁退休后，坚持每周 4～5 天晚饭后慢跑 1 h，未出现任何不适，根据 ACSM 筛查流程，他在比赛前决定增加训练较高强度有氧运动，是否需要专业医学筛查，你作为专业指导，（　　）疾病病史不需要重点询问。

A. 心脏病　　　　　　　　　　　B. 外周血管或脑血管疾病

C. 糖尿病　　　　　　　　　　　D. 肾脏疾病

E. 皮肤疾病

26. 在询问病史中，自述在 50 岁出差时过于疲劳，曾经有心脏病发作史，发现明显的 ST 段压低，做了冠状动脉造影并支架植入术，并在医生指导下规范治疗，出院后未再出现心脏不适症状，1 年前体检，心内科医生说其病情没有变化。目前，每天服用他汀类药物、ACE 抑制剂和阿司匹林。因其需要增加运动强度，故需要进行医学筛查，下列（　　）是不需要推荐的。

A. 医学检查推荐　　　　　　　　B. 运动测试推荐

C. 医务监督　　　　　　　　　　D. 健康体适能综合评估

E. 超声造影

27. 通过医学筛查后，医学专家建议可以逐渐进阶较大强度运动量，此时应该遵循的运动原则不正确的是（　　）。

A. 运动中的心率保持在（220 − 年龄）×60%至（200 − 年龄）×85%的范围之内

B. 运动后感到轻松、舒畅、食欲睡眠均好

C. 充分做好热身运动

D. 初期运动量要小，经过锻炼适应后再逐步增加

E. 运动已经充分热身，结束时可不需要再做整理活动

28. 患者，男，60 岁，在一次篮球比赛中被对方绊倒，左侧膝关节剧烈疼痛，站不起来，不能屈伸膝关节，关节发生迅速肿胀，请问你在现场要为其做处理时，错误的是（　　）。

A. 立即就地检查有无其他致命损伤、骨折及脱位

B. 冷敷或用冷镇痛气雾剂喷射受伤部位

C. 肢体固定，保护患肢不被动运动

D. 按摩伤处，减轻疼痛

E. 转运过程中抬高患肢。

29. 进一步体查初步排除骨折及脱位，Lachman test 检查 3 级，送往医院后选择哪项无创性影像学检查最具有诊断意义（　　）。

A. 透视　　　　　　B. MRI　　　　　　C. CT

D. 关节造影　　　　E. 平片

30. 进一步检查后发现骨挫伤及前交叉韧带断裂，关节镜手术后，需要进行进一步康复训练，哪些是错误的方法（　　　）。

  A. 不需要专业医生指导下进行早期康复训练

  B. 根据个人伤后恢复情况进行合理安排

  C. 恢复到主动活动阶段后加强肌力练习

  D. 恢复到主动活动阶段后改善关节活动度训练

  E. 恢复到主动活动阶段后加强肌力协调性训练

四、A4 型题（实践操作题）

1. 在老年大学做完整的"PAR-Q"问卷调查及预防运动损伤相关知识交流讲座。

2. 开放性骨折的现场急救演习。

3. 分组练习：常见运动损伤疾病的按摩及相关的康复训练。

4. 讨论会：学生收集有关传承传统医学推拿按摩治疗的相关小故事，在练习按摩及康复课程前做交流。

5. 放射科阅片小竞赛：常见运动损伤疾病 X 平片、CT、MRI 读片比赛。

第三章
课后练习答案

第四章

老年运动与合理膳食的配合

——看双剑合璧，喜乐尽天真

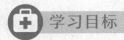 **学习目标**

1. 掌握老年人的饮食原则与膳食安排。
2. 掌握老年人运动前后的饮食。
3. 熟悉老年人各种营养素的需要量及吃动平衡的关系。
4. 了解老年人能量、各类营养素与需要量的关系。

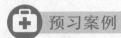 **预习案例**

截至 2019 年底，中国 60 岁以上的老年人口超过 2.5 亿。这意味着大约每 6 个中国人中就有一位老人。如何让老年人健康幸福地安度晚年，实现老有所养、老有所依、老有所乐、老有所安，是中国共产党带领中国决胜全面建成小康社会的一项重要内容。

习近平总书记始终尊重、关心老年人，多年来身体力行敬老爱老，为全社会作表率。

习近平总书记十分孝敬父母。他的书架上摆放着两张照片：一张是他推着轮椅上的父亲习仲勋和家人走在一起，另一张是他牵着母亲齐心的手陪她散步。媒体报道曾披露，尽管公务繁忙，习近平总书记每当有时间和母亲一起吃饭，饭后都会拉着母亲的手散步，陪她聊天。

习近平同志第一次在《人民日报》发表的署名文章主题就是尊老。30 多年前这篇《中青年干部要"尊老"》的文章引经据典论述尊老的传统美德，如孟子的"老吾老以及人之老"。

现阶段，不少家庭将重心放在孩子的成长与教育上，而忽视了对老年人的关爱。老年人同样需要得到众人的关怀与关爱。关爱老人可以从一日三餐的合理膳食开始。合理膳食不仅可以为老年人提供合理的营养，还可以为老年人对一些疾病进行预防。本章将从营养卫生学角度为老年人膳食提供可行性意见，希望通过关注老人合理膳食来关爱老人，增进老人的健康，减少疾病，延长寿命。

钟南山院士的健身"配方"　　　　中老年的生活如何更加健康？饮食第一，运动第二！

汽车跑动需要汽油，空调制冷需要电力，人的生命的维系需要能量。食物的任务就是供给能量，人体也像一台机器，需要食物的营养来运转。人体所有的动作，都需要食物能量的支持。吃是人类最常见的一种行为，也是人类维持生命、维持健康最重要的行为。今天的世界，物质越来越丰富，生活压力也越来越大，因而人们的幸福度不但没有增加多少，相反，由紧张生活和膳食不合理所带来的各种慢性疾病却不断增多，同时发病人群还在不断年轻化，生命与健康已成为当今人们最关注的焦点之一。

其实，最好的医生是自己。经历了 600 万年的进化，大自然把人类的健康决定权交给了人类自己。在健康的 100 分总分中，除了父母遗传基因的 15 分外，环境占了 17 分，医疗占了 8 分，而人们自己的生活方式占了 60 分。在生活方式中，科学的膳食占了 13 分，远远超过了占 8 分的昂贵复杂的得医疗，正应了古代中医的一句话："药疗不如食疗"。

食疗作用比医疗作用大得多，却基本不用多花什么钱，还省时省力，而且只要牢牢记住一句话就够了，这就是：适量运动，合理膳食。西方有句谚语："吃得怎样，你就怎样"，意思就是，吃得健康你就健康，吃得不健康，你就不健康。

所以，吃是大事，把吃得问题解决好了，人就会少受很多罪。怎么吃比吃什么更重要，吃得适量，搭配合理，才是科学健康的吃法。

第一节　　什么是合理膳食

古人说，"民以食为天"。合理的饮食可以保证机体正常生长发育，维持机体的各种生理机能，提高机体免疫力，促进身体健康，并能延年益寿。

1992 年，世界卫生组织发表《维多利亚宣言》，它提出的健康四大基石：合理膳食、适量运动、戒烟限酒、心理平衡。四大基石的核心就是"适者有寿"。"适"指适度、适当、适应，凡事不走极端，把握好事物和环境之间的多层次关系，并随着外界环境的变化，自身也跟着相应变化。比如，合理膳食，关键是合理；适量运动，关键是适量。

一、概　念

合理膳食（rational diet）也称平衡膳食（balanced diet），在营养学上是指通过膳食能提供给人体种类齐全、数量充足、比例合适的能量和各种营养素，并与机体的需要保持平衡。合理膳食是要满足身体的各种营养需求，应有足够的热能维持体内外的活动；有适量的蛋白质保证生长发育，身体组织的修复更新，维持正常的生理功能；有充分的无机盐参与构成身体组织和调节生理机能；有丰富的维生素保证身体健康，维持身体的正常发育，并增强身体的抵抗力；有适量的膳食纤维，用以维持正常的排泄及预防某些肠道疾病；有充足的水分，以维持体内各种生理程序的正常进行。获得合理膳食是制定膳食营养素供给量标准的基本原则，也是研究人类营养学以达到提高全民健康水平的最终目的。

就目前所知，人体需要的营养素有 40 余种。而自然界中除母乳外，任何一种天然食物所含有的营养素都不完全，需要从多种食物中进行合理调配才能获得平衡膳食。营养不足会影响人体健康，营养过剩也可成为某些疾病的诱因，一般认为平衡膳食以谷类 60%，鱼肉乳蛋类 17%，油脂 8%，其他 15% 的构成较为适宜。

生活中如何合理膳食？

二、基本要求

(一) 满足机体所需要的能量和各种营养素

为维持机体的新陈代谢、生长发育、修复组织等基本生命活动的需要；并能满足人体从事各种劳动和生活活动过程的消耗所需。因此能量和各种营养素的摄入量应力求平衡，以达促进健康的目的。

(二) 各种营养素之间的比例合适

三大产热营养素供能比例的平衡；与能量代谢有关的维生素 B1、维生素 B2、维生素 PP 与能量消耗之间的平衡；必需氨基酸之间的比例合适；饱和脂肪酸与不饱和脂肪酸之间的平衡；膳食钙与磷、呈酸性与呈碱性食品之间的平衡。

(三) 食物对人体无毒无害，保证安全

为了保证人群的生存质量，食物不应含有对人造成危害的各种有害因素，食品中的微生物、有毒成分、化学物质、农药残留、食品添加剂、霉菌及其毒素等应符合我国食品卫生国家标准（GB）的规定。

(四) 合理的加工与烹调

食物经加工与烹调后应尽量减少营养素的损失并保持良好的感官性状。

(五) 建立合理的用膳制度及良好的饮食习惯

根据不同人群的生理需要和生活、学习、劳动性质加以合理安排，我国居民一日三餐，对学龄前及学龄儿童以三餐一点制为优，应养成不挑食、不偏食、不暴饮暴食等良好的饮食习惯，使摄入的食物能充分进行消化吸收和利用。

三、食物构成

营养平衡的膳食应由多种食物组成，现代营养学认为，合理膳食含有五类基本食物。

（1）谷类包括米、面、杂粮，薯类包括马铃薯、甘薯、木薯等，主要提供碳水化合物、蛋白质、膳食纤维及 B 族维生素。它们是热能的主要来源。

（2）动物性食物包括肉、禽、鱼、蛋、奶及奶制品等，主要提供蛋白质、脂肪、矿物质、维生素 A 和 B 族维生素，其所提供的蛋白质可与粮谷类食品中的蛋白质互补。

（3）豆类及其制品包括大豆及其他干豆类，主要提供蛋白质、脂肪、膳食纤维、矿物质和 B 族维生素。其所含蛋白质为优质蛋白质，含较丰富的赖氨酸，有利于与粮谷类食物同食互补；所含脂肪中必需脂肪酸含量最丰富，含较丰富的磷脂，不含胆固醇，是老少皆宜的食物之一。

（4）蔬菜水果类包括鲜豆、根茎、叶菜、茄果等，主要提供膳食纤维、矿物质、维生素 C 和胡萝卜素等，对维持体内的酸碱平衡起重要作用。在平衡膳食里，蔬菜必不可少。老年人每天最好能吃到 400～500 g 蔬菜。

（5）纯能量食物包括动植物油、淀粉、食用糖、酒类等，主要提供能量。植物油不但能增加食物的香味，还可提供必需脂肪酸和维生素 E，促进脂溶性维生素吸收。

　　每日膳食中均应包括这五类食品，在各类食物中应轮流选用不同的种类，使食物多样化，以达到营养素供给平衡的目的。我国营养学者根据我国的实际情况于 1989 年制定了我国膳食指南，共 8 条，即食物要多样、饥饱要适当、油脂要适量、粗细要搭配、食盐要限量、甜食要少吃、饮酒要节制、三餐要合理。该指南在指导、教育人群采用平衡膳食，增强健康方面发挥了积极作用。随着科技的进步、我国国民经济的发展以及居民膳食结构的变化，当前我国居民维生素 A、维生素 B2 和钙的摄入量普遍不足，部分居民膳食中谷类、薯类、蔬菜所占比例明显下降，油脂和动物性食物摄入过高，能量过剩，体重超重在城市成年人群中日渐突出；缺铁性贫血广泛存在，佝偻病等也不可忽视。与膳食结构不合理有关的慢性病如心血管疾病、脑血管疾病、恶性肿瘤等的患病率有增高趋势。如今是营养不足与营养过剩并存，营养缺乏症和某些退行性疾病同在。针对上述问题，1997 年专家们对原有的膳食指南做了相应的修改，膳食指南亦为 8 条，即食物多样，谷类为主；多吃蔬菜、水果和薯类；常吃奶类、豆类或其制品；经常吃适量鱼、禽、蛋、瘦肉，少吃肥肉和荤油；食量和体力活动要平衡，保持适宜体重；吃清淡少盐的膳食；如饮酒应限量；吃清洁卫生、不变质的食物。

　　为了帮助广大居民把膳食指南的原则具体应用于日常膳食实践，《中国居民膳食指南》专家委员会针对我国居民膳食的主要缺陷，按平衡膳食的原则，推荐了中国居民各类食物的适宜消费量并以宝塔的形式表达，称为"中国居民平衡膳食宝塔"，见图 4-1。

　　该"宝塔"建议每人每日谷薯类食物 250～400 g、蔬菜类 300～500 g、水果 200～350 g、畜禽肉 40～75 g、水产品 40～75 g、蛋类 40～50 g、奶及奶制品 300 g、大豆及坚果类 25～50 g、油 25～30 g、盐小于 6 g。具体应用时应根据个人年龄、性别、劳动性质、季节等情况适当进行调整主食摄入量。不同能量膳食的各类食物参考摄入量见表 4.1。

表 4.1　平衡膳食宝塔建议不同能量膳食的各类食物参考摄入量　　　　单位：g/d

食物	低能量（753 kJ）	中等能量（1004 kJ）	高能量（1172 J）
谷类	300	400	5000
蔬菜	400	450	500
水果	100	150	200
蛋类	25	40	30
肉、禽	50	75	100
鱼虾	93	50	50
奶类及奶制品	100	100	100
豆类及豆制品	50	50	50
油脂	25	25	25

　　宝塔建议的中等能量水平的食物摄入量可供给的能量及主要营养素与标准人群供

给量相比，能量达 94.8%，蛋白质达 116.7%，维生素达 93.2%，核黄素达 92.5%，钙达 97.5%，锌达 87%。谷类能量占总能量的 56.8%，脂肪能量占总能量的 27.1%，豆类及动物性蛋白质占总蛋白量的 62.5%，动物性铁占铁总量的 14.8%，这是一个营养比较合理的平衡膳食模式。

合理膳食，健康生活

四、膳食比例

保证三大营养素的合理比例，即碳水化合物占总能量的 60%～70%，蛋白质占 11%～14%，脂肪占 20%～25%。

碳水化合物主要由谷类、薯类、淀粉类食物供给。控制饮酒、食糖及其制品；酒精和食糖属于纯热能食品，长期食用会造成其他营养素的缺乏。

脂肪要以植物油为主，减少动物脂肪，脂肪中的饱和脂肪酸、单不饱和脂肪酸和多不饱和脂肪酸之间的比例为 1：1：1。

蛋白质的供给占总能量的 11%～14%，其中优质蛋白占总蛋白的 30%～50%。

注意无机盐及必需微量元素之间的平衡，如钙、磷比例要适当（1：1 或 1：2），锌摄入过多会影响铁的吸收，所以补锌治疗时应注意补充铁。

五、合理烹调

(一) 合理烹调的意义

合理的烹调加工方法，以减少营养素的损失，烹调加工方法不合理，会造成食物中的营养素缺乏，不能被人体利用，同样可引起营养缺乏。食物烹调加工的目的是使食物具有令人愉快的感官性质，提高食品的消化吸收率及对食物进行消毒。在达到上述目的的基础上尽量减少营养素的损失，即为合理烹调。

(二) 各种烹调方法对食物营养的影响

1. 煮

煮对碳水化合物及蛋白质引起部分水解作用，对脂肪影响不大，会使 B 族维生素、Vc 及钙、磷等溶于水。

2. 烧

烧的时间长，维生素损失较多。

3. 炖

炖使水溶性维生素、矿物质溶于汤内，可增加鲜度，若时间过长，维生素的破坏也比较严重。

4. 焖

焖的时间长短与营养素损失成正比，时间越长，B 族维生素和 Vc 损失越大，但对菜消化率有所提高。

5. 炸

炸的油温较高，而高温对各种营养素均有不同程度的破坏，蛋白质因高温而变性，脂肪也因炸而失去其功能。

6. 熘

熘采时原料外面裹上一层糊状物，糊状物受热而变成焦脆的外壳，减少了营养素的损失。

7. 烤

烤使 B 族维生素、维生素 A、维生素 C 破坏，也损失脂肪。

(三) 合理烹调的方法

1. 适当洗涤

大米淘洗，应先挑去沙粒、杂物、再用冷水淘洗 2～3 次即可，不应用流水或热水冲洗，更不能用力搓洗；蔬菜先洗后切，不要在水中浸泡，洗涤次数也不宜过多，洗净即可，避免维生素和矿物质的损失。

2. 科学切配

加工原料时尽量做到现切现烹，蔬果不要切得过碎，以免营养素与空气接触机会增多氧化而加大损失。

3. 沸水焯料

要大火沸水、加热时间短，操作迅速，原料较多时，要分次下锅，沸进沸出，原料出水后，不要挤出汁水，以免水溶性维生素的大量流失。

4. 挂糊上浆

用淀粉或蛋液调制的糊均匀裹在原料上。烹调时糊糊遇热形成保护壳，避免原料与高温油脂直接接触，可减少水分、营养素的溢出及与空气接触而氧化，并降低高温引起的蛋白质变性、维生素分解。上浆、挂糊的菜肴不仅色泽明快，味道鲜美，营养素保存得多，也易于消化吸收。

5. 旺火急炒

旺火急炒加热时间缩短，可减少营养素的损失，如猪肉丝，旺火急炒，维生素 B1 的损失率为 13%，而切块小火炖，维生素 B1 损失率为 65%。

6. 加醋忌碱

醋能保护食物原料中的维生素，减少氧化；凉拌蔬菜时可提前放醋，同时还具有杀菌作用；动物性原料也可先放醋，如红烧鱼、糖醋排骨等；相反，碱会造成食物中维生素和矿物质的大量损失。因此，烹调时尽量不加碱。

7. 勾芡收汁

勾芡收汁使汤汁浓稠与菜肴充分融合，既减少了营养素的流失，又使菜肴味道可口，能保护维生素 C。

8. 酵母发酵

制作面食，尽量使用鲜酵母或干酵母，能保护面食中的维生素，酵母菌大量繁殖会增加面粉中 B 族维生素含量。

食物感官性状良好，多样化，并能满足饱腹感。食物的色、香、味、外形等感官性状，可对人体条件产生刺激因素，形成条件反射。要求饭菜色彩调和，香气扑鼻，滋味鲜美，同时不断调换食物品种和烹调方法，尽量多样化。每餐饭菜有一定的容积，不宜过大，食后刚好有饱的感觉较为适宜。合适的膳食安排，科学的烹饪方法，能促进消化，增进食欲。

第二节　老年营养与合理膳食

人体老年化是一个长期的过程，随着年龄增加，机体各器官功能出现不同程度的衰退，如消化吸收能力下降，心脑功能衰退，视觉、听觉、味觉等感官反应迟钝，肌肉萎缩等，并伴有基础代谢率下降，对疾病的抵抗力下降，使老年人营养不良、贫血、骨质疏松和各种代谢障碍病等老年慢性病发病率增高。合理的膳食营养是保证老年人健康的基石。好营养有利于提高生活质量，预防各种老年常见病。营养缺乏或不合理的膳食则可能加速衰老的进程。

一、老年人的生理特点

(一) 基础代谢的改变

随着年龄的增加，基础代谢率逐渐降低。

(二) 器官功能衰退

1. 运动系统

老年人肌肉细胞数减少，肌肉逐渐萎缩，肌肉供能下降，骨质疏松，骨密度下降，易骨折。

2. 心血管系统

动脉粥样硬化，心肌细胞 ATP 酶活性下降，心肌收缩力减弱，心排血量减低。

3. 神经系统

脑血流量下降，神经传导减慢。老年人的记忆力和思维能力下降，动作协调性变弱。皮肤对各种刺激反应迟钝，易遭受创伤和烫伤。

4. 消化系统

老年人牙齿松动或缺损，影响咀嚼，味觉迟钝影响食欲，消化液分泌减少影响食物的消化吸收，肠蠕动减慢，易发生老年性便秘。

5. 泌尿系统

老年人肾细胞减少，肾血流量下降，肾功能易受损。

6. 免疫系统

老年人免疫功能减退，对疾病抵抗力下降。

二、老年人的营养需求

老人健康是吃出来的？
6 个饮食习惯你就知道了

合理膳食是保证老年人精力充沛、身心健康、延年益寿的物质基础。老年营养供给不足，能量不够会加剧体内蛋白质的分解，使老年人消瘦、体弱、加快衰老进程。老年人膳食质量不高，种类不全，易发生营养不良（见表 4.2）和贫血。反之，摄入食物过多，使体内脂肪堆积，含氮物质增多，反而加重心血管、消化、泌尿系统负担，还会引发一些疾病，诸如肥胖、高血压、冠心病、胆囊疾患、动脉硬化等。因此，应当重视老年人营养结构的合理性和科学性。

表 4.2　老年人中营养状况不良的主要指标

显著体重丢失，1 年中大于 4%
体重指数（BMI）低（<22）或高（>26）（BMI 以 kg/m^2 表示）
人血白蛋白小于 3.5 g/L
功能状况的显著改变（以日常起居活动和与营养有关日常活动的仪器测定指标评价）
厌食
食物摄入量的明显降低或不平衡膳食认知功能的明显改变（如高糖类摄入和低蛋白质摄入或无蛋白质摄入）
明显的医疗或社会生活事件（如入住养老院或医院）

进入老年期后，人体各方面的生理机能都可能发生比较明显的衰老退化，基础代谢率低下，整体处于分解代谢大于合成代谢的状况，体重下降。

为了适应老年人消化系统所发生的生理变化，必须对其膳食内容的选择和各种营养素的供给量予以适当改变，以维持智力和一定的体力，有相应的精力和体力从事一些工作，并增强对疾病的抵抗力和患病后的加速恢复，达到延缓衰老过程的目的。

（一）能　量

老年人的肌肉和其他组织相应出现机能下降、代谢过程减慢，因而基础代谢率比青壮年时期降低 10%～15%，同时因体力渐弱、活动量减少，故能量的消耗也随着减少。老年人由于各器官功能下降和各种酶活性减弱，体内糖原储存量有限，当机体从事紧张活动时由于能量不足易于疲劳，老年人因活动量减少和代谢率降低，体内消耗能量减少，脂肪堆积，造成体重增加，易患冠心病、高血压、糖尿病、脂肪肝等疾病。因此，60～69 岁的老年人，总能量供给量应减少 15%，70～79 岁应减少 25%，80 岁以上应减少 33%左右。

（二）蛋白质

衰老过程中，蛋白质以分解代谢为主，要有足够的蛋白质来补充体内的消耗，同时蛋白质可以保护肝脏的正常功能，增强人体抵抗力，促进血红蛋白合成。因此，蛋白质对老年人是极为重要的。60～69 岁的老年人的蛋白质供给量与成年人基本相同，按劳动强度不同，男性每天为 70～80 g，女性为 60～70 g；70 岁以上，蛋白质的供给量略减少，70～79 岁时，男性为 65～70 g，女性为 55～60 g；80 岁以上时，男性为 60 g，女性为 55 g。由于老年人胃肠道消化吸收功能降低对蛋白质的消化、吸收和利用能力较差，所以奶类、鱼类、豆类等富含优质蛋白的供给量应占蛋白质总量的 50%左右，以提高蛋白质的吸收和利用率。

除优质蛋白质外，某些特定功能的氨基酸对于老年人延缓衰老有益。如牛磺酸作为一种调节剂，是膜稳定性和抗氧化活性的调节与保护物质，它在大脑中的溶度较高，可适量予以补充。

(三) 碳水化合物

碳水化合物是能量的主要来源，易于消化吸收，但不宜过多，摄入量占总能量的 50%～65%为宜。膳食中的碳水化合物的主要形式是淀粉，果糖很容易被吸收和利用，又能经过氨基化和转氨基作用合成氨基酸，以平衡分解代谢过程中对蛋白质的消耗，且果糖在体内变成脂肪的可能性比葡萄糖要小，直接摄入一些单糖（果糖、葡萄糖等）对老年人更为适宜重要。老年人由于胰岛素的分泌减少，糖耐量降低，容易引起血糖升高，因此不宜进食含糖高的食物。此外，供给富含膳食纤维的食物有利于促进肠蠕动，防止便秘，预防高脂血症、糖尿病、胆石症、结肠癌及乳腺癌等疾病。

(四) 脂 肪

膳食中有一定量的脂肪可延迟胃的排空，增加饱腹感，可改善食物的感官性状，且有助于脂溶性维生素的吸收。但脂肪的供给量应以满足生理需要为限，老年人膳食中脂肪摄入不宜过多，脂肪摄入量以占总能量的 20%～25%为宜。最好选用一些含有不饱和脂肪酸的多种植物油如菜籽油、茶油、玉米油、花生油、豆油等混合食用，供给必需脂肪酸，促进脂溶性维生素的吸收。在普通饮食中，饱和脂肪酸类的摄入普遍超标，而单不饱和脂肪酸严重不足，橄榄油含有单不饱和脂肪酸，条件允许的可以选用。高脂肪膳食与老年人的心脑血管疾病和某些肿瘤高发病率有关。

(五) 矿物质与微量元素

1. 矿物质

老年人的矿物质需要量与成年人相同。但由于老年人的胃酸减少，影响钙的吸收利用，钙的丢失随着年龄增长而增加，容易发生钙的代谢障碍，甚至出现骨骼脱钙及骨质疏松症。足量补钙是预防骨质疏松的重要措施之一，钙推荐摄入量为 1 000 mg/d。牛奶、虾皮、炸小枯鱼、干果、芝麻及芝麻酱、海菜、发菜含钙较丰富，每餐可摄入一些。老年人铁的摄入不足，对铁的吸收率下降，造血机能也减退，因此老年性贫血是世界性的问题。为防止老年性贫血，应多吃易被吸收的富含铁的食物，如动物肝脏、瘦肉、豆制品、黑木耳等，推荐由膳食中供给铁的摄入量为 12 mg/d。锌有助于改善老年人的味觉迟钝，推荐摄入量男性为 12.5 mg/d，女性为 7.5 mg/d；控制盐的摄入量，老年人盐的摄入量低于 6 g/d。

2. 微量元素

硒（每日需要量 0.05 ~ 0.25 mg）是抗氧化剂，有助于改善老年人体力衰退、视力下降、精神抑郁、失眠健忘、老年斑等症状。锰（每日需要量 4 ~ 10 mg）是细胞线粒体和多种酶的组成成分，缺乏时易引起贫血、血糖异常、骨骼病变。铁（每日需要量 15 ~ 20 mg）是红细胞中的主要成分，缺乏时导致贫血、抵抗力下降、细胞及机体的寿命缩短。钴（每日需要量 0.3 ~ 0.5 mg）是维生素 B12 的主要成分，缺乏时引起贫血。铜（每日需要量 1 ~ 2 mg）是机体多种蛋白和酶的组成成分，缺乏时引起贫血、血脂异常、血管和骨骼脆性增加、记忆力减退、反应迟钝。铬（每日需要量 0.15 ~ 0.25 mg）是与胰岛素的活性有关，缺乏时引起血糖异常、血脂增加、动脉硬化、神经系统症状。碘（每日需要量 0.1 ~ 0.3 mg）缺乏时引起甲状腺肿、甲状腺功能低下。

（六）维生素

维生素在老年人的膳食中占有极其重要的地位，特别是维生素 C、B 族维生素、维生素 A、维生素 D 和维生素 E。

维生素的重要性

维生素 C 作为一种自由基清除剂，能发挥抗氧化功能，从而增强老年机体对外界环境的应激能力，增强老年机体免疫力，提高老年人对疾病的抵抗能力；维生素 C 还可解除有毒物质的毒性，阻断致癌物亚硝胺的合成，有预防肿瘤的作用。维生素 C 有助于胆固醇排出体外，能防止老年人血管硬化过程的加速，其与维生素 E 一起具有抗氧化延缓衰老的作用。

B 族维生素对维持老年人神经系统的正常功能和体内物质代谢的正常进行具有重要作用，每天必须由膳食中供给充足的 B 族维生素。维生素 B12、叶酸是老年人神经细胞的维护剂，对于防止神经系统的退行性变和老年性痴呆的发生与发展具有一定的作用。

维生素 A 对于维持老年人上皮组织的完整性，保持皮肤、黏膜的健康方面具有不可替代的作用。胡萝卜素在体内除可转化为维生素 A 外，还具有抗氧化功能。

维生素 D 具有促进老年人钙质吸收、防止或缓慢老年性骨质疏松症发生的作用。维生素 D 摄入不足或活化障碍，可引起钙、磷吸收减少，易发生骨折和骨质疏松。

维生素 E 是一种具有抗氧化功能的维生素，是机体的一种强有效的自由基清除剂，可提高老年机体的免疫力，同时具有增加胆固醇生理功能的作用，对于防止血管老化、血栓形成等心脑血管疾病，延缓衰老有着极为重要的意义。维生素 E 缺乏会引起老年人吞噬细胞吞噬细菌的功能受抑制。维生素 E 还可刺激老年机体内抗体的产生。

我国老年人维生素 D 的推荐摄入量为 15 μg/d，维生素 E 适宜摄入量为 14 mg/d，其他维生素的摄入量同成年人。应在膳食中有充足的绿叶蔬菜、各种水果、鱼、豆类、瘦肉等。

（七）水

老年人体内总液体量比成年人少。成年男性体内水分占体重的 60% ~ 65%、成年女性占 55% ~ 60%，而老年男性身体内水分含量降至 52% ~ 55%，老年女性降至 45% ~ 50%。水分的减少主要是细胞内液减少，因为随着年龄的增长细胞在逐渐缩小且各器官组织的弹性较差甚至发生萎缩，造成细胞内液的减少。另外，老年人的结肠和肠肌肉易于萎缩，肠道中黏液分泌减少，大便容易秘结。因此，老年人每天应注意饮用适量的水，一般认为饮水量在 2 000 ml/d 左右为宜，也可增加些汤、羹等食品。但应注意，有些老年人养成了大量饮水的习惯，应逐步加以纠正，饮水过多会加重心脏和肾脏的负担，对健康有害。

三、老年人的膳食原则

通过有目的地选择饮食，促进对食物的消化和吸收，调节因器官
老化造成的营养不足或过剩。

老年人饮食原则

(一) 保证足够的营养

老年人保持理想的体重很重要。老年人易患消化道疾病，腰腿痛及各种运动系统疾病，往往由于营养不良造成。因此，保持营养的平衡，适当限制热量的摄入，保证足够的优质蛋白、低脂肪、低糖、低盐、高维生素和适量的含钙、铁食物的摄入。

(二) 食物易消化吸收

老年人由于消化功能减弱，咀嚼能力也因为牙齿松动和脱落而受到一定的影响，因此食物加工应细、软、松，既给牙齿咀嚼的机会，又便于消化；烹调宜采取烩、蒸、煮、炖、煨等方式，同时应注意具有色、香、味，既易消化又促进食欲。

(三) 食物的温度适宜

老年人消化道对食物的温度较为敏感，饮食宜温偏热，两餐之间或入睡前可加用热饮料，以解除疲劳，增加温暖。冬季可吃些热性食品，如狗肉、羊肉等，但过于辛辣的食品不宜多吃。

(四) 良好的饮食习惯

根据老年人的生理特点，少吃多餐的饮食习惯较为适合，要避免暴饮暴食或过饥过饱，膳食内容的改变也不宜过快，要照顾到个人爱好。再者由于老年人肝脏中储存肝糖原的能力较差，而对低血糖的耐受能力不强，容易饥饿，所以在两餐之间适当增加点心是必要的。

(五) 食量要合理分配

应遵循"早晨吃好，中午吃饱，晚上吃少"的原则，这是一个分配比较合理的原则。因为夜间的热能消耗较小，如果多吃了富含热能而又较难消化的蛋白质和脂肪会影响睡眠。晚上可多吃些蔬菜和含碳水化合物较多而又易于消化的食物。每日总热量分配分别为早餐 25% ~ 30%、中餐 40%、晚餐 30% ~ 35%。

(六) 注意到饮食卫生

把住病从口入关，注意饮食卫生，餐具卫生；不吃烟熏、烧焦、腌制、发霉或过烫的食物，以防疾病和癌症的发生。适当多食含纤维素多的食物，可防便秘，减少结肠癌的发生；适当增加一些碱性食品，以有利于体内正常酸碱平衡的维持。

(七) 把握好进食原则

进食宜早，进食宜缓，进食宜少，进食宜淡，进食宜暖，进食宜软，进食宜洁，进食宜全。

四、老年人的合理膳食

(一) 老年人合理膳食的要点

（1）食物多样，谷类为主，制作细软，少量多餐，预防营养缺乏。老年人每天应至少摄入 12 种食物。采用多种方法增加食欲和进食量，吃好三餐。早餐宜有 1～2 种以上的主食、1 个鸡蛋、1 杯牛奶另外有蔬菜或水果。中餐和晚餐宜有 2 种以上的主食，1～2 个荤菜、1～2 个蔬菜、1 个豆制品。饭菜色香味美、温度适宜。保证充足的食物摄入，进餐次数可采用三餐两点制或三餐三点制。每次正餐占全天总能量的 20%～25%，每次加餐的能量占 5%～10%。用餐时间相对固定。睡前 1 h 内不建议用餐喝水，以免影响睡眠。食量小的老年人餐前和餐时少喝汤水，尽量不吃汤泡饭。

（2）主动足量饮水，积极户外活动。老年人身体对缺水的耐受性下降，需主动饮水，每天饮水量 1 500～1 700 ml，首选温热白开水。户外活动能更好的接受紫外线照射，有利于体内维生素 D 合成和延缓骨质疏松的发展。一般认为老年人每天户外锻炼 1～2 次，每次 1 h 左右，以轻微出汗为宜；或每天至少 6 000 步。注意每次运动要量力而行，强度不要过大，运动持续时间不过长，可分多次运动，防跌倒摔伤。

（3）延缓肌肉衰减，维持适宜体重。延缓肌肉衰减的有效方法就是吃动结合。一方面要增加摄入富含优质蛋白的鱼、禽、瘦肉、蛋奶、豆类等食物，另外一方面要进行有氧运动和适当的抗阻运动。老年人体重过低或过高都会影响健康。从降低营养不良风险和死亡风险的角度考虑，70 岁以上的老年人 BMI 维持在 20～26 kg/m^2 为好。

（4）摄入充足的食物，鼓励陪伴进餐。老年人积极主动参与家庭和社会活动，主动与家人或朋友一起进餐或活动；适当参与食物的准备与烹饪。通过变换烹饪方法和食物的花色品种，烹制自己喜欢的食物，提升进食乐趣，享受家庭幸福快乐感。对孤寡独居老人，建议多结交朋友，或去集体用餐点（社区老年食堂或助餐点）用餐，增进交流，促进食欲，摄入更多丰富的食物。对于生活自理有困难的老年人，家人应该多陪伴，采用辅助用餐、送餐上门等方法，保障食物摄入和营养状况。注意饮食和体重的变化，及时发现和预防疾病的发生和发展。

(二) 老年人合理膳食的制作

（1）食物切小切碎，延长烹调时间。

（2）肉类食物切成丝或片，也可剁碎成肉糜制作成肉丸食用。

（3）坚果杂粮可碾成粉末或细小颗粒食用。

（4）质地坚硬的水果或蔬菜可榨汁食用。

（5）多采用炖、煮、蒸、烩、焖等烹调方法，少煎炸或烧烤等。

高龄和咀嚼能力下降的老年人，饭菜应煮软烧烂。对于有咀嚼吞咽障碍的老年人可选择软食、半流质或糊状食物。

(三) 老年人合理膳食的关键

不知从何时起，老年人总是和粗茶淡饭联系在一起，但这种做法是非常片面的。老年人欲想获得均衡、合理的营养，一味粗茶淡饭是不行的，必须精心搭配食谱，抓住饮食关键点。

1. 有蛋白质

随着年龄的增长，老年人基础代谢降低，能量消耗减少，进食量也要相应减少，但是老年人对蛋白质的需要并没有减少，应该和年轻人一样多。摄入充足的蛋白质（每天70 g 左右）对增强营养、改善体质体力、提高免疫力、维持肌肉和骨骼健康、延缓慢性病进展具有重要作用。除非有明确的肾功能不全，否则不应减少蛋白质的摄入。优质蛋白质主要来自鱼虾、肉类、奶类、蛋类和大豆制品。老年人每天应摄入牛奶 300 g、鱼虾和肉类合计 100 ~ 150 g、鸡蛋 0.5 ~ 1 个，以及相当于 40 g 干大豆的豆制品（相当于200 g 豆腐、80 g 豆腐干、30 g 腐竹、700 g 豆腐脑、800 g 豆浆）。有研究表明，三餐均匀地摄入优质蛋白质，对延缓老年人肌肉衰减症非常重要。很多老年人没有养成餐餐都吃蛋白质的习惯，而且经常吃点面条或喝点粥等凑合一下。这种做法要么造成蛋白质摄入不足，要么造成蛋白质摄入不均匀，都不利于健康。

2. 要吃肉类

很多人错误地认为肉类有害健康，老年人应该少吃肉或不吃肉。其实，适量的肉类是均衡膳食的组成部分，老年人膳食尤其要有肉类。

进入老年以后，身体中肌肉逐渐减少，脂肪比例逐渐增加。肌肉减少首先影响关节稳定，并与骨性关节炎、骨关节退行性变、骨质增生等疾病发生有关。肌肉减少还会使身体虚弱，走路不稳，免疫力低下，代谢降低，患慢性病的风险增加。

如何才能避免肌肉衰减呢？饮食中摄入优质蛋白是重要措施之一。研究发现，各种肉类所含蛋白质和奶类所含蛋白质（乳清蛋白）对延缓肌肉衰减格外有效。因为这两类食物中的蛋白质还能提供更多的"亮氨酸"。当然，对减缓老年人肌肉衰减来说，体育锻炼尤其是力量训练（如哑铃、仰卧起坐、俯卧撑、上下蹲起、拉力器械等）和负重运动（如沙包、登山、爬楼梯、搬东西等）效果最好。

老年人吃肉要首选白肉，即鱼虾、贝类和鸡肉等白颜色的肉。这些肉类蛋白质含量高，脂肪和胆固醇含量较低。为避免摄入不必要的脂肪和能量，烹调时可以把鸡皮、肥肉、肉皮、鱼子等去掉。

3. 精选好油

烹调油对老年人健康有重要影响，可惜很多人并未意识到这一点。老年人要减少烹调油的摄入量，以避免摄入太多脂肪和能量。中国营养学会膳食指南的建议是，人均每天 25 ~ 30 g，但 83.4%的家庭均已超过 25 g，35.2%的家庭超过 50 g。烹调油的品种也要多样化，应食用多种植物油，不要太单一。在多样化基础上，要增加油茶籽油（山茶油）和橄榄油，它们以油酸为主要成分（含量 70% ~ 80%），能降低总胆固醇、低密度脂蛋白胆固醇（LDL）、三酰甘油，提升高密度脂蛋白胆固醇（HDL），防治血脂异常和动脉粥样硬化。

与此同时，还要增加亚麻籽油（亚麻油）和紫苏油，它们以亚麻酸为主要（含量 50% ~ 60%）成分，对实现脂肪酸平衡，调节血脂、血压、血糖、炎症反应等有一定作用。当然，豆油、花生油、玉米油、葵花籽油等以亚油酸为主要成分的植物油亦要选用。

这些植物油可以交替或混合食用，比如煲汤、做馅、凉拌、清蒸等菜肴，最宜选用特级初榨橄榄油、亚麻油、紫苏油等"怕"高温的植物油；炒菜则用其他不"怕"高温的植物油。

如果把上述植物油称为"好油"，那么猪油和黄油（奶油）等，含有较多饱和脂肪酸和胆固醇，对心脑血管不利。2007 年，卫生部《血脂异常与心肌梗死和脑血栓防治知识宣传要点》建议，"不吃肥肉和猪油，少用黄油"。

4. 加强补钙

老年人应摄入比年轻人更多的钙。奶类是钙的最好食物来源，故一般建议老年人每天饮奶 300 g 或更多。为避免摄入过多脂肪，老年人宜选用低脂牛奶或脱脂牛奶。有些人有"乳糖不耐受"，可以选用低乳糖低脂牛奶（如舒化奶）或酸奶。大豆制品也是钙的良好来源，老年人每天应摄入大豆制品（相当于 40 g 干大豆）。各种大豆制品的含钙量相差较大。含钙量最少的是豆浆，为 10 mg/100 g，仅相当于牛奶的 1/10。含钙量较多的是素鸡，为 319 mg/100 g。大豆制品含钙量的高低与加工方法有直接关系。凡是在加工过程中添加石膏（硫 酸钙）或卤水（含有氯化钙）作为凝固剂的大豆制品，其含钙量较高，如普通豆 腐、豆腐干、豆腐皮、素鸡、豆腐卷等含钙量较高，是补钙的良好选择。添加葡萄酸内酯作为凝固剂的大豆制品，其含钙量较低，如豆浆、豆腐脑、豆花、腐竹、内酯豆腐、日本豆腐等，不是补钙的良好选择。

绿叶蔬菜也提供较多钙。很多人不知道，油菜、菠菜、芹菜茎、茼蒿、西兰花等深色或绿叶蔬菜的含钙量也很高，其中的佼佼者是油菜，一餐食用 200 g 油菜，能提供 216 mg 钙，差不多相当于 200 g 牛奶了。虾皮含钙量极高，为 991 mg/100 g。但虾皮不是钙的良好来源，因为其中盐和胆固醇的含量都较高，不宜天天吃很多。与虾皮类似的还有芝麻酱（含钙量 1170 mg/100 g）、干紫菜（264 mg/100 g）和干海带（241 mg/100 g）等，虽然含钙量的确高，但每天食用量少，不能作为补钙的良好来源。很多人误以为骨头汤可以补钙，其实骨头汤含钙量极低。在实验中，把猪排骨 500 g，加入水和醋熬制 70 min，得到的骨头汤中仅仅含钙 29 mg，所以骨头汤不能补钙。讲到钙，就不能不讲维生素 D，因为它主导钙的吸收和利用。维生素 D 主要来源于自身皮肤的合成，皮肤在阳光中紫外线的照射下，自动合成维生素 D。所以，老年人多晒太阳或多进行户外活动是非常必要的。绝大多数食物中维生素 D 含量都很少，不能满足人体需要。如果晒太阳时间不够（如北方冬季），每日应通过补充剂服用维生素 D 400IU。常用的产品是鱼肝油制剂，复合型营养素补充剂大多也含维生素 D。

5. 关注指数（BMI）

BMI 指数，特别是内脏脂肪等级反映了进食量（能量摄入）和体力活动（能量消耗）的平衡。吃得多，动得少，能量过剩，将导致肥胖；吃得少，动得多或有消耗性疾病，将导致消瘦。肥胖和消瘦都是健康的"元凶"。如果一个老年人身高 160 cm，其理想体重是 160 – 105 = 55 kg，其合理体重的范围是 50 ~ 60 kg。BMI 指数的合理范围是理想体重增减 10%以内。肥胖的人要减少进食量，增加体力活动。饮食要减少主食、油脂、饮料、零食等。体力活动要增加快走、慢跑、体力劳动、家务工作、日常活动的时间。

相反，消瘦的人要增加饮食，尤其是增加鱼肉蛋奶和主食的摄入，注意休息，减少体力活动或体力劳动。

第三节　老年运动与饮食的配合

中国的老年人是一个庞大的群体，老年人的身体健康是关系到国家和谐、安定，家庭平安、幸福的大问题。要保持身体健康，营养是一个不容忽视的问题。营养素摄入过多或不足都会给身体带来损害，不合理的饮食将导致慢性疾病，预防慢性疾病要从日常饮食开始，日积月累才显成效。

根据《中国居民膳食指南》《中国居民膳食营养素参考摄入量》以及老年人营养需求，为 60 岁、70 岁、80 岁的老年人编撰了四季营养食谱，每季 49 天食谱，每天一日三餐，品种丰富，易于消化吸收。食材的选用注意了养生的需要，食谱中所选用的食材都是既具有一定营养价值又是日常生活中常用食材，不增加经济负担。制作方法既是家常方法，又是科学的制作方法。这些食谱能帮助老年人纠正不合理的饮食习惯，促进老年人饮食结构的合理性，注意补充老年人易缺乏的营养素，减少老年疾病的发生，使老年人生活得更健康，更幸福。

营养在中国具有悠久的历史，《黄帝内经》中就已提出"五谷为养、五果为助、五畜为益、五菜为充"的饮食原则；在几千年的历史记载中不乏饮食养生的思想，从多方面论述膳食平衡，维持身体健康的方法。由此可见，远古时期就有"营养教育"的存在，通过营养教育帮助老年人培养正确的营养观。

一、树立正确的营养观

(一) 吃是享受，不是负担

健康生活就六个字：管住嘴，迈开腿。管住嘴不是说不吃或者少吃，它讲的是怎样吃得合理、吃得科学、吃出美味、吃出文化、吃出健康和快乐。

吃是人类最常见的一种行为，也是人类维持生命、维持健康最重要的行为。

食物还是非常理想的体内清洁剂。鲜果、鲜菜汁能分解体内堆积的毒素和废物，海带可以分解体内的放射性物质，猪血汤有解毒和滑肠的作用，黑木耳和菌类植物能清洁血液和解毒。这些食物都能有效地清除体内污染。

2001 年 8 月，第 17 届国际营养学大会在维也纳召开，世界各国的 3000 余位营养学专家经过热烈讨论，最终得出了一个共同结论：食物是最好的药物。

(二) 没有不好的食物，只有不好的习惯

没必要过分讲究什么样的食品是健康食品，更不必被各种各样千奇百怪的说法弄得团团转，怎么吃比吃什么更重要。

今天的世界，物质越来越丰富，生活的压力也越来越大，结果是人们的幸福度并没

有增加多少。相反，由紧张生活和膳食不合理所带来的各种慢性疾病却不断增多，同时发病年龄还不断年轻化，生命和健康已成为当今人们最关注的焦点之一。

说到健康饮食，没必要过分讲究什么样的食品是健康食品，更不必被各种各样千奇百怪的说法弄得团团转，怎么吃比吃什么更重要。吃得适量，搭配合理，才是科学健康的吃法。

(三) 什么都吃，适可而止

健康生活的核心：适者有寿。"适"指适度、适当、适应。适度是凡事不过分，不过激，不走极端。这个"适"字，不仅对个人健康有用，而且对治家、治国也一样有用。里根总统上台时的国情咨文里引用了老子《道德经》中的一句话："治大国，若烹小鲜"，虽然只有七个字，却蕴含着深刻的哲学道理，即世间万物，大到治国，小到烹鱼，都是一个道理，即掌握好"火候"，把握好"度"，则身心健康，国泰民安。反之，则宽严皆误，四面楚歌。

健康很简单，就是别伤害自己。20岁养成好习惯，40岁指标都正常，60岁以前没有病，健健康康离退休，80岁以前不衰老，轻轻松松100岁，快快乐乐一辈子。

1992年，世界卫生组织原总干事中岛宏博士讲，许多人不是死于疾病，而是死于无知，死于愚昧，死于自己不健康的生活方式。

(四) 健康饮食三个"意"

现在大家生活水平提高了，健康意识也增强了，很多人开始追求健康的生活方式。但问题也来了，市面上五花八门的健康类书籍，媒体上形形色色的健康讲座，各种各样的饮食营养观点，你说吃这个好，他说这个不能吃。你真要全听的话，可能世界上就没有多少东西能吃，每餐饭都得用量杯、天平秤来量着吃了。人如果这样过的话，不累死也得被吓死。

其实不必这样刻板，大家记住健康饮食的三个"意"就可以了。第一，不必刻意。饮食中摄入多少卡路里，多少脂肪，多少胆固醇，多少盐，不要那么刻意，那能把人给累死。第二，不能随意。不能说既然不必刻意，那我随便吃好了。可以肯定地说，随便吃，会吃出一身毛病。第三，需要注意。怎么注意呢？有两个方案，一个叫十个字方案，一个叫六个字方案。

十个字方案"一二三四五，红黄绿白黑"，就是根据中国营养学会的建议及美国健康食品指南，结合我国的国情，将合理膳食归纳为"两句话、十个字"，就是按照"一二三四五，红绿白黑来搭配"。"一"指每天喝一袋牛奶（酸奶），内含250 mg钙，可以有效地改善我国膳食钙摄入量普遍偏低的状态。"二"指每天摄入碳水化合物 250～350 g，相当于主食6～8两，各人可依具体情况酌情增减。"三"指每天进食3份高蛋白食物。每份指瘦肉50 g，或鸡蛋1个，或豆腐100 g，或鸡鸭100 g，或鱼虾100 g。"四"指四句话：有粗有细（粗细粮搭配）；不甜不咸（广东型膳食每天摄盐6～7 g，上海型8～9 g，北京型14～15 g，东北型18～19 g。以广东型最佳，上海型次之）；三四五顿（指在总量控制下，进餐次数多，有利防治糖尿病、高血脂）；七八分饱。

六个字的方案就是世界粮农组织提出的21世纪最理想、科学的膳食结构："一荤一素一菇"，一顿饭里要有一个荤的，鱼、肉、鸡蛋、鸡、鸭、虾都可以。有一个素的，萝卜、青菜或者几个青菜混在一起。还有一种菇，香菇、树菇、金针菇、黑木耳、海带或者草菇都可以。为什么要一荤一素一菇呢？首先，一定要有个荤菜，因为人是杂食动物，不能完全吃素，吃了荤菜，动物蛋白有了，高级营养蛋白也有了。其次，要有素菜，吃了素菜，纤维素、维生素、矿物质也有了。吃素菜很重要，能使大便通畅。最后，还得有菇。菇就是食用菌，食用菌在膳食中所含营养特别全面，有三大作用：首先，食用菇会使血脂下降，胆固醇、甘油三酯下降，血黏度下降，动脉硬化延缓，减少患心脑血管病的概率。其次，菇含有香菇多糖，能使免疫力提高，减少患癌症的概率。所有常吃菇的地方，癌症病人都少。最后，菇还有抗氧化作用，使细胞凋亡减慢，延缓衰老，减少老年痴呆的发病率。如果经常吃菇，就能使心脑血管病的患病率减少，癌症的患病率减少，衰老减慢。

（五）如何做到食不过量

食不过量主要指每天摄入的各种食物所提供的能量不超过也不低于人体所需要的能量。食不过量需要合理搭配食物，既要保持能量平衡，也要保持营养素的平衡。具体做法如下：

（1）定时定量进餐。

（2）分餐制，老年人进餐可三餐两点制或三餐三点制。

（3）每顿少吃一两口。

（4）减少高能量食品的摄入。

（5）减少在外就餐的次数。

二、全方位的营养教育

（一）营养教育的定义

营养教育作为改善人民营养状况的主要有效手段之一已被各国政府和营养学家认可。世界卫生组织（WHO）把营养教育定义为"营养教育是通过改变人们的饮食行为而达到改善营养状况为目的的一种有计划的活动"。营养教育主要通过营养信息交流，帮助个体或群体获得食物与营养知识，培养健康的生活方式的教育活动和过程。

（二）营养教育的目的

对老年人进行营养教育的目的，在于提高老年人对营养与健康的认识，消除或减少不利于健康的膳食因素，改善营养状况，预防营养性疾病的发生，提高老年人的健康水平和生活质量。

（三）营养教育的特点

营养教育通过"有计划、有组织、有系统、有评价"的干预活动，提供老年人改变不良饮食行为所必需的知识、技能和社会服务；普及营养与食品卫生知识，养成良好的饮食习惯与生活方式，使老年人在面临营养与食品卫生方面的问题时，有能力做出有益于健康的选择。

（四）营养教育的内容

（1）有计划地对从事食品加工、餐饮、疾病控制、社区的有关人员进行营养知识培训。

（2）将营养知识纳入老年大学的教学内容，教学计划安排一定课时的营养知识教育，使老年人懂得平衡膳食原则，培养良好的饮食习惯，提高老年人的自我保健能力。

（3）将营养工作纳入初级医疗卫生保健服务体系，提高初级医疗保健人员和居民的营养知识水平，达到科学合理利用当地食物资源，改善营养状况的目的。

（4）利用各种宣传媒介，广泛开展群众性营养宣传活动，倡导合理的膳食模式和健康的生活方式，纠正老年人不良的饮食习惯等。

（五）营养教育的方式

通过信息交流的方法是把营养知识传播到个体和大众，以改变人们的饮食行为而达到其营养状况为目的的过程。每年五月的第三周"全民营养周"就是一个很好的营养传播过程。常用的手段有个体传播、面对面交流、讲课、大众传播（快手、抖音）等。

（六）营养教育的评价

可通过近期、中期和远期的效果评价说明营养教育的效果。首先，近期效果即目标人群的知识、态度、信息、服务的变化。其次，中期效果主要指行为和危险目标因素的变化。最后，远期效果指老年人营养健康状况和生活质量的变化。例如，反映营养状况的指标体重、BMI、营养风险评估的变化，影响生活质量变化的指标有 ADL、智力、寿命、精神面貌的改善以及卫生保健、医疗费用的降低等。

三、老年人运动与饮食的配合

（一）老年人运动的重要性

很多人年纪大了之后，就会变得更加的懒散，不想动。但事实上，生命在于运动适用于任何年龄阶段的人，老年人坚持运动也会给身体带来非常大的好处。

（1）经常运动可以延缓衰老。日常生活中，经常运动的老年人要比不做运动的老年人显得年轻很多，爱运动的老年人的器官功能相对于不运动的老年人来说更加强大和完善。科学研究证明，运动会加快老年人的血液循环，从而有效地维持和保持老年人身体各个器官的功能处于一个相对较好的状态，并且可以延缓各个器官的衰老。所以说，老年人需要坚持每天一定量的适合自己的运动。

（2）运动可以改善老年人的心肺功能。经常保证足够时间的运动可以有效提高老年人的心肌收缩功能，从而能够有效地促进血液的循环和增强人体新陈代谢功能。常运动的老年人患冠心病等心血管疾病的发病率确实会比不运动的老年人低。此外，运动还可以加强老年人的肺部功能，可以有效提升肺部肺泡的活力和工作效率。

（3）运动可以有效调节老年人的情绪和改善心理。很多老年人在退休之后，因为突然变得无所事事而郁郁寡欢，甚至出现一些心理疾病问题。而运动可以有效地调节老年人的情绪和增加生活乐趣，改善老年人心中的不良心理因素。此外，在运动中可以分泌一种激素，可以让老年人更加轻松和开朗。俗话说"笑一笑，十年少"就是这个道理。

（4）运动可以增强防病抗病能力。运动可以让老年人的思想更加的集中，并且可以提高老年人的思维能力，老年人的大脑因为运动而处于活动状态，因而可以有效地降低老年人患上老年痴呆症的概率。此外，运动还可以增强老年人的骨密度，防止老年人因为骨量的流失而造成骨质疏松以及其他一系列的骨科疾病。

总而言之，运动对于人体来说有着不可替代的作用，可以对人体健康做出卓越的贡献。所以，老年人一定要坚持每日的体育锻炼，以增强自身的身体素质，提高身体的免疫力。但是，老年人的运动也要量力而为，不能运动过猛或过量，以免对身体带来不必要的伤害。

(二) 老年人运动方式的选择

老年人运动方式的选择因人而异，因地制宜，分别采用主动运动和被动活动，肌肉训练与康复相结合的手段，达到增加肌量和肌力，改善运动能力和平衡能力，减少骨折的发生。老年人的运动锻炼不能操之过急，适量运动，强身健体。选择自己能坚持又喜欢的活动项目。老年人可以选择散步、慢跑、快走、太极拳、瑜伽、游泳、健身跑 30 min（速度 120 ~ 130 m/min）等。尽量多出去活动，不要宅在家里躺在沙发上看电视玩手机。躺不如坐，坐不如站，站不如走，静坐方式要减少。

(三) 老年人运动量以多大为宜

能量的消耗包括基础代谢，身体活动，食物热效应以及生长发育的需要四个部分。

老年人每天活动多少时间，应根据老年人自己的身体健康情况而定，老年人运动锻炼不能操之过急，应注意安全，循序渐进。一般来说，老年人日常家务活动消耗能量相当于 2000 步左右。老年人主动身体活动至少应 40 ~ 60 min。

老年人运动强度以微微出汗或稍稍感觉到累的程度为宜。适宜心率（次/分）= 170 – 年龄，一天总量 6 000 步，即每天步行 1 h 左右。通过坚持锻炼，肌肉功能提高，耐受程度会逐渐增加，运动量也可以适当增加。老年人每天或每周 5 天以上都进行有氧运动，至少隔天 1 次。老年人可选择中速走、乒乓球、羽毛球、太极拳、广场舞、游泳等。老年人不适合爬山运动，爬山运动会加重关节的磨损，对膝关节的伤害很大。

(四) 吃动平衡的关系

1. "吃动平衡"的概念

吃动平衡，顾名思义就是在饮食与运动之间找到平衡点，从食物中摄取的多余能量通过运动的方式消耗，达到身体各机能的平衡。通过这种健康的生活方式可以使我们的身心达到一个自然的状态。

2. 如何判断"吃动平衡"

人体能量代谢的最佳状态是达到能量摄入与能量消耗的平衡。这种平衡能使机体保持健康并胜任必要的社会生活。能量代谢失衡，即能量过剩或缺乏都对身体不利。体重变化是判断一段时期内能量平衡与否的最简便的指标。老年人可根据自己体重变化情况适当调整食物摄入量和身体运动量。如果发现体重持续增加或减轻，都应引起重视。家里准备一台电子体重秤，经常称一下清晨空腹体重，注意体重变化，随时调整"吃"与"动"平衡。

3. 营养比运动更重要

很多老年人会选择花上几个小时散步、跳广场舞，但是平常吃饭却比较清淡以素食为主，没有补充充足的营养，而且老年人的饭量随着年纪的增长而减少，胃肠的吸收功能减弱，大多数老年人的睡眠时间也较少，所以当老年人上了年纪时免疫力就容易下降，就会导致生病。因此老年人要注意营养均衡，才能减少疾病使寿命更加长久。当老年人选择合理而丰富的饮食，就可以补充老年人缺失的气血，增强体质，使全身的各个器官都有充足的供血，同时可以减少心脑疾病的发生，延长老年人的生命。

（五）老年人运动前后的饮食

老年人运动期间的饮食应是高碳水化合物、低脂肪、适量的蛋白质和充足的水分，并含有丰富的无机盐和维生素。选择的食物应是老年人平时喜爱的。

应避免高脂肪、干豆、含纤维多的杂粮、韭菜等容易产气的食物，少食用延缓胃肠排空时间的食物，不用辛辣刺激和过甜的食物，以防止食物对胃肠的刺激。

老年人应该再根据自己的身体特点选择吃一些软的易消化的食物。平常可以每天选择喝一些奶，吃一些鸡蛋高蛋白的食物，保证有猪肉、牛肉等肉类的摄入，使营养齐全。选择一些新鲜的蔬菜，尽量少吃一些生冷的食物，因为生冷的食物比较容易伤害脾胃，多选择喝一些粥类，粥能温补身体、提供热量。

1. 运动锻炼前的饮食

老年人不宜空腹运动，保持适宜的体重和体脂，适当减少蛋白质和脂肪摄入，多吃蔬菜水果，增加碱储备，纠正体内维生素缺乏。运动前 1～1.5 h 可以补充适量的碳水化合物，如饼干、新鲜水果、酸奶等易消化的食物，除了可以避免运动后血糖过度下降引起不适症状外，也可以增加运动的持久性与降低运动后疲劳感和饥饿感。如果运动前还是觉得饿，也可以饮用适量低糖饮品，如蜂蜜水、低糖豆奶等增加体内的抗氧化酶活性。摄食不可过量，食物要易于消化，不适宜吃较干较硬的食物，应将饭菜煮软，多喝些营养粥或素汤。为增加体内水和糖的储备，防止运动中脱水或运动性低血糖的发生。为促进运动中热量的散发，运动前可以饮 100～120 ml 矿质水或果汁饮料。

2. 运动锻炼中的饮食

老年人的运动锻炼形式多为有氧活动，运动强度不大，一般为中小强度。以糖和脂肪分解代谢供能。运动中，可根据需要补充一些水或饮料，可间隔 15～20 min 喝水或含糖饮料 100～120 ml，以补充水和糖，防止脱水。

3. 运动锻炼后的饮食

运动后不宜马上进食，至少给身体 30 min 的缓冲时间。运动后应及时补水，有利于运动中代谢废物的排出。运动后饮食应该是高糖低脂，适量蛋白质和容易消化的食物，注意供给优质蛋白，保证老年人身体恢复的和肌肉力量的保持。运动后膳食，提倡五谷杂食，同时应补充电解质、维生素、微量元素和碱性食物以及抗氧化作用较强的天然食物，如大量的蔬菜和水果，其中纤维素和果胶能促进肠蠕动，可防止便秘。宜清淡，甜味和咸味均不可太重，食物不可油腻，尤其要控制动物性脂肪的摄入，同时注意多摄入海带、紫菜等海生植物，鱼、贝、虾等海产品。

中老年人如何通过饮食和运动保护关节

（六）老年人运动与安全

老年人应该寻找适合自己的生活方式，通过有针对性的身体锻炼，可以有效、显著地降低跌倒的风险。如动态及静态的平衡练习、核心力量练习、下肢力量练习、柔韧性练习、协调性练习等。游泳、打太极被证明是一种有效、显著降低跌倒风险的运动。

老年人运动注意事项

1. 运动原则

（1）因人而异，选择适宜。

（2）量力而行、循序渐进。

（3）贵在坚持，持之以恒。

（4）运动时间恰当。

（5）场地适宜。

（6）体检和自我监护，运动后最适宜心率（次/分）= 170 − 年龄。

（7）家务劳动不能代替体育运动。

2. 运动注意点

（1）不要做负重类型的运动。

（2）不要争强好胜，急于求成。

（3）进食后不要立即运动，运动后不要马上进食。

（4）老年人运动记得补充适量温盐水。

（5）选择天气质量好的日子进行户外锻炼，为防中暑，炎热天气不要出门运动，可选择适宜温度的室内运动。

（6）老年人在寒冷天气运动注意穿衣保暖，出汗不要脱衣服，以免受凉影响健康。

（7）尽量保持正常体位运动，不做倒立运动。

（8）运动前先做热身运动。

3. 运动量确定

（1）运动后的心率达到最宜心率。

（2）运动结束后 3 ~ 5 min 心率恢复运动前水平，表明运动量适宜。

（3）3 min 内心率恢复运动前水平，表明运动量较小，应加大运动量；10 min 以上心率才恢复者，表明运动量太大，应适当减少运动量。

（4）结合自我感觉综合判断。

老年人也可以选择一些适度的运动，避免做一些加重心脑血管压力的运动，同时也要保证营养的充足。适度的运动加上合理健康的饮食，才会使气血更为充足，保持一个良好愉悦的身心，也是对健康十分有必要的。

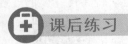 课后练习

一、单选题

1. 下列关于老年人活动的叙述正确的是（　　　　）。

A. 每天的活动量在 3180 kJ 以上，可以起到强身健体的作用

B. 只要采取有规律，且适合自己的运动方式，无论从什么年龄开始运动都对身体有益

C. 计算运动时心率可用直接测量 1 min 的方法

D. 老年人运动应每天 1~2 次，每次 1 h 以上

2. 关于老年人生理变化，描述错误的是（　　　）。

　　A. 由于呼吸道免疫功能低下，细支气管分泌物增多且易发生潴留，故老年人易患呼吸道感染。

　　B. 老年人尿浓缩、稀释功能降低

　　C. 老年人糖代谢功能下降

　　D. 老年人胃酸分泌增多，使消化性溃疡发生概率增高

3. 关于老年期内分泌、代谢的特点，以下叙述错误的是（　　　）。

　　A. 糖代谢功能下降　　　　　　　　　B. 脂肪代谢异常

　　C. 性激素水平下降　　　　　　　　　D. 蛋白质分解代谢小于合成代谢

4. 饮食与营养对维持老年人的健康非常重要，对其营养特点的描述错误的是（　　　）。

　　A. 早餐吃好，中餐吃饱，晚餐吃少

　　B. 食物加工应细、软、松

　　C. 适当增加热量的摄入，防止营养不良

　　D. 少量多餐，低脂、低糖、低盐、高维生素

5. 导致老年人营养摄取障碍的常见原因不包括（　　　）。

　　A. 食物摄取功能障碍

　　B. 营养吸收障碍

　　C. 营养素利用障碍

　　D. 各脏器功能逐渐减退，机体抵抗力降低

6. 夜盲症是由于缺乏（　　　）引起的。

　　A. 维生素 A　　　　　　　　　　　　B. 维生素 B

　　C. 维生素 C　　　　　　　　　　　　D. 维生素 D

7. 脚气病是由于缺乏（　　　）引起的。

　　A. 维生素 A　　　　　　　　　　　　B. 维生素 B1

　　C. 维生素 B2　　　　　　　　　　　 D. 维生素 C

8. 癞皮病是由于缺乏（　　　）引起的。

　　A. 维生素 B1　　　　　　　　　　　 B. 维生素 B2

　　C. 维生素 E　　　　　　　　　　　　D. 维生素 PP

9. 下列饮食方案中，蛋白质营养价值最高的是（　　　）。

　　A. 含必需氨基酸多的蛋白质　　　　　B. 含非必需氨基酸多的蛋白质

　　C. 植物蛋白质　　　　　　　　　　　D. 动物蛋白质与大豆蛋白混合

10. 不属于刺激性饮食的是（　　　）。

　　A. 香烟　　　　　　　　　　　　　　B. 咖啡

　　C. 粗粮　　　　　　　　　　　　　　D. 茶

11. 以下哪项不是老年人的生理变化（　　　）。

　　A. 头发变白或脱发　　　　　　　　　B. 皮肤松弛，眼睑下垂

C. 体型发胖，体重增加   D. 眼球凹陷

12. 有氧运动不包括（   ）。

     A. 长跑   B. 游泳

     C. 快速步行   D. 短距离跑步

13. 计算最大心率的方法为（   ）。

     A. 220 – 身高   B. 220 – 年龄

     C. 110 – 年龄   D. 110 – 身高

14. 90%的有氧运动是产生在运动（   ）分钟以后。

     A. 3   B. 5

     C. 8   D. 10

15. 平时做有氧运动应至少坚持（   ）分钟以上才起作用。

     A. 5   B. 10   C. 15   D. 20

16. 减盐要点说法错误的是（   ）。

     A. 有盐菜和无盐菜合吃   B. 吃减盐酱油

     C. 喝炒菜的汤   D. 少吃咸菜

17. 关于老年人的饮食，不宜的是（   ）。

     A. 少吃油炸油腻过黏的食品

     B. 每日午餐后半小时内食用新鲜的水果

     C. 每日摄入蛋白质为每千克体重 1 ~ 1.5 g，优质蛋白质占 50%以上

     D. 总热量随年龄增加而适当减少

18. 老年人膳食原则正确的是（   ）。

     A. 摄入适量蛋白质，其中优质蛋白质占 50%

     B. 食物的选择遵循"荤素搭配，以素为主，粗细搭配，多吃粗粮，干稀搭配，
         以稀为主，生熟搭配，多进生食"原则

     C. 因老年人味、嗅觉敏感度低，烹调时可增加盐、糖等调味品的使用量

     D. 对吞咽功能障碍的老年人可选择黏稠度较高的食物以防误咽

19. 健康老人每天食盐的摄入量应不超过（   ）。

     A. 3 g   B. 4 g   C. 5 g   D. 6 g

20. 一位身体健壮的 70 岁老人，适宜的运动量应使运动后心率达到（   ）。

     A. 90 次/分   B. 100 次/分

     C. 110 次/分   D. 120 次/分

二、多选题

1. 引起老年人味觉减退的原因是（   ）。

     A. 味蕾萎缩   B. 长期吸烟、饮酒

     C. 配戴义齿不适合   D. 维生素 D 缺乏   E. 缺乏锻炼

2. 老年人运动时的注意事项，包括下列哪些内容（   ）。

     A. 运动时心率 = 170 – 年龄为宜

     B. 锻炼时间以傍晚为宜

     C. 运动时注意不要进行快速冲刺跑，不要做过分低头弯腰的动作

D. 为达到运动效果，应尽可能增加运动量

E. 太极拳对体弱及慢性病老人更适宜

3. 老年期发生骨折机会增多的原因包括（　　　　）。

A. 骨骼中无机物增多，有机物减少，脆性增加

B. 老年期男女均易出现骨质疏松　　C. 四肢关节活动不灵活

D. 神经反射缓慢　　　　　　　　　E. 腰弯、背驼、重心不稳

4. 运动能抗衰老的原因包括（　　　　）。

A. 促进人体新陈代谢，增强各器官功能　　B. 促进脂肪代谢

C. 加强胃肠蠕动及消化腺的分泌　　　　　D. 调节神经系统功能，使精神愉快

E. 促进体内细胞及体液免疫功能增强

5. 老年骨质疏松的发病机理是（　　　　）。

A. 老年成骨细胞活性减低

B. 老年期肾功能减退，合成活性维生素 D 减少

C. 诱发老年退行性甲状旁腺功能亢进

D. 女性更年期刺激素骤减，破骨细胞活跃

E. 老年期关节软骨退行性变化

6. 人体缺钙易造成（　　　　）

A. 食欲下降　　　　　B. 婴幼儿易患佝偻病　　　　　C. 异食癖

D. 骨质软化　　　　　E. 牙齿发育不良

7. 维生素 D 缺乏造成（　　　　）

A. 佝偻病　　　　　B. 脚气病　　　　　C. 骨质疏松

D. 骨质软化　　　　　E. 舌炎

8. 下列哪些属于老年人消化系统常见的老化改变、问题和疾病（　　　　）

A. 轻度咽下困难　　　　　　　　　B. 反流性食管炎、食管裂孔疝

C. 便秘　　　　　　D. 胃下垂　　　　　E. 食欲减退

9. 老年人运动应遵循的原则是（　　　　）。

A. 锻炼过程加强心率监测

B. 运动强度要循序渐进

C. 坚持运动的经常性、系统性

D. 冬季下雪或大风天气也要坚持到户外活动

E. 不做突击性的紧张运动

10. 老年人运动的作用是（　　　　）。

A. 促进血液循环　　　　　　　　　B. 促进新陈代谢

C. 增强防病抗病能力　　　　　　　D. 可以延缓衰老

E. 可以调节情绪和改善心理

三、简答题

1. 老年人应注意养成哪些良好的进食习惯？

2. 简述老年人运动的注意事项。

第四章
课后练习答案

参考文献

[1] 黄毅，佟晓光. 中国人口老龄化现状分析[J]. 中国老年学杂志，2012，32（21）：4853-4855.

[2] 唐钧，刘蔚玮. 中国老龄化发展的进程和认识误区[J]. 北京工业大学学报（社会科学版），2018，18（4）：8-18.

[3] 程志强，马金秋. 中国人口老龄化的演变与应对之策[J]. 学术交流，2018（12）：101-109.

[4] 李汉东，赵少波，王玺，等. 中国老龄化区域差异和变化趋势预测[J]. 统计与决策，2021，37（3）：71-75.

[5] 芦宏亮. 探究老年体育运动与身心健康及发展对策[J]. 文体用品与科技，2020（9）：182-183.

[6] 金尚璐. 规律运动对低龄老年健康相关生命质量的影响[D]. 天津：天津体育学院，2020.

[7] 赵丽霞. 运动对老年人健康作用的研究[J]. 太原师范学院学报（自然科学版），2015，14（4）：94-96.

[8] 李幸，周乐山. 老年人心理健康与运动处方干预[J]. 中国老年学杂志，2015，35（23）：6957-6959.

[9] 张云雪. 以运动疗法为主的综合康复治疗粘连性肩周炎的临床效果[J]. 世界最新医学信息文摘，2019，19（18）：65-66.

[10] 莫炽寿，范建楠，王硕，等. 冻结肩治疗的研究进展[J]. 中国现代医生，2019，57（17）：165-168.

[11] 李淑芳，王秀华，温蕙甄，等. 老年及特殊人群运动处方[M]. 沈阳：辽宁科学技术出版社，2020.

[12] 方子龙，陆一帆. 老年体育活动指导师实务培训[M]. 北京：中国劳动社会保障出版社，2015.

[13] 美国运动医学学会. ACSM 运动测试与运动处方指南[M]. 9 版. 王正珍，译. 北京：北京体育大学出版社，2019.

[14] 姜志明，顾渊彦. 日本老龄人体质与健康的评价标准及对我国的启示[J]. 北京体育大学学报，2002（1）：79-80.

[15] 杜冬琴. 中日体质健康测定标准的比较研究[D]. 南京：南京师范大学，2008.

[16] 中国国民体质监测系统课题组，国家体育总局科教司. 中国国民体质监测系统的研究[M]. 北京：北京体育大学出版社，2000.

[17] 柯遵渝. 日本体力测量的改革[J]. 中国体育科技，2003，39（2）：58-60.

[18] 陈艳. 日本老龄人体质测定标准解读及其启示[J]. 体育文化导刊，2010（11）：53-55.

[19] 张建国，张盼铖，施雪琴，等. ADL 在老年人体质测评中的应用[J]. 中国体育科技，2010，46（5）：129-133.

[20] 张雪琴. 沪宁杭城市高龄老年人 ADL 及体育锻炼现状的调查分析[D]. 南京：南京师范大学，2007，4.

[21] 王宏正. 世界健康城市老年人健康体适能之研究：以台湾花莲为例[D]. 苏州：苏州大学，2011，12.

[22] 李淑芳，刘淑燕. 老年人功能性体适能[M]. 台北：华都文化事业有限公司，2011.

[23] 陈英武. 不同体力活动水平对老年人功能性体适能增龄性变化的影响[D]. 天津：天津体育学院，2019.

[24] 王红雨. 70 岁以上高龄老人健康体适能评价指标体系的构建与应用研究[D]. 苏州：苏州大学，2015.

[25] 朱瑾. 高龄老人认知能力与健康体适能现状及其相关性研究[D]. 海口：海南师范大学，2018.

[26] 秦洪彪. 兰州市老年人体育锻炼方式与健康体适能的关系研究[D]. 兰州：西北师范大学，2020.

[27] 林道云. 兰州市老年人健康体适能的评价标准研究[D]. 兰州：西北师范大学，2020.

[28] 李国强. 城市社区老年人功能体适能与跌倒风险关系研究[D]. 南京师范大学，2017.

[29] 许可彩，于卫华. 老年人功能性体适能的影响因素研究进展[J]. 护理学报，2019，26（13）：34-37.

[30] 孟凯利. 体育生活方式对济南市社区高血压老年人功能性体适能的影响研究[D]. 济南：山东大学，2018.

[31] 李翠查，宋淑华. 从体适能视角分析我国老年人跌倒问题[J]. 体育世界（学术版），2019（2）：155，166.

[32] 蒋丽洁，黄晨，薛允莲，等. 健康体适能的评价指标体系和影响因素的研究进展[J]. 重庆医学，2019，48（12）：2102-2106.

[33] 蒋丽洁. 健康适能评定量表的编制[D]. 广州：南方医科大学，2020.

[34] 蒋丽洁，许军，黄晨，等. 健康适能评价指标体系的构建研究[J]. 中国全科医学，2020，23（26）：3348-3354.

[35] 蔡旺. 老年人健康体适能检测评价指标体系构建研究[D]. 广州：南方医科大学，2016.

[36] 罗伯塔 E 瑞克里，C 杰西，琼斯. 老年人体适能测试手册[M]. 2 版. 安江红，谭京京，孙金秋，译.北京：人民体育出版社，

[37] 李淑芳，王秀华，温蕙甄. 老年及特殊人群健康运动处方[M]. 沈阳：辽宁科学技术出版社，2019.

[38] 冯连世. 运动处方[M]. 北京：高等教育出版社，2020.

[39] 韩慧，王鸽，盛朝晖. 运动损伤与运动康复[M]. 北京：人民体育出版社，2019.

[40] 范晓清. 休闲健身与损伤防治[M]. 北京：人民军医出版社，2005.

[41] 《中国老年保健医学》杂志编辑委员会，中国老年保健医学研究会老龄健康服务与标准化分会. 居家老年人运动功能评估与干预专家共识[J]. 中国老年保健医学，2018，16（3）：52-56.

[42] 纪树荣. 运动疗法技术学[M]. 北京：华夏出版社，2011.

[43] 陈佩杰，王雪强，王琳. 老年人常见骨科疾病运动康复指南[M]. 北京：科学出版社，2018.

[44] 丁建平，李石玲. 骨与关节损伤影像诊断图谱[M]. 北京：人民卫生出版社，2006.

[45] 王予彬，王惠芳. 运动损伤康复治疗学[M]. 北京：人民军医出版社，2009.

[46] 张丽. 中老年健康管理全书[M]. 长春：吉林科学技术出版社，2008.

[47] 曲绵域，于长隆. 实用运动医学[M]. 北京：北京大学医学出版社，1996.

[48] 李俞苏，汪文章. 运动系统影像诊断学[M]. 成都：电子科技大学出版社，2014.

[49] 洪昭光. 老年护理学[M]. 重庆：重庆出版社，2010.

[50] 张爱珍. 临床营养学[M]. 北京：人民卫生出版社，2003.

[51] 殷磊. 老年护理学[M]. 北京：人民卫生出版社，2003.

[52] 赵之心. 赵之心谈女性运动健康[M]. 北京：中国妇女出版社，2008.

[53] 张钧，张蕴琨. 运动营养学[M]. 北京：高等教育出版社，2006.

[54] 王兴国. 老年人合理饮食的五大关键[J]. 烹调知识，2016（11）：24-25.

[55] 中国营养学会. 中国居民膳食指南2016[M]. 北京：人民卫生出版社，2016.

[56] 全国卫生专业技术资格考试用书编写专家委员会. 2018全国卫生专业技术资格考试指导营养学[M]. 北京：人民卫生出版社，2017.

[57] 黄万琪. 临床营养学[M]. 北京：高等教育出版社，2014.

[58] 葛可佑. 中国营养师培训教材[M]. 北京：人民卫生出版社，2005.

[59] 刘英华，张永. 临床营养培训手册[M]. 北京：北京工业出版社，2016.